在日外国人の健康支援と医療通訳

誰一人取り残さないために

◆編著◆ 李　節子

（株）杏林書院

◆ 編著 ◆
　李　　節子（長崎県立大学大学院人間健康科学研究科教授）

◆ 著（執筆順）◆
　李　　節子（長崎県立大学大学院人間健康科学研究科教授）
　厚生労働省医政局総務課医療国際展開推進室
　丹羽　雅雄（たんぽぽ総合法律事務所弁護士（大阪弁護士会所属））
　沢田　貴志（神奈川県勤労者医療生活協同組合港町診療所所長）
　中村　安秀（甲南女子大学看護リハビリテーション学部教授）
　中島眞一郎（コムスタカ―外国人と共に生きる会代表）
　野田　文隆（大正大学名誉教授）
　鵜川　　晃（大正大学人間学部准教授）
　レシャード　カレッド（医療法人社団健祉会理事長）
　李　　錦純（関西医科大学看護学部・看護学研究科准教授）
　酒井ひろ子（関西医科大学看護学部・看護学研究科教授）
　八木　浩光（一般財団法人熊本市国際交流振興事業団事務局長）
　石川　紀子（静岡県立大学看護学部・大学院看護学研究科准教授）
　榎井　　縁（大阪大学未来戦略機構第五部門特任准教授）
　高橋　謙造（帝京大学大学院公衆衛生学研究科准教授）
　西上紀江子（認定NPO法人IVY理事・中国語通訳/相談員）
　中久木康一（東京医科歯科大学大学院医歯学総合研究科顎顔面外科学助教）
　大川　昭博（特定非営利活動法人移住者と連帯する全国ネットワーク（移住連）理事）
　花崎みさを（社会福祉法人一粒会理事長・統括施設長）
　小島　祥美（愛知淑徳大学交流文化学部准教授）
　山本　裕子（（認定）特定非営利活動法人シェア＝国際保健協力市民の会在日外国人支援事業担当）
　佐久間より子（コムスタカ―外国人と共に生きる会事務局）
　益田　　充（日本赤十字社和歌山医療センター医師（外科/救急科/精神科）国際医療救援要員）
　南谷かおり（りんくう総合医療センター国際診療科部長）

◆ Column（執筆順）◆
　喜多　悦子（公益財団法人笹川記念保健協力財団会長）
　福元　　創（熊本大学医学部医学科学生）
　朴　　栄子（桜本保育園園長）
　新田　祥子（長崎県立大学看護栄養学部講師）
　水谷　俊平（小児科医）

序文

時代の要請に応えて

　2017年3月31日，文部科学省高等教育局医学教育課より，医学生・歯学生の教育モデル・コア・カリキュラム（平成28年度改訂版）が公表されました．今回の改訂の主眼は「多様なニーズに対応できる医師の養成」をめざして取りまとめられたものです．その中で，医学教育・歯学教育ともに，学修項目に，＜国際医療への貢献＞が新たに追加されました．そのねらいは，「国際社会における医療の現状と課題を理解し，実践するための基礎的素養を身に付ける．」となっています．具体的な学修目標としては，①患者の文化的背景を尊重し，英語をはじめとした異なる言語に対応することができる．②地域医療の中での国際化を把握し，価値観の多様性を尊重した医療の実践に配慮することができる．③保健，医療に関する国際的課題を理解し，説明できる．④日本の医療の特徴を理解し，国際社会への貢献の意義を理解している．⑤医療に関わる国際協力の重要性を理解し，仕組みを説明できる．とあります．さらに，＜医師に求められる社会性＞の項目では，病気・健康・医療・死をめぐる文化的な多様性を説明できる．自身が所属する文化を相対化することができる．国際保健・医療協力の現場における文化的な摩擦について，文脈に応じた課題を設定して，解決案を提案できる．など，多文化理解を学修目標に明記しています．

　このような画期的な教育モデル・コア・カリキュラムが生み出された背景には，グローバル社会の到来があります．いま，この地球は激動の時代を迎えています．世界のグローバル化が進む中，日々，世界の人々が国境を越えて出会い，交流をしています．世界人口の約30人に1人は，生まれた国から，何らかの事情で，国境を越えて，移住者（外国人）として生活しています．世界の観光客数は，12億3,500万人に達しています．世界人口も急増し，75億5,000万人となり，100億人を超えるのもそう遠い話ではないといわれています．

　日本も例外ではありません．年間，約4,000万人もの人々が国境を越えて，日本を往来しています．日本で暮らす外国人住民は，過去最高の約240万人，国籍・出身地は190カ国を超えています．また，海外在留邦人数は，戦後過去最高の133万人，海外で暮らす日本人（長期滞在者及び日系人）は430万人となっています．今後，これらの「国際人流人口」は，さらに増加するものと考えられます．

　本書は，このような時代の要請を受けて誕生しました．医療にかかわるすべての専門家が，国際社会における医療の現状と課題を理解し，医療人に求められている能力を知り，よりよい実践ができるための基礎的知識を身に付けることを目的に作成しました．

「Leave no one behind：誰一人取り残さない」

　「Leave no one behind：誰一人取り残さない」という言葉をご存知でしょうか？
　2015年9月25日，第70回国連総会で「我々の世界を変革する：持続可能な開発のための2030アジェンダ」・「17の持続可能な開発目標（SDGs）」が採択されました（2016年1月1日発効）．これは，「21世紀における人間と地球の憲章」，人類の行動目標といわれています．この行動目標の根底に流れる理念は，"Leave no one behind"です．その前文には，「誰一人として取り残さない」「地球上のすべての人々のためのものである」「この偉大な共同の旅に乗り出すにあ

たり，我々は誰も取り残さないことを誓う」と宣言されています．持続可能な開発目標（SDGs）の5原則は，「人間」「地球」「繁栄」「平和」「パートナーシップ」となっています．世界の人々が集まり，この地球という惑星の未来を真剣に考え，理念を共有したことは，人類の英知であり，画期的は「歴史」といえます．

国連は，各国に対して，今後15年間2030年まで，17の持続可能な開発目標（SDGs）を達成するための具体的な取り組みに着手するよう呼びかけています．その目標3には，「あらゆる年齢のすべての人々の健康的な生活を確保し，福祉を推進する」とあります．当然のことではありますが，日本もこの憲章に加入しています．

日本の保健医療福祉制度は，世界に誇れるすばらしいものです．しかし，「在日外国人」の健康支援には，まだ多くの課題が残されています．そこで本書では，「Leave no one behind：誰一人取り残さない」の視点から，在日外国人の健康支援にスポットを当て，考えてみました．これまで長年，在日外国人の健康支援を実践してきた全国の専門家の方々から，グット・プラクティス事例を作成していただきました．「命を守る」その取り組みの内容には，心を打つものがあります．やはり，在日外国人の健康支援には，「言葉の壁」が大きな課題となっていました．（「医療通訳と保健医療福祉－すべての人への安全と安心のために－」（李節子編著，杏林書院，2015年）と本書をセットで読んでいただけると，医療通訳の意義，必要性をさらに深く学ぶことができます．）

在日外国人に関する保健師助産師看護師国家試験問題解説－問題を解く「カギ」－

日本の国際化が進む中，看護専門職（保健師助産師看護師）の国家試験にも，在日外国人の健康問題をテーマに関する問がよく出題されるようになりました．厚生労働省医政局看護課が2017年4月に発表した，平成30年版保健師助産師看護師国家試験出題基準には，「在留外国人」の項目が含まれています．また，2017年10月，文部科学省高等教育局医学教育課が発表した看護学教育モデル・コア・カリキュラム～「学士課程においてコアとなる看護実践能力」の修得をめざした学修目標にも，「在日外国人の看護」を学ぶことが述べられています．

「在日外国人に関する問題は難しそう，どう考えたら，どう答えたらいいかわからない」と思われかもしれませんが，難しく考えることはありません．国家試験で問われているのは「看護の基本」となるものです．看護の対象が「外国人」であっても，看護専門職の本来業務，倫理的責務は変わりません．対象者に必要とされる看護を実践するには，どうすればいいのか，基本的な理解が問われているだけです．出題内容は，A.「看護の基本理念」，B.「言葉の問題解決の方法」，C.「多様性・文化的背景の尊重」，D.「社会資源・制度の活用」に大きく4つに分類できます．本書では，これまで，実際に出された国家試験問題を紹介し，その問題を解くための「カギ」を解説しました．国家試験問題に対応するために必要な知識の基本的内容については，本著に記しました．

最後に，本書が，「誰一人として取り残さない」「地球上のすべての人々のためのものである」健康支援の一助となり，世界に誇れる日本となることを願いつつ，本書の「誕生」にかかわっていただいたすべての方々に心より感謝申し上げます．

～星に願いを込めて～2018年7月7日

李　節子

Contents

第 1 章　在日外国人の健康支援総論 ……………………………… 1

1　在日外国人の健康支援原論 …………………… 李　　節子 …… 2
 1.「国際人流時代」と人々の健康 ………………………………… 2
 2. 時代が求める医療人としての倫理的責務と本来業務 ………… 7
Column　ジュネーブ宣言と私 ………………………… 喜多　悦子 … 10
 3. 在日外国人について ……………………………………………… 11
 4. 日本における外国人の健康課題 ………………………………… 18
 5. 日本における外国人の人口動態と健康課題 …………………… 23
 6. 多文化共生時代における医療通訳と外国人への健康支援 …… 30
医療の国際展開に関する厚生労働省の取り組み
－外国人患者受け入れ体制の整備について－
       厚生労働省医政局総務課医療国際展開推進室… 44
2　在日外国人の保健・医療・福祉の保障と法体系 ……… 丹羽　雅雄 … 45
 1. 在日外国人の社会保障と健康に対する権利 …………………… 45
 2. 在日外国人の保健・医療・福祉に関する実務運用の現状 …… 45
 3. 個人の尊厳の非差別・平等の保障と確保に向けて …………… 48
3　在日外国人医療のめざすもの ………………… 沢田　貴志 … 50
 1. 現実に存在する健康格差 ………………………………………… 50
 2. 外国人の医療アクセスを困難にするもの ……………………… 50
 3. 言葉の対応はどこまで進んだのか ……………………………… 51
 4. 社会制度や資源の活用に関するもの …………………………… 52
 5. 改善のための道筋を探る ………………………………………… 52
 6. これからの日本社会と外国人医療 ……………………………… 53
4　医療人として異文化対応で知っておくべきこと ……… 中村　安秀 … 54
 1. 医療は文化 ………………………………………………………… 54
 2. 習慣や文化の違いを認識する …………………………………… 55
 3. 宗教上の行為を尊重する ………………………………………… 56
 4. 診療では最初に毅然と対応する ………………………………… 57
 5. 来日直後の外国人のカルチャーショック ……………………… 58
 6. アジアの国の変化は早い ………………………………………… 59
5　災害時における外国人被災者支援－多文化共生の視点から－　中島眞一郎 … 60
 1. 熊本地震と外国人被災者 ………………………………………… 60
 2. NGO による外国人被災者への救援・支援活動 ……………… 60
 3. 災害時の多文化共生の検証 ……………………………………… 61
 4. 災害時の多文化共生の具体化へ向けて ………………………… 62
Column　大地震を経験した W さん ……… 被災した外国人女性の経験 … 63
Column　医学生として ……………………………… 福元　　創 … 64
6　在日外国人の「こころの健康」支援 …… 鵜川　　晃, 野田　文隆 … 65
 1. こころの健康とは ………………………………………………… 65
 2. こころの健康支援で知っておくべきこと ……………………… 66

3. 外国人のこころの健康支援とは 66
4. 外国人のこころの健康支援－アプローチの仕方－ 67
5. 支援のための Cultural Competence の向上 69

第2章　在日外国人の包括的健康支援のための事例展開 71

地域保健 72
1. 外国人かかりつけ医療　　レシャード　カレッド 72
2. 訪問・在宅看護　　李　錦純 76
3. 地域における外国人女性のDV・生活支援　　中島眞一郎 80

母子（女性）保健 84
1. DV被害者への看護　　酒井ひろ子 84
2. 赤ちゃん訪問指導　　八木　浩光 88
3. 周産期における母子看護　　石川　紀子 92
4. 地域における子育て支援　　榎井　縁 96
5. 小児医療・予防接種　　高橋　謙造 100

精神保健 104
1. 地域在住外国人のメンタルヘルスとその支援　　西上紀江子 104

高齢者保健 108
1. 介護支援　　李　錦純 108
2. 終末期看護　　李　錦純 112

歯科保健 116
1. 歯科保健・歯科医療対策　　中久木康一 116

社会福祉 120
1. 障がい者支援　　大川　昭博 120
2. 児童福祉―その1―　　花崎みさを 124
3. 児童福祉―その2―　　花崎みさを 128
4. 生活困窮者支援　　大川　昭博 132

学校保健 136
1. 就学支援　　小島　祥美 136
2. 健康診断　　小島　祥美 140

Column　多文化共生保育の現場からの健康支援　　朴　栄子 145

労働衛生 146
1. 健康相談，健診，予防教育，診療等－その1－　　沢田　貴志 146
2. 健康相談，健診，予防教育，診療等－その2－　　沢田　貴志 150

感染症対策 154
1. 結　核　　山本　裕子 154
2. HIV　　山本　裕子 158

災害医療 162
1. 災害時における外国人母子への支援　　佐久間より子 162

救急医療 166
1. 救急外科医療　　益田　充 166
2. 訪日外国人医療－その1－　　南谷かおり 170
3. 訪日外国人医療－その2－　　南谷かおり 174

Column　医療を受ける際の意思決定　　新田　祥子 178

第3章　在日外国人に関する保健師助産師看護師国家試験問題解説　179

1. 保健師国家試験問題 ………………………………………… 李　　節子 … 180
2. 助産師国家試験問題 ………………………………………… 李　　節子 … 186
3. 看護師国家試験問題 ………………………………………… 李　　節子 … 189
Column　多様性を包摂してきた日本 ……………………… 水谷　俊平 … 194

索　引 ………………………………………………………………………… 195
著者紹介 ……………………………………………………………………… 196

第1章

在日外国人の健康支援総論

【学修のねらい】
在日外国人の健康支援のために必要な基礎的知識を学ぶ．

【学修目標】
① グローバルヘルスの視点から地球規模での健康課題を知り，それらを克服するためには，どのような行動が求められているのかを説明できる．
② 日本に暮らす外国人や観光等で日本を訪れる外国人の現状を知り，その健康課題と保健・医療・福祉のあり方を考察することができる．
③ さまざまな国や地域，文化の多様性を理解し，人間観を深め，異文化対応能力を高めることができる．
④ 多文化共生社会の意義につい学び，よりよい多文化共生社会のあり方を考察することができる．
⑤ 在日外国人の健康支援と医療通訳のあり方について社会的課題を見出すことができる．
⑥ 医療人としての本来業務，倫理的責務について，グローバルヘルスの視点から述べることができる．

1　在日外国人の健康支援原論

1．「国際人流時代」と人々の健康

1）地球規模の人口移動

　いま，この地球は激変のときを迎えています．なかでも，地球規模の人の移動，「国際人流」はめざましいものがあります．当然，日本も「地球市民の一員」として存在している限り，その例外ではありません．日々，世界の人々が国境を越えて出会い，交流をしています．国際移住者人口は2億4,400万人です（IOM, 2015）．世界人口の約30人に1人は，何らかの事情で，生まれた国から国境を越え，移住者として生活しています．また，2016年現在，世界の観光客数（国際観光客到着数）も12億3,500万人に達しています（UNWTO, 2017）．

　世界人口も急増しています（図1-1）．2017年の人口は75億5,000万人（United Nations, 2017）で，100億人を超えるのもそう遠い話ではないといわれています．

　2016年，日本における外国人入国者（ほとんどが3カ月以内の旅行者）は2,300万人を超え（法務省，2017），海外在留邦人数は過去最高（外務省が統計を開始した1968年以降）の133万人となりました（外務省，2017）．海外で暮らす日本人（長期滞在者および日系人）は430万人です（海外日系人協会；外務省，2017）．一方，2016年，日本で暮らす外国人人口（在留外国人数）は，過去最高の238万人で国籍・出身地は190カ国を超えています（法務省，2017）．

　これらの世界人口の統計が示すように，私たちは，国境を越えて暮らす世界の人々の健康をどのように守れるのか，保障できるのか，そのことを真摯に考えなければならない時代が到来しています．地球規模の健康を考えることを「グローバルヘルス（Global Health）」や「プラネタリーヘルス（Planetary Health）」などと定義しています．「グローバルヘルス」とは，地球を1つのものと捉え，人間の健康問題を地球市民的発想，全人類的視野で捉え，解決する（to extend to the world as a whole）という健康観です．

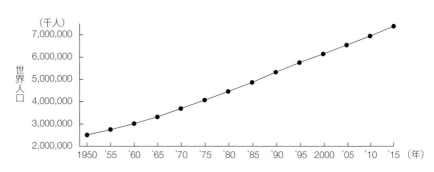

図1-1　1950～2015年における世界人口の推移（資料：United Nations, 2017より作図）

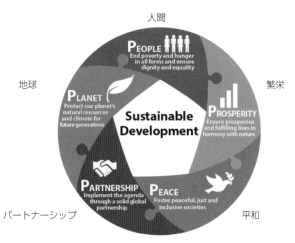

図1-2 持続可能な開発目標(SDGs)の5原則(国連開発計画)

2)"Leave no one behind" －誰一人として取り残さない－

「我々の世界を変革する：持続可能な開発のための2030アジェンダ」，「持続可能な開発目標（SDGs）」[注1]は，2015年9月25日の第70回国連総会で採択され，2016年1月1日から正式に発効しました．これは，「21世紀における人間と地球の憲章」および行動目標といわれています（外務省，2018）．

このSDGs（17の目標と169のターゲット）の根底に流れる理念は，"Leave no one behind"です．「誰一人として取り残さない」，「地球上のすべての人々のためのものである」，「この偉大な共同の旅に乗り出すにあたり，我々は誰も取り残さないことを誓う」と記されています．SDGsには，「人間」，「地球」，「繁栄」，「平和」，「パートナーシップ」の5原則があります（図1-2）．「人類」のみならず，「地球・惑星の健康」を理念としたことは，人類の英知であり，画期的は視点といえます．

注1）持続可能な開発目標（SDGs）
エス・ディー・ジーズ

【我々の世界を変革する：持続可能な開発のための2030アジェンダ（前文）】

このアジェンダは，人間，地球及び繁栄のための行動計画である．これはまた，より大きな自由における普遍的な平和の強化を追求するものでもある．我々は，極端な貧困を含む，あらゆる形態と側面の貧困を撲滅することが最大の地球規模の課題であり，持続可能な開発のための不可欠な必要条件であると認識する．

すべての国及びすべてのステークホルダーは，協同的なパートナーシップの下，この計画を実行する．我々は，人類を貧困の恐怖及び欠乏の専制から解き放ち，地球を癒やし安全にすることを決意している．我々は，世界を持続的かつ強靭（レジリエント）な道筋に移行させるために緊急に必要な，大胆かつ変革的な手段をとることに決意している．我々はこの共同の旅路に乗り出すにあたり，誰一人取り残さないことを誓う．

また，各国に対し，今後15年間2030年まで，17のSDGsを達成するための具体的な取り組みに着手するよう呼びかけています（図1-3）．

目標3では，「あらゆる年齢のすべての人々の健康的な生活を確保し，福祉を推進する」，世界レベルで，人々の健康と福祉を増進するとあります．17のSDGsの目標を，人間のwell-being（身体的，精神的，社会的に良好な状態にあ

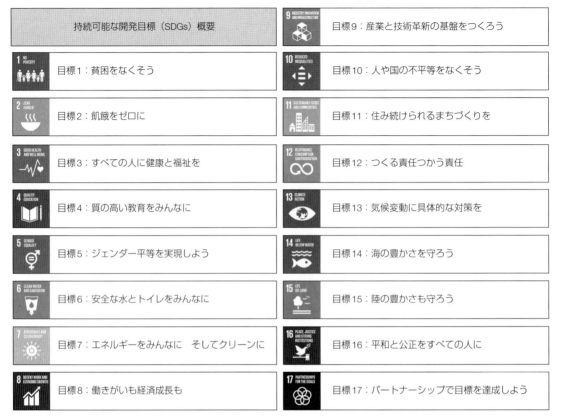

図1-3 持続可能な開発目標（SDGs）の概要（UNDP 駐日代表事務所）

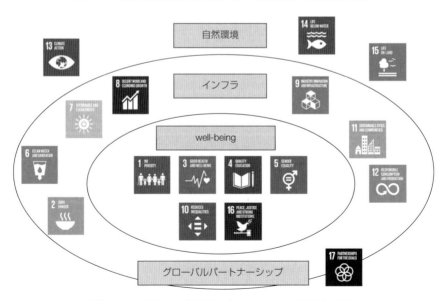

図1-4 well-being と SDGs（Whitmee, 2015 をもとに作図）

ることを意味する健康の概念）を中心に捉えることができます．人々が健康な状態であるためには，「自然環境」，「インフラ」，「グローバルパートナーシップ」が必要不可欠であり，それらは相互に影響しあいます（図1-4，表1-1）．

表1-1　17の持続可能な開発目標(SDGs)

目標1	あらゆる場所で，あらゆる形態の貧困に終止符を打つ
目標2	飢餓に終止符を打ち，食料の安定確保と栄養状態の改善を達成するとともに，持続可能な農業を推進する
目標3	あらゆる年齢のすべての人々の健康的な生活を確保し，福祉を推進する
目標4	すべての人々に包摂的かつ公平で質の高い教育を提供し，生涯学習の機会を促進する
目標5	ジェンダーの平等を達成し，すべての女性と女児のエンパワーメントを図る
目標6	すべての人々に水と衛生へのアクセスと持続可能な管理を確保する
目標7	すべての人々に手ごろで信頼でき，持続可能かつ近代的なエネルギーへのアクセスを確保する
目標8	すべての人々のための持続的，包摂的かつ持続可能な経済成長，生産的な完全雇用およびディーセント・ワークを推進する
目標9	レジリエントなインフラを整備し，包摂的で持続可能な産業化を推進するとともに，イノベーションの拡大を図る
目標10	国内および国家間の不平等を是正する
目標11	都市と人間の居住地を包摂的，安全，レジリエントかつ持続可能にする
目標12	持続可能な消費と生産のパターンを確保する
目標13	気候変動とその影響に立ち向かうため，緊急対策を取る
目標14	海洋と海洋資源を持続可能な開発に向けて保全し，持続可能な形で利用する
目標15	陸上生態系の保護，回復および持続可能な利用の推進，森林の持続可能な管理，砂漠化への対処，土地劣化の阻止および逆転，ならびに生物多様性損失の阻止を図る
目標16	持続可能な開発に向けて平和で包摂的な社会を推進し，すべての人々に司法へのアクセスを提供するとともに，あらゆるレベルにおいて効果的で責任ある包摂的な制度を構築する
目標17	持続可能な開発に向けて実施手段を強化し，グローバル・パートナーシップを活性化する

(国連開発計画)

3）すべての人々の健康と人権の歴史－健康権の理念－

健康を享受する権利・健康権を有する対象者は，「すべての人々」です．世界保健機関（WHO）憲章[注2]では，「健康とは，病気ではないとか，弱っていないということではなく，肉体的にも，精神的にも，そして社会的にも，すべてが満たされた状態にあることをいいます．人種，宗教，政治信条や経済的・社会的条件によって差別されることなく，最高水準の健康に恵まれることは，あらゆる人々にとっての基本的人権のひとつです．」（日本WHO協会仮訳）と述べています．

「THE ENJOYMENT OF THE HIGHEST ATTAINABLE STANDARD OF HEALTH IS ONE OF THE FUNDAMENTAL RIGHTS OF EVERY HUMAN BEING WITHOUT DISTINCTION OF RACE, RELIGION, POLITICAL BELIEF, ECONOMIC OR SOCIAL CONDITION.」

国際人権規約は，世界人権宣言の内容を基礎として，これを条約化したもので，人権諸条約の中でもっとも基本的かつ包括的なものとなっています．1966年の第21回国連総会において採択され，1976年に発効，日本は1979年に批准しています．締約国は，その居住する国のすべての人への健康権を保障する義務を負います．これ以降，日本が批准した，難民条約，子どもの権利条約，人種差別撤廃条約などは，日本国内の「すべての人」に対して保障され，「内外人平等」「非差別」の原則が適用されてきました．

丹羽（2015）は，「20世紀において，二度に及ぶ悲惨な世界大戦を経験した

注2）
1946年7月22日ニューヨークで61カ国の代表により署名され，1948年4月7日より効力．日本では，1951年6月26日に条約第1号として公布された．

国際社会は，人権の普遍的尊重を主目的とする戦後国際秩序の構築を目指しました．そして，人類史上はじめて国際人権基準として採択された世界人権宣言（1948年12月10日）において，「すべての人間は，生まれながらにして自由であり，かつ，尊厳と権利とにおいて平等である」として，自由権や生存権などの社会権を列挙し，これらがすべての国家と人民の「達成すべき共通の基準」であることを明らかにしました．この世界人権宣言は，現在においては，「国際慣習法」としての法的効力を有するに至っています．」と述べています．

1978年9月に宣言されたアルマ・アタ宣言では，人間の基本的な権利である健康に関して，格差や不平等は容認されるべきではないという基本精神にもとづき，健康教育や母子保健・家族計画などのプライマリヘルスケア（Primary Health Care）に取り組むべきことを宣言しています．このとき，2000年までに世界中のすべての人々が社会的・経済的に生産的な生活ができるような健康状態を達成することを目標に掲げていました．

1994年の国際人口開発会議（カイロ会議）では，2015年までに，誰もがリプロダクティブ・ヘルス／ライツ（性と生殖に関する健康／権利）に関する情報とサービスを受けることができるようにすると世界各国が宣言しています．リプロダクティブ・ヘルスとは，妊娠・出産のシステムおよびその機能とプロセスにかかわるすべての事象において，単に病気がないあるいは病的状態にないということではなく，身体的，精神的，社会的に良好な状態（well-being）にあることと定義されています（WHO）．そして，すべての女性はリプロダクティブ・ヘルス／ライツの理念のもと，安全に妊娠・出産することができ，健康に子どもを育てることができるための適切なヘルスケア・サービスを受ける権利を有しているというものです．また，リプロダクティブヘルス／ライツは，基本的人権であり，各国政府の公約にもなっています．リプロダクティブ・ヘルス・サービスの具体的なものとしては，妊婦のケア，分娩時・産後のケア，緊急産科治療，新生児・乳児ケア，母乳育児，補助食，予防接種，適切な避妊，家族計画，性感染症の予防・治療，カウンセリング，思春期の性教育，家庭生活教育，自己決定・責任ある行動を促す教育，リプロダクティブ・ヘルス・サービスに関する情報提供，ジェンダーにもとづく暴力の防止，社会環境の整備などがあります．

2000年には，ミレニアム開発目標（Millennium Development Goals：MDGs）が国連で採択され，世界の人々が2015年までに達成すべき次の8つの目標を掲げました．

①極度の貧困と飢餓の撲滅
②普遍的初等教育の達成
③ジェンダーの平等の推進と女性の地位向上
④乳幼児死亡率の削減
⑤妊産婦の健康の改善
⑥HIV／AIDS，マラリア，その他の疾病の蔓延防止
⑦環境の持続可能性の確保
⑧開発のためのグローバル・パートナーシップの推進

MDGsの期限である2015年が過ぎ，その後を受け継ぐ形で，「我々の世界を変革する：持続可能な開発のための2030アジェンダ」が誕生しました．

このように，世界の人々は，すべての人への健康権保障について，1948年以降，途切れることなく人類共通の理念として宣言してきました（図1-5）．

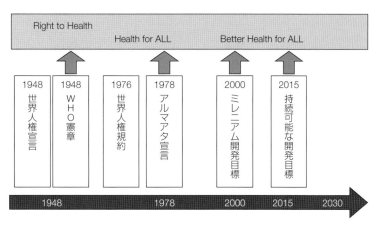

図1-5 世界におけるすべての人々への健康権保障の推移

2．時代が求める医療人としての倫理的責務と本来業務

1）医療人としての倫理的責務

　いま，グローバル化する世界の中で，私たちにはこれまで以上に世界的視野を持ち，人々の健康課題に取り組むことが求められています．元来，医療にかかわる医療人には，どのような倫理的責務があるのでしょうか．いま一度，立ち止まって振り返ってみましょう．

　世界医師会は，ジュネーブ宣言を採択しています．ジュネーブ宣言は，1948年の第2回世界医師会総会で規定された医の倫理に関する規定で，ヒポクラテス[注3]の誓いの倫理的精神を現代化・公式化したものです．この誓いは，世界の医師の倫理規範となっています．世界中の医師が厳粛な思いで，この宣言を誓っています（世界医師会，1994）．

　「医療専門職の一員としての任を得るにあたり，私は，人類への貢献に自らの人生を捧げることを厳粛に誓う．私は，年齢，疾患や障害，信条，民族的起源，性別，国籍，所属政治団体，人種，性的指向，社会的地位，その他いかなる他の要因の斟酌であっても，私の職務と私の患者との間に干渉することを許さない．」

　1981年には，世界医師会（WMA）が，患者の権利に関するリスボン宣言を採択しています（世界医師会，2005）．その中では，良質の医療を受ける権利（すべての人は，差別なしに適切な医療を受ける権利を有する），自己決定の権利（患者は，自分自身にかかわる自由な決定を行うための自己決定の権利を有する），尊厳に対する権利（患者は，その文化および価値観を尊重されるように，その尊厳とプライバシーを守る権利は，医療と医学教育の場において常に尊重されるものとする）が宣言されています．

　日本看護協会「看護者の倫理綱領」の前文では，以下のように宣言されています．

　「人々は，人間としての尊厳を維持し，健康で幸福であることを願っている．看護は，このような人間の普遍的なニーズに応え，人々の健康な生活の実現に貢献することを使命としている．看護は，あらゆる年代の個人，家族，集団，地域社会を対象とし，健康の保持増進，疾病の予防，健康の回復，苦痛の緩和を行い，生涯を通してその最期まで，その人らしく生を全うできるように援助を行うことを目的としている．看護者は，看護職の免許によって看護を実践する権限を与え

注3）ヒポクラテス
紀元前5世紀の「医学の祖」．

られた者であり，その社会的な責務を果たすため，看護の実践にあたっては，人々の生きる権利，尊厳を保つ権利，敬意のこもった看護を受ける権利，平等な看護を受ける権利などの人権を尊重することが求められる．」

そして，条文では，「1. 看護者は，人間の生命，人間としての尊厳及び権利を尊重する．2. 看護者は，国籍，人種・民族，宗教，信条，年齢，性別及び性的指向，社会的地位，経済的状態，ライフスタイル，健康問題の性質にかかわらず，対象となる人々に平等に看護を提供する．3. 看護者は，対象となる人々との間に信頼関係を築き，その信頼関係に基づいて看護を提供する．」と述べられています．

このように，医師および看護師の倫理規定には，その行為において患者の国籍，身分，出身，文化，経済的背景などによって差別を行ってはならないと明記されています．医療人としての本来業務は，すべての人々を対象としているものであり，元来，そこには国境はなく医療行為には国際的要素，「グローバルヘルス」の理念が根底に流れています．

2）在日外国人患者への健康支援にあたって

日本医師会発行の「医師の職業倫理指針 第3版」（2016年10月発行）の中では，「外国人患者への対応」についてかなり具体的に述べています（表1-2）．

2017年3月31日，文部科学省高等教育局医学教育課より，医学生・歯学生の卒業時の到達目標を示した医学教育モデル・コア・カリキュラム（平成28年度改訂版），歯学教育モデル・コア・カリキュラム（平成28年度改訂版）が公表されました．その中で，医学教育・歯学教育ともに，学修項目に，＜国際医療への貢献＞が入りました．そのねらいは，「国際社会における医療の現状と課題を理解し，実践するための基礎的素養を身に付ける．」とあります．その学修目標として，次の5つをあげています．

表1-2 医師の職業倫理指針「外国人患者への対応」

外国人は異国の地で多くの不安を抱えて受診する場合が多く，さまざまな説明や配慮が必要になるが，単に外国人であるということのみでは，診療を拒否する正当な理由にはならない．しかし，正確な診断・治療を行うためには，十分な意思疎通が必要とされるが，それが困難な場合には，適切な通訳の同伴を求め，状況によっては，外国人の診療に対応できる医療機関への紹介などの対応をすべきである．

コミュニケーション・意思疎通ができる場合でも，医療における外国人との意思疎通（痛みの表現や身体部位・範囲）は困難であることが多く，誤解を生じやすい．また，日本人が当然と思っている医療制度（院外処方せん，医療機関の機能分化等）なども，外国人には詳細を説明する必要がある．特に入院が必要な場合には，食事，入浴，プライバシーなど，文化・生活習慣の違いについても配慮する必要がある．

旅行者などで，保険に加入していない場合には，医療費の経済的負担も大きいため，事前に概算を明示し，あらかじめ了承を得ておく必要がある．

在留外国人であればわが国の健康保険に加入していることも少なくないが，制度の詳細を知らないことも多い．自己負担部分があることも説明し，状況に応じて，高額療養費や出産一時金等についても紹介し，受診の不安を解消するように努める必要がある．

【解説】
厚生労働省ホームページに「外国人向け多言語説明資料」（診療科目別問診票，手術同意書等）が英語，中国語，ポルトガル語，スペイン語で掲載されている．また，公益財団法人かながわ国際交流財団のホームページには，「多言語医療問診票」が18か国語に対応しており，公開されている．一般財団法人日本医療教育財団では「外国人患者受入れ医療機関認証制度」を設け，認証を受けた医療機関はホームページ上で公開されている．都道府県知事の要請を受けた病院の救命救急センターでは，重篤な外国人患者の救命医療を行い，努力したにもかかわらず，回収できなかった医療費の一部を公的資金で補助する制度がある．また，東京都その他の地方自治体では，救命救急センター以外の医療機関でも，外国人の未払い治療費を補填する独自の制度がある．

（日本医師会，2016より抜粋）

表1-3 保健師助産師看護師国家試験出題基準(平成30年版)

＜保健師＞
目標Ⅱ　対象や発達段階に応じた生活や健康課題および支援の特徴について基本的な理解を問う．
目標Ⅱ　1．母子保健活動，女性の健康支援
目標Ⅱ　1．E．支援のニーズが高い対象と家族の健康課題と支援
目標Ⅱ　1．E．f．**在留外国人**，在外日本人，帰国日本人

＜助産師＞
目標Ⅰ．母子保健の動向について基本的な理解を問う．
目標Ⅰ　2．母子保健の動向と課題
目標Ⅰ　1．B．母子保健に関する課題
目標Ⅰ　1．E．e．**在留外国人**，グローバル化

＜看護師＞
目標Ⅳ．周産期医療のシステムと母子保健施策の活用について基本的な理解を問う．
目標Ⅰ　8．周産期医療のシステムと母子保健施策
目標Ⅰ　1．C．子育て支援に関する施策の活用
目標Ⅰ　1．E．d．**在留外国人**の母子支援

(厚生労働省医政局看護課，2018)

表1-4 文部科学省高等教育局医学教育課看護学教育モデル・コア・カリキュラム

E　多様な場における看護実践に必要な基本的知識
グローバル化により，**在日外国人に対して**や諸外国での保健・医療活動等，国境を超えた看護実践の機会も増えている．これら看護が求められる多様な場を理解するとともに，看護実践を行うために必要な専門知識を身に付け，対象者の特性を加味した上で場の複雑性を認識しながら，対象者のニーズに応えるための看護実践を理解する．
E-1-2)　多様な場に応じた看護実践
ねらい：多様な場に応じた看護実践について学ぶ．
学修目標：
⑨**在日外国人の文化的背景を考慮した看護を理解できる．**

(大学における看護系人材養成の在り方に関する検討会，2017，pp. 44-45.)

①患者の文化的背景を尊重し，英語をはじめとした異なる言語に対応することができる．
②地域医療の中での国際化を把握し，価値観の多様性を尊重した医療の実践に配慮することができる．
③保健，医療に関する国際的課題を理解し，説明できる．
④日本の医療の特徴を理解し，国際社会への貢献の意義を理解している．
⑤医療に関わる国際協力の重要性を理解し，仕組みを説明できる．

また，医学教育モデル・コア・カリキュラムの＜医療に関連のある社会科学領域・医師に求められる社会性＞の学修目標では，次のように文化理解の重要性をあげています．

・病気・健康・医療・死をめぐる文化的な多様性を説明できる．
・自身が所属する文化を相対化することができる．
・文化・ジェンダーと医療の関係を考えることができる．
・国際保健・医療協力の現場における文化的な摩擦について，文脈に応じた課題を設定して，解決案を提案できる．
・具体的な臨床事例に文化・社会的課題を見いだすことができる．

　看護専門職においては，近年，その国家試験に在日外国人の健康問題が出題されるようになりました．厚生労働省医政局看護課が2017年4月に発表した平成30年版保健師助産師看護師国家試験出題基準には，「在留外国人」の項目があります（表1-3）．また，2017年10月31日文部科学省高等教育局医学教育課が発表した，「看護学教育モデル・コア・カリキュラム～「学士課程においてコアとなる看護実践能力」の修得をめざした学修目標～」にも，在日外国人の看護を学ぶことが含まれています（表1-4）．

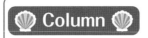 ジュネーブ宣言と私

　つらつら云えませんが，9項目からなるヒポクラテスの誓いなる掟の存在を大概の医師は知っています．また，ホロコースト（第二次世界大戦時のナチスドイツによるユダヤ人虐殺と人体実験）を防ぎえなかった反省から，世界の医師は，1947年のニュールンベルグ綱領（研究目的の医療行為時にまもるべき10基本原則）や1948年のジュネーブ宣言（世界初の6項目の医の倫理規定）を合意しました．これらは，いずれも前述ヒポクラテスの誓いの現代版ともいえますが，さらにその後，1981年のリスボン宣言（医療者が知っておくべき，＜住民が＞質の良い医療を受ける権利）や，2008年のソウル宣言や2009年のマドリッド宣言（医師の専門性の独立性保証のための合意）を含め，医師がまもるべき倫理規範は時代にあわせて整備されています．

　では，法律や規制や合意があれば良いのかといえば，まったく話は異なることは自明でしょう．規則が医療を行うのではなく，医を職とする人が人を診る，看る．あるいは視たり，観たりします．その際の最低の規範がこれらの宣言，規範であり，それを護るか侵すかは，人としての医師の品格によるでしょう．

　世界全体をみれば，設備と資財が整い，各分野の専門家がいつでも協力を惜しまない医療施設で，深く広い専門性を持ち，熟練した技術を備えた医師が，知性と教養に溢れ，経済的に恵まれ，物わかりの良い患者をゆったり診療できる場ばかりではありません．人のいのちは，等しく尊いというのは簡単ですが，開発途上国の紛争に明け暮れているような地域では，歯牙にもかけられずに消えていく生命もないわけではありません．そのような状況では，これらの宣言や合意にあるプリンシプルをどのように実践すれば良いのか，そもそも医師という専門職がいない地域も少なくありません．電気がないはおろか，十分な食料も安全な飲み水もない場で，病める人々を見たとき，どうすれば良いのか，どう考えれば良いのでしょうか．また，多くの紛争地では，病原体や栄養不足という，先進国で考えられる病因ではなく，不健康を強制する生活環境や銃弾，暴力が多数の生命を奪う．その中には，生まれたばかりの幼子や，先進国で生まれれば異なる未来がもてたであろう子どもたちの生命が含まれています．

　そのような中での医療，そして看護に，一体どんなケアが可能でしょうか．
　世界は，Universal Health Coverage を謳っています．これは素晴らしいことですが，そこに入る余地もない人々は多いことを，私たちは忘れてはなりません．徒手空拳で不健康に立ち向かわざるを得ないとき，私は自分だけの規範を密かに稼働させたものです．
　「人は生まれる場所も時代も選べない．もし，私がここに生まれていたら，もし，私がこの人，子であるなら，今，一体，何を望むであろうか」と．
　すべての人々を等しく助けることが不可能だとしても，思いやることはできます．
　そして，前述の規範は世界医師会で決まったものですが，看護師，その他の保健従事者においても同様でしょう．

【喜多　悦子】

3．在日外国人について

1）「在日外国人」の定義

　「在日外国人」に関する明確な定義はありませんが，この言葉は日本社会一般に定着しつつあります（田中，2013）．日本に暮らす外国人総称として位置づけられており，この言葉の概念には，これまで，「日本に定住している外国人」という要素が含まれています．大辞林第三版の解説では，「在日外国人」を「日本に居住する外国人」としています．

　日本に暮らす外国人の居住・生活実態によって，さまざまに表現がされることがあります．「定住外国人」とは，概ね5年以上の居住者を指し，短期の在留者を「滞日外国人」と呼称することもあります．自治体行政などでは地域に暮らす外国人を「外国籍住民」「外国籍市民」「在住外国人」「外国人住民」などとも表現しています．法務省入国管理局では，「出入国管理及び難民認定法」上の在留資格をもって，3カ月以上日本に在留する外国人「中長期在留者及び特別永住者」を「在留外国人」と定義しています．観光ビザ等の3カ月以下の短期滞在の外国人は「在留外国人」の中には含まれていません．観光で訪れる外国人は「訪日外国人」と呼ばれています．

　2009年，第171回国会で「出入国管理及び難民認定法及び日本国との平和条約に基づき日本の国籍を離脱した者等の出入国管理に関する特例法の一部を改正する等の法律」（平成21年7月15日法律第79号）が成立しました．この法律の施行により，2012年7月9日に外国人登録法は廃止されました．外国人登録法は，1952年から60年続いてきた日本に在留する外国人の登録について定めた法律でした．

　これに伴い2012年7月9日より，「外国人住民」にも日本人と同じく「住民基本台帳法」が適用されるようになりました．これは，住民基本台帳法の一部を改訂する法律により，「外国人住民」にも住民票が作成され，住民票の写しが発行されます．日本で3カ月以上暮らす外国人住民には「在留カード等」が交付され，住居地の変更・届出は市区町村ですが，それ以外は地方の入国管理局に届け出ます．戦前から日本に住む旧植民地出身者には，「特別永住者証明書」が市区町村から交付されることになりました．外国人住民も住民基本台帳制度の適用対象になったことで，外国人住民に対して市区町村が行政サービスを提供する基盤が確立されたといえ，地域自治体の責任が明確になったといえます．

　日本で暮らす外国人には，「出入国管理および難民認定法」によって，在留資格が決められており，主に次の3分野に分類されます．

①就労関係の在留資格（「外交」，「公用」，「教授」，「芸術」，「宗教」，「報道」，「高度専門職」，「経営・管理」，「法律・会計業務」，「医療」，「研究」，「教育」，「技術・人文知識・国際業務」，「企業内転勤」，「介護」，「興行」，「技能」，「技能実習」等）．

②留就学・文化活動・研修関係等の在留資格（「留学」,「文化活動」,「研修」,「家族滞在」,「特定活動」等）．

③身分又は地位に関する在留資格（「永住者」,「日本人の配偶者等」,「永住者の配偶者等」,「定住者」）．「日本人の配偶者等」には，日本人の夫又は妻，実子，特別養子が含まれる．

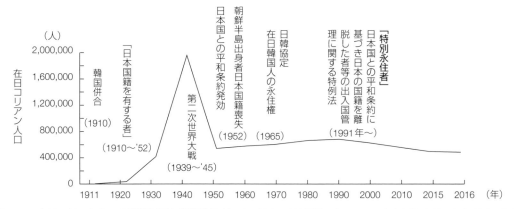

図1-6　在日コリアン人口の推移と歴史的背景（資料：在日韓人歴史資料館記念，2005・法務省「在留外国人統計」より作図）

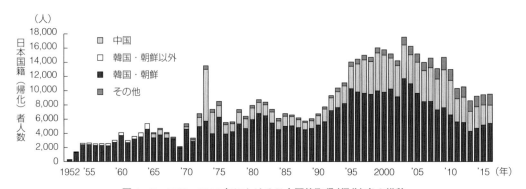

図1-7　1952〜2016年における日本国籍取得（帰化）者の推移
（資料：法務省民事局「日本国籍取得者数（帰化許可者数）」より作図）

　また，最近では日本での歴史が100年を超える朝鮮半島出身者とその子孫については「在日コリアン」と称しています．そのほとんどは，「特別永住者」となっています．歴史的経過によって，1910年より「日本国籍を有する者」として暮らしていましたが，1952年4月28日の「日本国との平和条約」（サンフランシスコ平和条約）発効とともに，日本国籍を離脱することになりました．その当時，日本国籍を有する者として，朝鮮半島，台湾出身者とその子孫にあたる人は約60万人，日本に暮らしていました．日本で「外国人登録令」が初めて施行された1947年の外国人登録者数は693,368人で，その大半は在日コリアンでした．1940年代，第二次世界大戦の頃には，約200万人の人口を有していました．「特別永住者」とはそのような背景を持っていた人々で，「日本国との平和条約に基づき日本の国籍を離脱した者等の出入国管理に関する特例法」（1991年11月1日施行）によってその法的地位が守られています（田中，2013；在日韓人歴史資料館記念，2005）．

　在日コリアンの日本における生活の歴史は2005年に100周年を迎えました．世代を重ね5,6世代目が日本で誕生しています．実質的に日本社会の構成員となっています（図1-6）．

　さらに日本国籍を取得した外国人に対しては「〜系日本人」という概念もあります．日本国籍取得（帰化）者は1952年以降，約54万人（1952〜2016年までの総数）となっています（図1-7）．

　厚生労働省では，日本において発生したすべての「外国籍」の人口動態事象，

表1-5 厚生労働省の人口動態統計における「集計客体」

	日本における日本人	日本における外国人[※4]	外国における日本人
出生[※1]	父母ともに日本人 父母の一方が日本人[※3] (子が日本人)	父母ともに外国人 (子が外国人)	父母ともに日本人 父母の一方が日本人
死亡	日本人	外国人	日本人
死産[※2]	父母ともに日本人 父母の一方が日本人	父母ともに外国人	
婚姻	夫妻ともに日本人 夫妻の一方が日本人	夫妻ともに外国人	夫妻ともに日本人 夫妻の一方が日本人
離婚	夫妻ともに日本人 夫妻の一方が日本人	夫妻ともに外国人	夫妻ともに日本人 夫妻の一方が日本人

※1) 出生は，1985年の国籍法の改正により上記のようになった．1984年以前は，母が日本人で父が外国人の子は，外国人であった．
※2) 1994年以前の死産は，母の国籍による．
※3)「一方が日本人」の場合は，「一方が外国人」として，国籍（出身地）が公表されている．
※4) 日本において発生したすべての外国人の人口動態事象である．
人口動態統計：日本における人口動態調査は「戸籍法及び死産の届け出に関する規定」により届けられた出生，死亡，婚姻及び離婚を対象としている．これによって市区町村で人口動態調査票が作成され，集計は厚生労働省大臣官房統計情報部で行われている．日本における外国人についても日本の法律が適用されるのが原則であり，これらの申告が義務づけられている．厚生労働省の外国人人口動態調査票にはあらかじめ，国籍（出身地）が区分されている．1955年から1991年まで，外国人の国籍（出身地）区分は「韓国・朝鮮」，「中国」，「米国」，「その他の外国」の4区分であった．1992年からは，新たに「フィリピン」，「タイ」，「英国」，「ブラジル」，「ペルー」の5ヵ国が追加されている．
（資料：厚生労働省「人口動態統計」より作表）

「出生」，「死亡」，「死因」，「死産」，「婚姻」，「離婚」について取りまとめたものを「日本における外国人」として毎年発表しています．外国人についても，戸籍法で届出が義務づけられており，人口動態調査の対象となっているからです．このように厚生労働省では，「日本におけるすべての外国人」の人口動態を扱っており，在留資格による区別はありません（表1-5）．

　私たちが保健医療福祉の現場で出会う外国人は，訪日外国人から特別永住者まで，その日本に在住する期間，背景，在留資格を問わず，「日本におけるすべての外国人」です．医療従事者としては，「すべての外国人」の健康問題に向き合わなければなりません．

　そこで本著では，「在日外国人」を包括的に「日本に在住するすべての外国人」として捉え，その健康課題を問いたいと思います．

2）在日外国人の人口

(1) 訪日外国人人口

　2016年現在の外国人入国者は約2,300万人です（図1-8）．これらの人々は，ほとんどが90日以内の滞在で訪日外国人です．海外へ出国する日本人約1,700万人を合わせると，年間約4,000万人もの人々が国境を越えて往来しています．ほぼ全世界からの国・地域から訪日外国人がありますが，もっとも多いのはアジア圏の人々で，全体の8割以上となっています（法務省，1950～2016）．

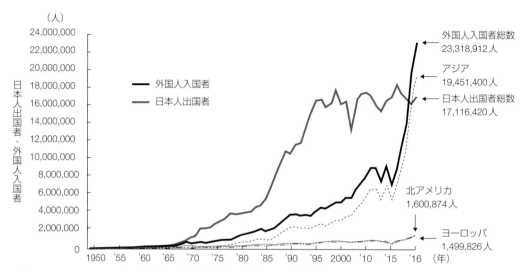

図1-8 1950～2016年における日本人出国者，外国人入国者の推移(資料：法務省「出入国管理統計」より作図)

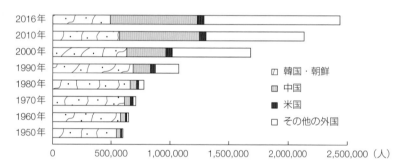

図1-9 日本における外国人登録者(在留外国人)の国籍(出身地)別推移(資料：法務省「在留外国人統計」より作図)

日本政府の訪日外国人旅行者数の目標は2020年において4,000万人，2030年において6,000万人となっていますので，今後さらに増加することが予測されます．

(2) 日本で生活する在日外国人人口（法務省，1950～2016）

2016年現在の日本国内の在留外国人は約240万人です．1980年代前半まで，日本に暮らす外国人の大半は，1900年代前半から日本に居住する歴史的背景のある韓国・朝鮮国籍（出身地）者でした．1980年代後半以降，アジア，南米出身の人々が日本に数多く移住するようになりました．いまや，全世界約190カ国以上の人々が日本で暮しています（図1-9）．

1950年から10年ごとの人口増加数をみると，1980年代までは，10年間で数万人程度の増加でしたが，1990～2000年の10年では一挙に60万人が増加し，2010年には対1990年に対して，2倍以上となっています．「韓国・朝鮮」の人口は年々減少していますが，1980年代後半以降，「その他の外国」の人口は激増し，100万人を超えています（表1-6）．日本の総人口に占める外国人人口の割合も増加しており，2016年には1.88％，53人に1人となっています（図1-10）．外国人住民は，身近な地域社会の構成員として生活しています．

1990年以降，外国人人口の推移をみると，国籍・出身地によって人口の変動

表1-6　1950～2016年における在留外国人（外国人登録者）人口の国籍（出身地）別推移

国籍（出身地）	1950年	1960年	1970年	1980年	1990年	2000年	2010年	2016年
韓国・朝鮮	544,903	581,257	614,202	664,536	687,940	635,269	565,989	485,557
中国	40,481	45,535	51,481	52,896	150,339	335,575	687,156	748,290
米国	4,962	11,594	19,045	22,401	38,364	44,856	50,667	53,705
その他	8,350	12,180	23,730	43,077	198,674	670,744	830,339	1,095,270
総数	598,696	650,566	708,458	782,910	1,075,317	1,686,444	2,134,151	2,382,822

2012年7月9日，60年間続いた「外国人登録法」が廃止され，日本に暮らす外国人にも「住民台帳基本法」が適用されるようになった．「外国人登録者」から「在留外国人」に名称変更され，「外国人登録証」から「在留カード」に変更された．国籍・地域別となり，「中国」に含まれていた「台湾」が，別途区分された．また，2015年統計より，「韓国・朝鮮」が「韓国」，「朝鮮」と2区分された．本表の2016年のデータは，国籍（出身地）：「韓国・朝鮮」「中国（台湾含む）」とする．
（資料：法務省「在留外国人統計」より作表）

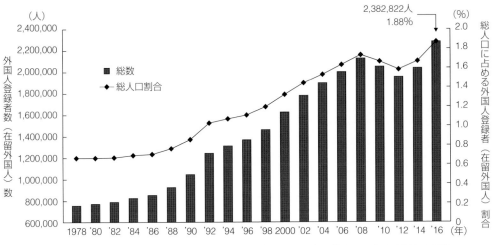

図1-10　1978～2016年における外国人登録者（在留外国人）の総人口に占める割合の推移
（資料：法務省「在留外国人統計」・総務省「人口推計」より作図）

表1-7　日本における上位外国人人口の推移

	1996年			2006年			2016年	
	総人口	1,415,136		総人口	2,084,919		総人口	2,382,822
1	韓国・朝鮮	657,159	1	韓国・朝鮮	598,219	1	中国※1)	748,290
2	中国※1)	234,264	2	中国※1)	560,741	2	韓国・朝鮮	485,557
3	ブラジル	201,795	3	ブラジル	312,979	3	フィリピン	243,662
4	フィリピン	84,509	4	フィリピン	193,488	4	ベトナム	199,990
5	米国	44,168	5	ペルー	58,721	5	ブラジル	180,923
6	ペルー	37,099	6	米国	51,321	6	ネパール	67,470
7	タイ	18,187	7	タイ	39,618	7	米国	53,705
8	英国	13,328	8	ベトナム	32,485	8	ペルー	47,740
9	ベトナム	10,228	9	インドネシア	24,858	9	タイ	47,647

※1)「中国」は台湾を含む．
（資料：法務省「在留外国人統計」より作表）

が大きく違っています．「ブラジル」は1996～2006年で10万人の人口増加がみられましたが，2006～2016年には10万人以上減少しています．一方，1996年に対して，「中国」は約3倍増になり，「ベトナム」は約20倍増となっています（表1-7）．

「ベトナム」，「韓国・朝鮮」，「日本」を年齢3区分で比較すると，老年人口は

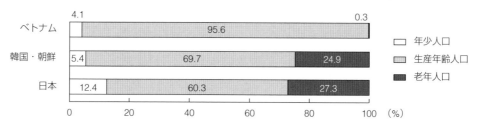

図1-11 2016年の「日本」「韓国・朝鮮」「ベトナム」における年齢3区分比較
（資料：法務省「在留外国人統計」・総務省「人口推計」より作図）

表1-8 2016年の日本における外国人の上位在留資格

総　数	2,382,822
永住者	727,111
特別永住者	338,950
留学	277,331
技能実習	228,588
定住者	168,830
技術・人文知識・国際業務	161,124
家族滞在	149,303
日本人の配偶者等	139,327
その他	192,258

（資料：法務省「在留外国人統計」より作表）

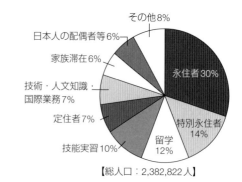

図1-12 2016年における在留外国人の在留資格別割合
（資料：法務省「在留外国人統計」より作図）

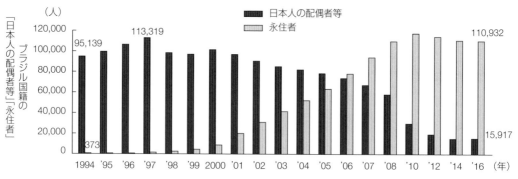

図1-13 1994～2016年におけるブラジル人の在留資格「日本人の配偶者等」「永住者」の推移
（資料：法務省「在留外国人統計」より作図）

「ベトナム」0.3％，「韓国・朝鮮」24.9％，「日本」27.3％となっています．年少人口では「ベトナム」4.1％，「韓国・朝鮮」5.4％，「日本」12.4％となっています．「日本」，「韓国・朝鮮」の少子高齢化が際立っています（図1-11）．

（3）在日外国人の在留資格

2016年における日本における外国人の在留資格をみると，「永住者」がもっとも多く，全体の約4割を占めています．次に「特別永住者」，「留学」，「技能実習」，「定住者」，「技術・人文知識・国際業務」，「家族滞在」，「日本人の配偶者等」の順となっています（表1-8，図1-12）．

1990年代にもっとも急増した人口は「ブラジル」国籍者でしたが，来日当初の在留資格は「日本人の配偶者等」（海外移住した日本人の子ども等に与えられる資格）がほとんどでした．日本での生活基盤が固まるとともに「永住者」資格を取得する方が急増しました（図1-13）．

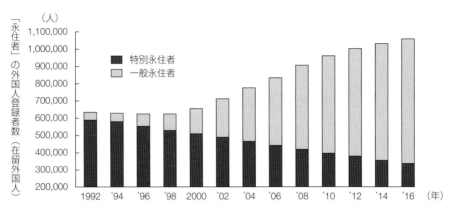

図1-14　1992〜2016年の日本における「永住者」の推移(資料：法務省「在留外国人統計」より作図)

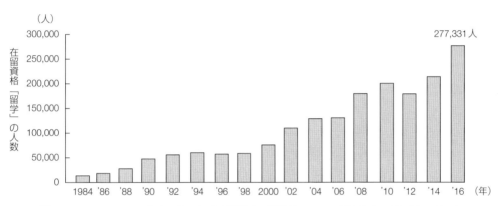

図1-15　1984〜2016年の日本における「留学」の推移(資料：法務省「在留外国人統計」より作図)

日本における永住者[注4]は1990年代前半まで，そのほとんどは「特別永住者」の在日コリアンでしたが，2000年以降，「一般永住者」の外国人が急増しています（図1-14）．

2008年，日本政府は日本を世界に開かれた国とし，人の流れを拡大するとして，「留学生30万人計画」を発表しました．日本への留学生を2020年までに増やそうという計画です．2016年現在の「留学」の在留資格を有する外国人は，約28万人となっています（図1-15）．

注4）永住者
一般永住者と特別永住者をあわせた総称．

3）在日外国人の生活基盤の変化とライフ・イベント

それでは，在日外国人の生活基盤の変化とライフ・イベントについて考えてみましょう．

日本での生活が長くなるにつれ，その在住形態は，「訪日」「移住」「定住」「永住」そして「次世代形成」へと変化していきます．まず，「訪日」の場合は，あくまで観光目的等の短期滞在で，日本に生活基盤があるわけではありません．一方，日本に仕事や就学を目的として「来日」，「移住」した外国人の場合は，数年もすれば，出身国に帰国するのか，日本に「定住」するのか，選択を迫られるようになります．例えば，大学卒業後の職業選択，仕事のキャリアアップ，結婚，子どもの誕生等など，さまざまなライフ・イベントがあります．そのような経験

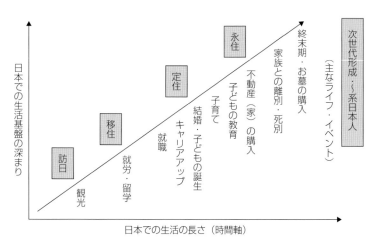

図1-16 在日外国人の生活基盤の変化

を重ねる中で，日本での生活基盤，日本社会との絆が深くなり，地域社会の一員として「永住」を選択するようになります．

特に，日本で誕生した子どもの教育や将来については，多くの在日外国人の親が悩むところです．日本で生まれ育った子どもにとっては，「日本語」が第一言語「母国語」となり，時には親（一世）世代との言語的コミュニケーションギャップを起こすこともあります．親にとっては，移住国である「異国」の日本が，日本で誕生した世代にとっては，日本が「母国」へと変化していきます．また，日本での生活が安定したことによって，本国から子どもや家族を呼び寄せることもあります．日本社会の中で，どのように，親の出身国の言語や文化を子どもに伝え，多文化家族としてのアイデンティティ・多様性を尊重できるか，多くの多文化家族が経験する課題です．家族の将来を考え，不動産（家）を日本で購入する場合もあります．そして，日本での生活が長くなるにつれ，高齢化や現役世代のように働くことができない問題も出てきます．これは，人間としてのあたりまえの現象です．また，日本でともに暮らしてきた家族との離別・死別も経験します．日本での暮らしが何十年となれば，本国（出身国）家族との関係も薄らいでいきます．「もう，ほとんど本国には，親しい親族はいない」「日本にいるのが，私の家族」と変化していきます．そしていよいよ，人生の「終末期」を日本で迎える頃には，多くの人が「死の場所」として「日本の地」を選択し，お墓を購入，永眠されます．

このように，在日外国人はさまざまなライフ・イベントを経験しながら，移住世代から日本生まれの二世・三世の世代へと移りかわり，なかには日本国籍を取得し「〜系日本人」として暮らしている方もいます（図1-16）．

4．日本における外国人の健康課題

ここでは，在日外国人の健康課題にはどのようなものがあるか考えてみましょう．日本における外国人は，その滞在の実態から大きく3つに分けることができます．

①日本に観光目的で訪れる「訪日外国人」，3カ月以内のビザで滞在する外国人

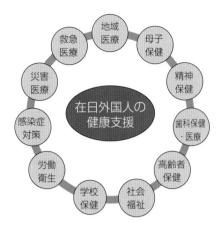

図1-17　在日外国人の包括的健康支援主要分野

②3カ月以上およそ5年以内の「滞日外国人」,短期・中期滞在者で「技能実習」「留学」「技術・人文知識・国際業務」等の在留資格を有している外国人

③日本での生活がおよそ5年以上,永住者となり生活基盤が日本にある「外国籍住民」

なかでも日本に暮らす在日コリアンは,1910年代から日本に暮らしており,在日5世代も誕生しています.

在日外国人のライフ・イベントで述べたように,その健康支援は,多岐にわたり,包括的視点が求められます(図1-17).その生活実態によって,主な健康課題も違ってきます.「訪日外国人」はあくまで一時の旅行滞在者ですが,旅行中の予期しないアクシデント,体調不良等が生じやすくなります.原因として,慣れない「異国」の文化,食事,風土,気候,言葉,過密な旅行計画等があります.人々が「他国」に渡航する際には当然ながら,健康上リスクがあると考えるべきです.

また,船旅などの乗船者の中には仕事をリタイアした高齢者層が多く,突発的な病状の悪化(心筋梗塞,脳梗塞等)が死に至らしめることもあります.その場合,「終末期医療」の問題が突如として出てきます.本国家族への連絡,法的手続き,埋葬方法,死体の移動手段など,さまざまなことに対応しなければなりません.「死の弔い」は文化の要素が強く,文化的配慮も欠かすことができません.

健康支援にあたって,そこには「言葉の壁」が大きく医療者と患者との間に立ちはだかってきます.「訪日外国人」の多くは,日本の医療に対してほとんど知識がなく,医療制度・習慣の違いによる誤解・葛藤も大きくなります.訪日外国人医療には,コミュニケーションギャップをできる限り少なくするための「医療通訳」が求められ,それらに対応した救急医療体制が必要不可欠です(図1-18).

短期・中期滞在者である「滞日外国人」の場合,来日の形態が「労働・就労」「就学」の場合が多く,20～30代の人口が多くを占めています.多くの外国人は,日本に移住したばかりの頃は,「言葉の壁」,「文化の壁」につきあたりながらも,日本での生活を「精一杯」に努力されます.しかし,「異国」での暮らしによって疲れ,心身の健康にも問題が生じやすくなります.その年齢層,労働・就労実態,生活等から,母子保健,精神保健,労働衛生,感染症対策が喫緊の課題としてあげられます.特に急激な生活環境,人間環境の変化は,「心の健康」に大きく影

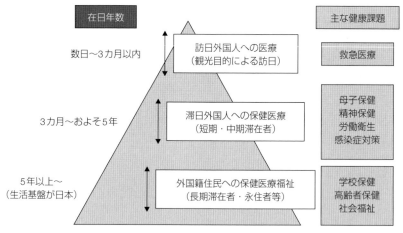

図1-18　日本における外国人の主な健康課題

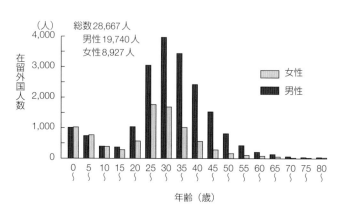

図1-19　2016年のインド国籍者の年齢・性別分布
（資料：法務省「在留外国人統計」より作図）

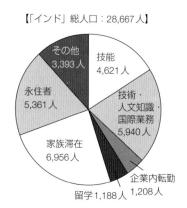

図1-20　2016年のインド国籍者の在留資格
（資料：法務省「在留外国人統計」より作図）

響します（野田，2016）．重篤な疾患を起こす前に，健康問題の発生予防，早期発見・早期対応のための保健医療，健康診断・健康相談等の支援体制が求められています．

　実際，2000年以降に急増した「インド」国籍者の年齢別人口をみると，労働人口，生殖年齢層に集中しており，日本で誕生した子どもの数が急増しています（図1-19）．日本の労働力不足を補うための「外国人労働力」としてのみ，「外国人」を考えるべきではありません．「インド」国籍者の在留資格をみると，「家族滞在」がもっとも多く（図1-20），家族としての生活，人間としての尊厳ある暮らしがそこにあります．病気や怪我によって健康を害することもあります．

　この数年もっとも激増している「ベトナム」国籍者をみると（図1-21），その在留資格は「技能実習」「留学」で約8割を占めています（表1-9）．多くの移住者が来日したばかり，ほとんど日本語ができない状態の中で，労働し，就学し，生活しなければなりません．日本での健康生活に必要な医療情報，緊急事態への対応の仕方，社会資源等には，ほとんどアクセスできていないことが推測できます．

　日本で長年暮らしている外国籍住民には，特に社会福祉の観点からの健康支援が必要です．日本での移住生活が長期になることにより，高齢化に伴う健康問題

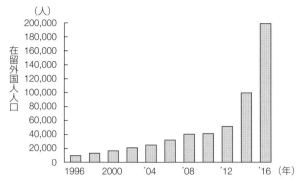

図1-21 1996〜2016年の日本におけるベトナム国籍者の推移(総人口)（資料：法務省「在留外国人統計」より作図）

表1-9 2016年のベトナム国籍者の在留資格

在留資格	人数
総数	199,990人
技能実習	88,211人
留学	62,422人
永住者	14,271人
技術・人文知識・国際業務	13,570人
家族滞在	7,623人
定住者	5,258人
その他の資格	8,635人

（資料：法務省「在留外国人統計」より作表）

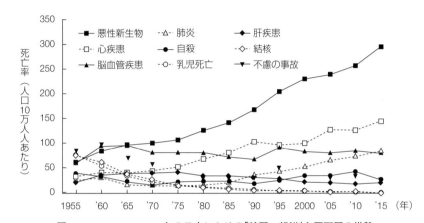

図1-22 1955〜2015年の日本における「韓国・朝鮮」主要死因の推移
（資料：厚生労働省「人口動態統計」・法務省「在留外国人統計」より作図）

も生じてきます．日本での暮らしの歴史が100年を超える在日コリアンの主要死因の推移を分析したところ，次のことが明らかとなりました（厚生労働省大臣官房統計情報部，1955〜2016）（図1-22）．

・悪性新生物（がん），心疾患，脳血管疾患，肺炎が主要死因
・乳児死亡，結核による死亡数の減少
・高齢化に伴って肺炎が増加
・「感染症」から「生活習慣病」へ変化
・主な死因構造が日本人の傾向と一致

このような在日コリアンの死因傾向は，来日したばかりの「新しい」外国人も，将来的には永住化，世代を重ねることによって，在日コリアンと同様の人口構成，疾病構造へと変化していくものと思われます．内閣府の日系定住外国人施策推進会議では，「次第に日系定住外国人の中にも高齢者が増加しており，今後は，増加傾向にある高齢者をいかに支えていくかが，新たな課題となり得る．日本社会の一員として受け入れ，社会から排除されないようにするための施策を，国の責任として，今後とも講じていくことが求められている」と述べています（内閣府，2018）．

歯科保健・歯科医療については，乳幼児から高齢者まで，生涯を通じたすべての年代において対策が求められています．地域に暮らす外国人に対する歯科保健

資料1–1　母子健康手帳

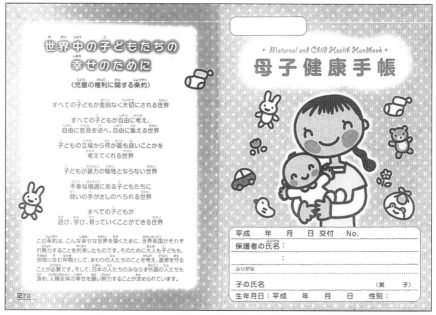

（日本家族計画協会，2018）

活動・歯科医療は，健康支援において欠かすことができない分野です．健康な歯は健康な生活の基礎です．歯科疾患は，その発病や進行により，食生活や全身の健康にも影響を与えます．しかし，現在その対策は，他の医療分野に比べ優先度がもっとも遅れがちとなっています．

日本で育つ子どもたちの小児保健，学校保健も重要な課題であることを忘れてはなりません．「外国人の子ども白書」では，日本に暮らす子どもたちの成育環境の厳しさが浮き彫りとなりました（荒牧，2017）．

1994年，日本で批准された「子どもの権利条約」では，すべての子どもの生きる権利（健康に生まれ，安全な水や十分な栄養を得て，健やかに成長する権利），守られる権利（あらゆる種類の差別や虐待，搾取から守られる権利），育つ権利（教育を受け，健やかに成長する権利），参加する権利（社会の一員である権利）を保障しています．本法の根幹理念は，すべての子どもは「親の不利益を子どもがこうむることはない」というものです．日本の母子保健関連法では，すでにすべての女性と子どもの権利が守られており，児童福祉法，母子保健法では，国籍（出身地），在留資格を問われません．約70年ぶりに児童福祉法が改正され（公布日：2016年6月3日），本法が「児童の権利に関する条約」（子どもの権利条約）の精神に則ることが全面的に打ち出されました．

「全て児童は，児童の権利に関する条約の精神にのっとり，適切に養育されること，その生活を保障されること，愛され，保護されること，その心身の健やかな成長及び発達並びにその自立が図られることその他の福祉を等しく保障される権利を有する（同法第1条）．」

日本家族計画協会が発行している2018年度版の都道府県市町村向け母子手帳の裏表紙には，その理念が明記されています（**資料1–1**）．子どもは社会の夢であり，希望です．虹色の夢を持ってこの地上に誕生してきます．すべての妊産婦

が無事に安心して出産でき，すべての子どもが愛護され，楽しく，個性が尊重されながら成長することができる人間性豊かな世界であることが，在日外国人の母子保健の根底を支えます．そして，それは，外国人のみならず，すべての日本人にとって，豊かな，優しい，多様性のある社会です．

5．日本における外国人の人口動態と健康課題

在日外国人の健康支援を考えるにあたって，まずは，その人口動態統計を知っておく必要があります．ここでは，日本における外国人の主な人口動態統計（厚生労働省大臣官房統計情報部，1955～2016）を紹介しながら，在日外国人の健康課題を考えてみたいと思います．

1）日本における外国人の出生

（1）日本における「外国人」の出生総数

日本における外国人の出生数の年次推移をみると，1955年の出生総数は15,607人，そのうち「韓国・朝鮮」国籍（出身地）の出生数は14,424人，総出生数の92％を占めていました．外国人の出生数は1985年の国籍法の改正を受け半減し，その後，急増しています．一方，「韓国・朝鮮」の出生数は著しく減少しています．2016年の総出生数は17,039人で，「韓国・朝鮮」の出生数は920人，総出生数の5％となりました（図1–23）．

日本における「外国人」の出生数は1955～1984年までは，父母とも外国人および父外国人・母日本人の「父親が外国人」の出生数でしたが，1985年の国籍法の改定により，1985年以降，「父母とも外国人の母親が外国人」の出生数となっています．子どもの国籍が父系血統主義から父母両系主義に変更され，出生の時に父・母どちらか一方が日本国籍であれば，子どもの国籍は日本国籍を有することとなり，「日本人」となったからです注5)．

（2）日本における「親が外国人」の出生数

日本における父母ともに日本人の出生数が減少する中，「親が外国人」の子

注5）国籍法の改定に伴う子どもの国籍

【例】父・外国人
　　　母・日本人

父系血統主義
1955年 → 子・外国人
1984年

国籍法の改定

父母両系主義
1985年 → 子・日本人
現在

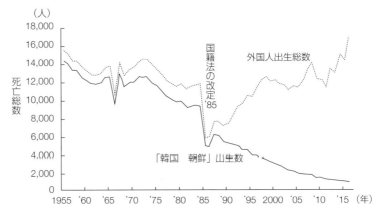

図1–23　1955～2016年の日本における外国人出生総数の年次推移
（資料：厚生労働省「人口動態統計」より作図）

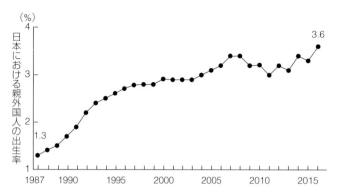

図1-24　1987〜2016年の日本における親外国人の出生率の推移
日本における親外国人の出生率：日本における総出生数に対する父母または父母の一方が外国人の出生率．(資料：厚生労働省「人口動態統計」より作図)

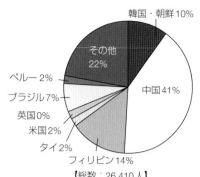

図1-25　2016年の母親の国籍別出生数割合
(資料：厚生労働省「人口動態統計」より作図)

ども（父母ともに外国人，母外国人/父日本人，父外国人/母日本人の合計）は増加しています．2016年の日本における「親が外国人」の子どもの出生数は36,157人で，総出生数に占める割合は，全国で3.6％，27人に1人となっています．

1987〜2016年までの「親が外国人」の子どもの出生数は，936,681（100.0％）人です．父・母ともに外国人の子どもは344,471（36.8％）人，父・日本人/母・外国人の子どもは349,152（37.3％）人，母・日本人/父・外国人の子どもは243,058（25.9％）人です．

総出生数に占める「親が外国人」の割合は，1987年には1.3％でしたが，2016年には約3倍となっています（図1-24）．「親が外国人」割合がもっとも高い都道府県は東京都で6.3％，16人に1人，東京23区で7.2％，14人に1人となっています．

日本社会では日常的に「日本人」という言葉が頻繁に使われていますが，その言葉のほとんどのイメージする「日本人」は単一民族で，いわゆる黄色人種，髪も黒く，容貌もかなり同一性がみられるのではないでしょうか．実際には，「日本人」の子どもの親のルーツ，国籍，人種，文化，宗教，言語は実に多様化しています．

(3) 母親が外国人の出生数

2016年，母親が外国人の出生数（父母とも外国＋母外国・父日本）は26,410人です．全国的にみると自治体によって，出生数にかなりのばらつきがあるものの，すべての県において，母親が外国人の子どもが誕生しています．もっとも多い県は東京都で5,162人，次に愛知県3,000人，神奈川県2,677人の順となっています．「母親が外国人」の統計は，妊産婦指導，育児指導，家庭訪問等の母子保健対策において，当事者を把握する上で重要なデータとなります．

母親の国籍（出身地）別では，「中国」がもっとも多く，「その他の外国」，「フィリピン」，「韓国・朝鮮」，「ブラジル」の順となっています（図1-25）．

(4) 親が外国人の出生届

親が外国人の子どもが出生した場合，戸籍法，住民基本台帳法，出入国管理及び難民認定法，国籍法による届け出が必要です．それぞれに，届出をする機関，届出をする期日などが異なり，うっかりミスによって，「子どもには，どこの国

表1-10 親が外国人の子どもが日本で出生したときの手続きおよび注意事項

法律	届け出日数	届け出場所	手続き・注意事項
戸籍法（法務省）	子どもが生まれた日から14日以内	居住地の市区町村役場の戸籍担当窓口	子どもが，日本で出生した場合には，父母とも外国人の場合でも戸籍法の適用があり，日本人と同様の手続きを行う．子どもの名前を決め，必要事項を記載し届出をする．その際は必ず病院等で発行された出生証明書を持って行き，母子健康手帳も持参する（出生した施設の医師または助産師が子どもの出生証明書を発行，その出生証明書紙面左側が出生届になっている）． 原則として出生届は出生した子どもの父または母が直接役場へ行かなければならない．「出生証明書」の名前の表記には，細心の注意が必要である．できれば，子どもが出生する前に名前の候補を決め，そのパスポート表記名を知っておいたほうがよい． 戸籍法の規程により，出生証明書の子どもの名前の記載文字は漢字，ひらがな，カタカナ以外は認められず，ローマ字は不可となっている．出生届には，子どもが外国人の場合，原則かたかなで名前を書く．漢字圏の場合は漢字でもよい（但し，通常日本で使われている漢字）．「出生届」の「よみかた」欄は「ひらがな」でよみかたを書く．また，氏名の下にローマ字（アルファベット）を付記する．このローマ字（アルファベット）表記は住民票の処理上必要となるため，住民票と同様のものとする．（2012年6月25日付法務省通達）．
住民基本台帳法（総務省：2012年7月9日施行）	戸籍法による出生の届出と連動して記載	居住地の市区町村役場の住民課	戸籍法に基づいて，出生届をすることにより，自動的に住民基本台帳に「外国人住民」として記載される．子どもが生まれた日から60日以内までは，在留資格のないまま受け付けられる．但し，出入国管理及び難民認定法により，子どもは30日以内に在留資格申請をしなければならない． 住民基本台帳の外国人住民の名前の表記は，旅券と同一表記のローマ字（アルファベット）表記（漢字圏の場合は漢字併記可）である．外国人住民票が，希望した場合には通称名（日本名）も併記される．
出入国管理及び難民認定法（法務省）	子どもが生まれた日から30日以内	入国管理局	親が子どもの在留資格の取得を申請する．この時，親の在留資格，国籍を明らかにする証明書が必要となる．外国人の親は，市区町村の出生届だけではなく，入国管理局へ子どもの在留資格申請をし，子どもの在留資格を必ず取得しなければならない．これにより，子どもの在留カード等が発行される．在留カード等の氏名は，原則，旅券と同一表記のローマ字（アルファベット）で記載する（漢字圏の場合は漢字併記可）．在留カードには，通称名（日本名）の表記はされない．事前に，子どもの在留資格取得等について，必要な手続き，申請書類等を居住する地方入国管理局へ問い合わせておくことが重要である．
国籍法（法務省）		駐日大使館（領事館）	親の本国の駐日大使館（領事館）にも，国籍取得の申請を行う．このとき，出生を証明する必要な書類（日本の出生証明書，役場が発行する出生届受理証明書，英文証明書等）が各国によって異なる．子どもの国籍取得の法律も国によって生地主義や血統主義があり，それによっては子どもの国籍も違ってくるので注意する．当然ながら，親が本国の駐日大使館（領事館）に子どもの届出をしなければ，子どもの国籍取得，パスポート作成はできない．うっかりと，子どもが無国籍状態とならないように，出生前に各国の事情・法律等を必ず把握しておくべきである． 父・母の一方が外国人で，子どもが二重国籍となる場合，22歳に達するまで（22歳の誕生日前日まで）に法務省へ国籍選択の手続きを行う必要がある．

の国籍もない，日本での在留資格がない」といった深刻な事態に陥る可能性があります（表1-10）．出生届をしてはじめて，公的に「社会に存在する子ども」となります．出生届に関しては，細心の注意を払うべきです．さまざまな事情から，外国人母子の中には，妊娠しても母子健康手帳がなく，妊婦健康診査を受けていない，子どもの出生届はされず，乳幼児健診，予防接種さえ受けられない状態にあるケースもあります．日本の母子保健医療福祉制度には，母子の健康と幸福のために，さまざまなすばらしい制度・支援体制があります．しかし基本的には，自ら情報を入手し，届け出，活用できなければ，母子保健サービスを受けることができません．在日外国人の母子支援では，このようなハイリスク状態にあ

資料1-2　妊娠・出産時から小学校入学までの流れが確認できるチャート

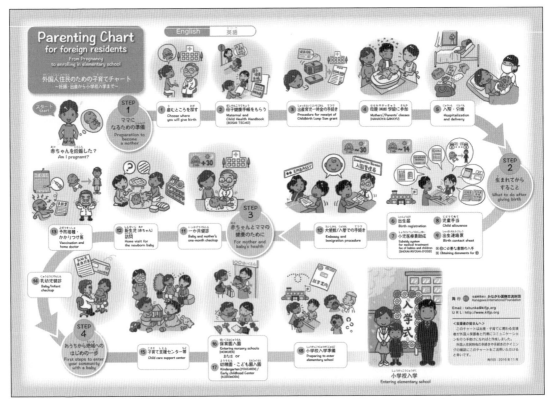

（資料：かながわ国際交流財団「外国人住民のための子育てチャート～妊娠・出産から小学校入学まで～」）

る母と子をどのようにして救い上げ，支援につなげるかが課題となっています．
　（公財）かながわ国際交流財団の「外国人住民のための子育て支援サイト」（http://www.kifjp.org/child/supporters）では，外国人保護者が安心して子育てができるように，多言語でさまざまな母子保健情報を発信しています．また，母子健康支援が途切れることがないように，妊娠・出産時から小学校入学までの流れを日本人支援者と外国人保護者が一緒に確認できるチャートを作成しています（資料1-2）．

2）国際結婚

（1）国際結婚件数の推移

　1965年，日本における日本人の国際結婚（夫妻の一方が外国人）割合は0.4％，4,156件，250組に1組でしたが，1980年代以降は急増し，2006年には過去最高の44,707件，総婚姻件数に占める割合は6.1％，約16組に1組に達しました．全世界（外国における日本人の国際結婚を含めた場合）では，13組に1組でした．2006年以降は，妻外国人・夫日本人の婚姻件数は急激に減少しました．夫外国人・妻日本人，夫妻ともに外国人は横ばい傾向ですが，近年は増加傾向にあります．2016年，日本人における総婚姻件数のうち，国際結婚件数は，妻外国/夫日本14,851件，夫外国/妻日本6,329件，妻・夫共に外国4,028件で，計25,208件，総婚姻件数の4.0％，25組に1組となっています（図1-26）．

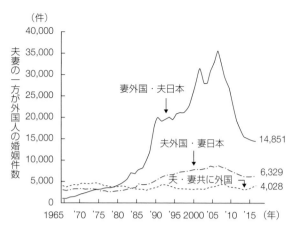

図1−26　1965〜2016年の日本における夫妻の国籍別婚姻件数の推移
（資料：厚生労働省「人口動態統計」より作図）

（2）配偶者からの暴力と外国人被害者に対する支援

　配偶者からの暴力（DV）は，深刻な社会問題です．その暴力は私事ではなく，社会問題，人権問題です．DV被害者支援は対象者の国籍（出身地）を問わず，同様に行われます．

　「配偶者からの暴力の防止及び被害者の保護に関する法律」（平成13年4月13日法律第31号　改正平成16年6月2日法律第64号）第五章　第二十三条，職務関係者による配慮等では，「配偶者からの暴力に係る被害者の保護，捜査，裁判等に職務上関係のある者は，その職務を行うに当たり，被害者の心身の状況，その置かれている環境等を踏まえ，被害者の国籍，障害の有無等を問わずその人権を尊重するとともに，その安全の確保及び秘密の保持に十分な配慮をしなければならない．」とあります．すべてのDV被害者には国籍（出身地）を問わず，人権が尊重されますが，外国人（移住者）であることから，特に配慮すべき点があります．

　大きく「言葉の問題」，「社会からの孤立」，「在留資格の問題」があります．日本語が話せない場合，DV被害を受けていても，その事を明らかにし，訴え，支援機関にアクセスすることが困難です．社会から孤立して，社会的支援ネットワークが脆弱な場合，早期の問題解決が難しく，危機的状況に陥りやすくなります．また，外国人（移住者）には移住先での「在留資格」の問題が必ず起きてきます．配偶者ビザ，就労ビザ，就学ビザ等は，移住先国の「期間限定の許可制度」です．もし被害者が離婚すること，失職すること，退学することになれば，その事態によって「在留資格」を失い，ビザを更新できなくなる可能性があります．日本での生活基盤，人間関係，社会的つながりが，根こそぎ奪われます．このことは，被害者が暴力被害を訴えることができない，大きな要因にもなっています．

　外国人被害者の保護および自立支援，在留資格問題の解決を図るためには，多言語による相談窓口の所在を広く周知するとともに，関係機関および民間団体等との間で，通訳の手配，支援内容について，緊密な連携を図る必要があります．

　内閣府男女共同参画局（2017）は，「配偶者暴力相談支援センターにおける配偶者からの暴力が関係する相談件数等の結果について」の中で，日本語が十分に話せない被害者について（国籍にかかわらず被害者が主に話す言語）の集計を

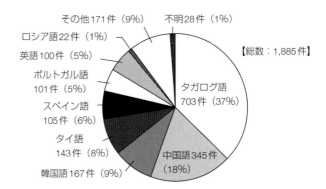

図1-27 配偶者暴力相談支援センターにおける日本語が十分に話せない被害者の相談言語
2016年4月1日～2017年3月31日の272カ所のセンターにおける相談件数等の集計.
日本語が十分に話せない被害者について,国籍にかかわらず被害者が主に話す言語の集計.
(内閣府男女共同参画局,2017より作図)

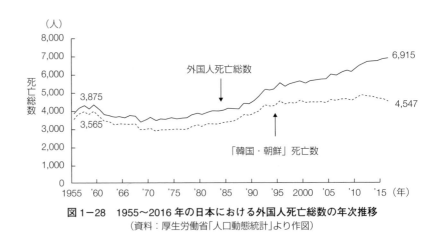

図1-28 1955～2016年の日本における外国人死亡総数の年次推移
(資料:厚生労働省「人口動態統計」より作図)

発表しています(図1-27).2016年度の相談件数は1,885件で,「タガログ語」がもっとも多く,次に「中国語」,「韓国語」,「タイ語」,「スペイン語」,「ポルトガル語」,「英語」,「ロシア語」の順となっています.DV被害者健康支援には,外国人のDV問題に造詣の深い医療通訳者が求められます.

3)日本における外国人の死亡

(1)日本における外国人の死亡数の推移

1955～2016年における日本における外国人の年次推移をみると,1955年の死亡総数は3,875人で,そのうち「韓国・朝鮮」の死亡数は3,565人,総死亡数の92%を占めていました(図1-28).

死亡総数は,1970年代より増加傾向にありますが,1990年以降,急増しています.一方,総死亡数に占める「韓国・朝鮮」の割合は減少しています.2016年の総死亡数は6,915人で,「韓国・朝鮮」の死亡数は4,547人,総死亡数の66%を占めています.

表1-11 2016年の日本における死因順位(1～10位まで)の構成割合

	日本における日本人の死因順位				日本における外国人の死因順位		
順位	死因	死亡数	死亡総数に占める割合	順位	死因	死亡数	死亡総数に占める割合
	全死因	1,307,748人	100.0%		全死因	6,915人	100.0%
1	悪性新生物	372,986人	28.5%	1	悪性新生物	2,123人	30.7%
2	心疾患	198,006人	15.1%	2	心疾患	1,117人	16.2%
3	肺炎	119,300人	9.1%	3	脳血管疾患	555人	8.0%
4	脳血管疾患	109,320人	8.4%	4	肺炎	475人	6.9%
5	老衰	92,806人	7.1%	5	不慮の事故	242人	3.5%
6	不慮の事故	38,306人	2.9%	6	老衰	236人	3.4%
7	腎不全	24,612人	1.9%	7	自殺	229人	3.3%
8	自殺	21,017人	1.6%	8	肝疾患	174人	2.5%
9	大動脈瘤および解離	18,145人	1.4%	9	腎不全	128人	1.9%
10	肝疾患	15,773人	1.2%	10	大動脈瘤および解離	88人	1.3%

(資料:厚生労働省「人口動態統計」より作表)

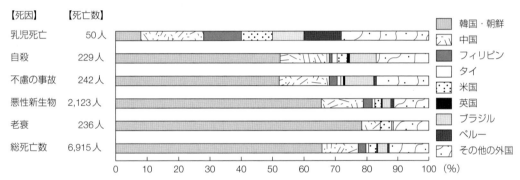

図1-29 2016年の死亡数に占める国籍(出身地)別割合(資料:厚生労働省「人口動態統計」より作図)

(2) 日本における外国人の主な死因

2016年の日本における外国人の主な死因は，第1位は悪性新生物(がん)，第2位は心疾患，第3位は脳血管疾患，第4位は肺炎，第5位は不慮の事故，第6位は老衰，第7位は自殺，第8位は肝疾患，第9位は腎疾患，第10位は大動脈瘤および解離となっています(表1-11).

国籍(出身地)別に，死因別死亡総数に占める割合をみると，死因によってかなり違ってきます．老衰の約8割，悪性新生物では約7割を「韓国・朝鮮」が占めています．このことから，いかに在日コリアンの高齢化が進んでいるかわかります．不慮の事故，自殺では，「中国」「その他の外国」「ブラジル」が約半数を占めます．乳児死亡では，「韓国・朝鮮」の占める割合は，1割以下となっています(図1-29).

(3) 5歳未満国籍(出身地)別死亡数の推移

1955～2016年までの5歳未満の国籍(出身地)別死亡数の推移をみると，1980年代後半までその大半が「韓国・朝鮮」でしたが，急激に減少しています(図1-30)．一方，1990年代以降，5歳未満の総死亡数に占める「中国」「ブラジル」「フィリピン」「ペルー」「その他の外国」の数および全体に占める割合が急増しています．これは小児保健医療の現場がいかに多国籍化しているか，現状を如実に表しています．

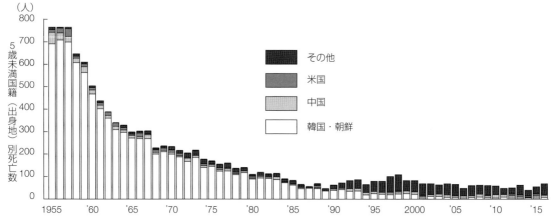

図1-30　1955～2016年における5歳未満の国籍（出身地）別死亡数の年次推移
（資料：厚生労働省「人口動態統計」より作図）

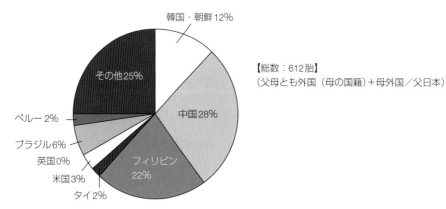

図1-31　2016年における母親の国籍別死産数割合（資料：厚生労働省「人口動態統計」より作図）

（4）母親の国籍（出身地）別死産

2016年，母親が外国人の死産数（父母とも外国＋母外国／父日本）は612胎です．母親の国籍（出身地）別では，「中国」がもっとも多く，次に「フィリピン」，「その他の外国」，「韓国・朝鮮」，「ブラジル」の順となっています（図1-31）．

6．多文化共生時代における医療通訳と外国人への健康支援

1）多文化共生社会と保健医療福祉

（1）多文化共生社会とは

2006年，総務省は地方自治体における多文化共生の取り組みに参考となる考え方である「地域における多文化共生推進プラン」（総務省，2006；総務省自治行政局国際室長，2006）を策定し，地方自治体へ通知しました．これは，国として，はじめて多文化共生推進に向けての提言です．「多文化共生」とは，「国籍や民族などの異なる人々が，互いの文化的ちがいを認め合い，対等な関係を築こうとしながら，地域社会の構成員として共に生きていくこと」と定義しています．また，「多文化共生社会は，多様性にもとづく社会の構築という観点に立ち，外国人や

表1-12 地域における多文化共生の意義

外国人住民の受入れ主体としての地域	入国した外国人の地域社会への受入れ主体として，行政サービスを提供する役割を担うのは主として地方公共団体であり，多文化共生施策の担い手として果たす役割は大きいこと．
外国人住民の人権保障	地方公共団体が多文化共生施策を推進することは，「国際人権規約」，「人種差別撤廃条約」等における外国人の人権尊重の趣旨に合致すること．
地域の活性化	世界に開かれた地域社会づくりを推進することによって，地域社会の活性化がもたらされ，地域産業・経済の振興につながるものであること．
住民の異文化理解力の向上	多文化共生のまちづくりを進めることで，地域住民の異文化理解力の向上や異文化コミュニケーション力に秀でた若い世代の育成を図ることが可能となること．
ユニバーサルデザインのまちづくり	国籍や民族などの異なる人々が，互いの文化的差異を認め合い，対等な関係を築こうとしながら，地域社会の構成員として共に生きていくような地域づくりの推進は，ユニバーサルデザインの視点からのまちづくりを推進するものであること．

(総務省自治行政局国際室長，2006より作表)

民族的少数者が，それぞれの文化的アイデンティティを否定されることなく社会に参加することを通じて実現される豊かで活力ある社会である．」と述べています．

いま，日本の地域社会は人種，国籍，文化，宗教，言語等，多様な人々がともに交わり，相互に尊びながら生活していかなければ，地域の健全性は保たれません．地域に暮らす外国籍市民が，日本人とともに安心して，安全に暮らすことができる社会的枠組みづくりが求められています．

総務省自治行政局国際室長の「地域における多文化共生プランについて」において（2006），地域における多文化共生の意義を「入国した外国人の地域社会への受入れ主体として，行政サービスを提供する役割を担うのは主として地方公共団体であり，多文化共生施策の担い手として果たす役割は大きい」と述べています（表1-12；総務省，2017a）．また，「外国人住民については，かつては日本の少子高齢化や人口減少を見据えた労働力の活用の観点からの検討が中心であったが，近年では地域社会の構成員として生活者の観点に基づく取組も進められている．」と述べています（総務省，2018）．

総務省は，地域における多文化共生の推進に係る具体的な施策について，地方自治体へ推進体制の整備を求めており，具体的な保健・医療・福祉プランを打ち出しています（表1-13）．乳幼児から高齢者まで，包括的な内容となっており，「外国人住民が安心して医療を受診できるようにすること」と明記されています．

日本ではじめて，多文化共生社会の理念を打ち出した川崎市多文化共生社会推進指針（2015）では，重点課題のひとつとして，「情報の多言語化と通訳体制の拡充」をあげています（資料1-3）．

今後はさらなる地域社会における多文化共生社会の発展を目標とした，政策立案の作成が求められます（図1-32；山脇，2012）．

（2）多文化共生社会と在日外国人の健康支援

厚生労働省の統計によると，2016年末現在，全国で働いている医師は約32万人，歯科医師は約10万人，薬剤師は約30万人，保健師は約5万人，助産師は約3.5万人，看護師は約115万人，准看護師は約32万人です．

これらの医療従事者が在日外国人の健康支援を適切に行うことができれば，在日外国人の生活の質，健康状態は確実に良くなります．それは，日本社会全体の「社

表1-13 地域における多文化共生推進プラン－生活支援：保健・医療・福祉－

項　目	内　容
外国語対応可能な病院・薬局に関する情報提供	地域に外国語対応が可能な病院や薬局がある場合には，広報誌等において外国人住民への積極的な情報提供を行うこと．
医療問診票の多様な言語による表記	診療時の医療問診票等を多言語表記とし，外国人住民が診療時に安心して医療を受診できるようにすること．
広域的な医療通訳者派遣システムの構築	広域的な医療通訳者派遣システムを構築し，外国人住民にかかわる医療通訳者のニーズと，広域に存在する医療通訳者にかかわる人的資源の効果的なマッチングを図ること．
健康診断や健康相談の実施	外国人が多数居住する地域の健康診断や健康相談の実施に際して，医療通訳者等を配置することとし，開催にあたっては多様な言語による広報を行うこと．
母子保健および保育における対応	多様な言語による母子手帳の交付や助産制度の紹介，両親学級の開催などを行うとともに，多様な言語による情報提供や保育での多文化対応を通して，保育を必要とする世帯への支援策を講じること．
高齢者・障害者への対応	介護制度の紹介やケアプラン作成時の通訳者派遣など，多様な言語による対応や文化的な配慮が求められる場合があることから，その対応方策を検討すること．

（総務省自治行政局国際室長，2006より作表）

資料1-3　川崎市多文化共生社会推進指針

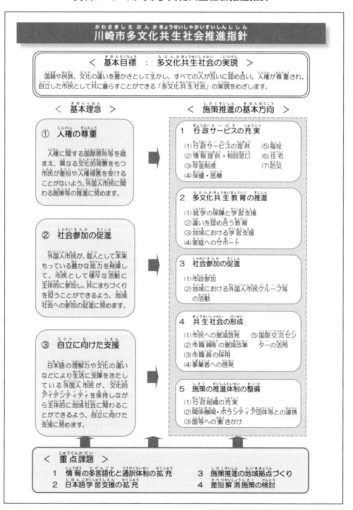

（川崎市：川崎市多文化共生社会推進指針－共に生きる地域社会をめざして－（概要版）．2015.）

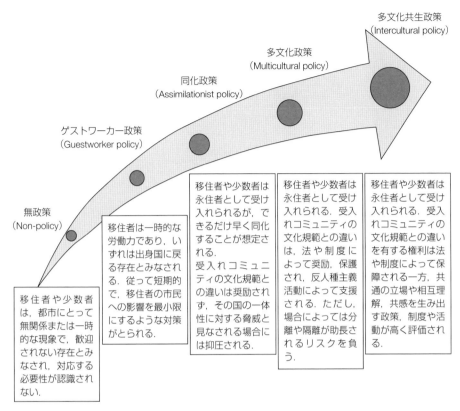

図1-32　外国人(移住者)受け入れ政策の種類(山脇, 2012をもとに作図)

<医療人としての本来業務>

<看護者の倫理綱領>
看護者は, 国籍, 人種・民族, 宗教, 信条, 年齢, 性別及び性的指向, 社会的地位, 経済的状態, ライフスタイル, 健康問題の性質にかかわらず, 対象となる人々に平等に看護を提供する.

<医師のジュネーブ宣言>
医療専門職の一員としての任を得るにあたり, 私は, 年齢, 疾患や障害, 信条, 民族的起源, 性別(ジェンダー), 国籍, 所属政治団体, 人種, 性的指向, 社会的地位, その他いかなる他の要因であっても, 私の職務と私の患者との間に干渉することを許さない.

<多文化共生社会の理念>
国籍や民族などの異なる人々が, 互いの存在を認め合い, 共に生きていく多様性のある社会

図1-33　在日外国人の健康支援を支える基本理念

会の健康」,「多文化共生社会の実現」に大きく貢献するものです(図1-33).

　在日外国人の健康支援とは, まさしく, 世界の人々の理念「すべての人への健康～誰一人取り残さない～ための健康支援」です. これを実現することによって, 世界に誇れる日本となることができます.

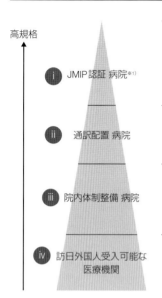

図1-34　外国人患者受け入れ体制が整備された医療機関の考え方
※1）JMIP：Japan Medical Service Association for International Patients（外国人患者受入れ医療機関認証制度）（三宅，2017）

（3）外国人医療に存在する障壁

　在日外国人が，日本の保健医療福祉サービスにアクセスしようとするとき，そこには，大きな「壁」が存在しています．「言葉の壁」，「制度の壁」，「心の壁」です．この3つの壁は，単独で存在するのではなく，互いに影響しあい，その障壁をさらに大きくすることがあります．まず，「言葉の壁」は当事者と医療者側との間に，大きなコミュニケーション不足をもたらします．そして，それによって，時には，"外国人だから""日本人だから"という疑念や，誤解，思い込み，葛藤，不安，怒り，無関心などを生み，相互の「心の壁」をも広げることがあります．その結果，在日外国人が受けられる・受けるべき保健医療福祉サービスを享受できないという「制度の壁」を生んでしまいます．

（4）外国人患者が安心・安全に日本の医療サービスを受けられるための政府の取り組み

　日本政府は，「日本再興戦略」改訂2014－未来への挑戦－（平成26年6月24日閣議決定）の中で，「医療・介護のインバウンド・アウトバウンドの促進：外国人患者が，安心・安全に日本の医療サービスを受けられるよう，医療通訳等が配置されたモデル拠点の整備を含む医療機関における外国人患者受入体制の充実を図る．また，外国人旅行者が医療機関に関する情報をスムーズに得るための仕組みづくりを行う．」と打ち出しました．「外国人患者受け入れ体制が整備された医療機関」をオリンピックが開催される2020年までに，全国に100カ所を整備する目標をあげていましたが，2017年度中にその目標が達成される見込みとなっています（図1-34；三宅，2017）．政府の未来投資戦略2017（平成29年6月9日閣議決定）でも，外国人が安心・安全に日本の医療サービスを受けられる体制を，さらに充実させていくことが求められました．

表1-14　日本医療教育財団がめざすもの

　国際化社会を迎えた今日，日本に在住する外国の方々，日本を訪れる外国の方々を受け入れる医療機関の体制整備が求められています．本認証制度は，外国人患者の円滑な受入れを推進する国の事業の一環として厚生労働省が平成23年度に実施した「外国人患者受入医療機関認証制度整備のための支援事業」を基盤に策定されました．

　一般財団法人日本医療教育財団では，本認証制度の運用機関として医療機関の外国人患者受入れ体制を中立・公平な立場で評価することを通して，国際的に高い評価を得ている日本の医療サービスを外国人が安心・安全に享受できる体制の構築を目指します．

（日本医療教育財団HPより）

"外国人患者の受入れ体制"セルフチェック　気軽にチャレンジ！
自院における国際化の体制を確認してみましょう！

チェック表の項目に沿って，できているものにチェック！
チェック項目は外国人患者の受入れに必要となる基本項目を記載しています．
できていない項目については，外国人患者を受入れるにあたり，今後改善が必要な箇所となります．

☐ 外国人患者の来院情報を収集する仕組みがある
☐ 院内に外国人の対応担当者または担当部署がある
☐ 各部門で外国人患者への対応マニュアルがある
☐ 院内の看板をはじめとする各種表示は多言語化されている
☐ 多言語化された診療申込書・問診表・同意書がある
☐ 通訳を提供できる体制がある（院内雇用・外部委託など）

あなたの病院ではいくつチェックが付いたでしょうか？
今後，国際化が進む中で，重要な社会インフラである医療機関にもさらなる国際化が求められてきます．

誰もが安心して医療を受けられるための準備を是非今から始めましょう

図1-35　"外国人患者の受入れ体制"セルフチェック
（JMIP資料より抜粋）

　外国人患者受け入れ体制が整備され，本格的な医療通訳制度の構築に向け，日本が動き出しています．厚生労働省は2013年度から，「医療機関における外国人患者受け入れ環境の整備」事業を行っています．医療機関が外国人患者を受け入れるにあたって，①医療通訳（診療の場において，病院の従事者（病院窓口の職員も含む）と患者およびその家族の間のコミュニケーションを行う者）の育成，②検査内容説明書等の各種患者説明文書の多言語対応，③多言語の医療通訳とのネットワーキング形成，④外国人向け医療コーディネーター（外国人患者が医療機関において，円滑に医療を受けられるようにコーディネイトする者）の配置を促進する等の事業です．これらの成果物のひとつとして，厚生労働省の「外国人向け多言語説明資料」(p.44の注5）参照）から，自由に情報をダウンロードし，使用することができます．同じく，「医療通訳に関する資料」(p.44の注6）参照）から，医療通訳育成カリキュラムに関する情報を入手することができます．

　このように，この数年，政府主導の外国人患者受け入れ体制に関する取り組みが進んだことによって，「言葉の壁」がなく，外国人が安心して受診することができる病院が全国に広がりつつあります（**表1-14，図1-35**）．

　それでは，医療機関における外国人の患者，「言葉の壁」の実態はどうなっているでしょうか．2016年10月に，厚生労働省が，全国の医療機関における外国人旅行者および在留外国人受入れ体制等の実態調査を行いました（厚生労働省，2017）．

　それによると，全国の医療機関で外来79.7％，入院58.5％で外国人患者の入れ実績がありました．人数としては，外来での外国人患者の受入れがある医療機

関の半数以上が年間20人以下の受入れでした．他方で，年間1,001人以上の受入れがあった医療機関は5.7％ありました．医療通訳（電話通訳を含む）を利用した経験がある医療機関は12.7％で，そのうち85.3％が利用して「概ねよかった」と回答しています．その理由として，「職員の負担の軽減，時間の削減が図られた．」「トラブルが未然に防げた．」などがあげられています．外国人患者の受入れ実績があった医療機関のうち，日本語でのコミュニケーションが難しい患者を受け入れた経験がある医療機関は65.3％でした．その外国人患者に対して，英語で対応した医療機関は56.8％でもっとも割合が高く，次いで中国語が26.6％，日本語が26.0％となっていました．

　残念ながら，自治体に行った，外国人患者受入れ体制の状況，外国人患者受入れ可能な医療機関の数や医療設備面の調査については，83.0％の自治体が実態を「把握していない」と回答しています．総務省が打ち出した，多文化共生社会において，地方自治体が行うべき取り組みのひとつに，「広域的な医療通訳者派遣システムの構築」があります．現在，各自治体における医療通訳の取り組みには，その方針によって，かなり違いがみられますが，外国人住民が一人も暮らしていない都道府県はありません．自治体の本来業務は，すべての住民の安全・健康を守ることにあります．「すべての住民」には，当然「外国人住民」も含まれています．まずは，実態把握を行い，地域特性に合致した医療通訳派遣システム指針を作成し，医療通訳派遣システム体制の構築を早急につくることが求められています（李，2014）．

2）医療通訳の意義と必要性

（1）医療通訳が必要な対象

　患者等と医療従事者がお互いを理解しあい，健康と福祉の促進のために必要な信頼関係の構築に寄与することを使命とするのが「医療通訳」です．それでは，医療通訳が必要とされる対象者にはどのような方がいるでしょうか．

　日本で「医療通訳」が必要とされる対象者には主に，①日本に暮らす日本語が不自由な外国籍住民，②観光目的などで日本を訪れる外国人，③医療ツーリズム（検診・医療目的の訪日）目的の来日外国人，④大震災などで外国人医療チームによる診療（医療者・患者間の通訳，日本人も含まれる）などがあります．また，聴覚障害・視覚障害等によって，保健医療従事者とのコミュニケーションに困難を伴う人にも，「医療通訳」は必要です．また，すべての人も高齢者となれば，医師の説明内容がよく理解できなくなったり，耳が聞こえづらくなったり，自分の意志を的確に伝えることが難しくなります．患者等と医療者側との間にコミュニケーションギャップを埋めるための「医療通訳」は，元来，すべての人に必要とされるものといえます．

　在日外国人の保健医療福祉ニーズは多様にあります．それらのニーズに対応した，きめ細やかな「医療通訳」が求められます．日本語が十分に理解でき，自由に使うことができる外国人には，保健医療福祉サービスはほとんど支障なく行えます．しかし，日本語が不自由な在日外国人にとって，「医療通訳」は欠くことのできない「社会資源」です．「医療通訳」がなければ，保健医療福祉サービスを受けることができない利用者のニーズを充たし，健康問題を解決するために，活用されるものです．いつでも，どこでも，誰でも利用できるように常に配備す

る必要があります．時には，「車椅子」のような役割を担います．時には，命を救う「ライフライン」にもなります．すべての人が医療を受けることができる権利，「人権保障」でもあります．

丹羽（2015）は『人口減少化と多民族・多文化社会を迎えた日本社会において，「言葉の壁」「制度の壁」「心の壁」を取り払い，多民族・多文化の共に生きる社会を構築することは喫緊の課題です．国際人権基準に基づいた「医療通訳を受ける権利」の確立は，共に生きる社会の構築にとって基礎となる重要な人権課題です．』と述べています．

（2）「医療通訳士」に必要な能力

日本語のできない外国人に対して，日本人と同水準の医療を提供するためには，病歴，主訴，診断告知，治療方針，投薬の説明などに関して十分なコミュニケーションが必要です．また，手術やがん告知など外国人に対するインフォームド・コンセント，治療における意志決定支援においては，医療通訳は必要不可欠です．

医療通訳に求められる能力は，医療者から患者，患者から医療者の双方向の情報を正確に通訳する，医療者と患者の間の異文化間のコミュニケーション・ギャップを埋める，外国人患者に日本の保健医療福祉システムに関する情報をもれなく提供する等があります．

しかし，医療通訳が必要なのは医療機関の診療場面だけではありません．地域の保健医療福祉の現場でも必要です．例えば，2009年に施行された乳幼児家庭全戸訪問事業（こんにちは赤ちゃん事業）です．この事業は児童福祉法に位置づけられ区市町村に実施の努力義務が課せられていますが，生後4カ月までの乳児のいる「すべての家庭」を自治体の専門家が訪問し，さまざまな不安や悩みを聞くことになっています．当然，訪問スタッフが対象者の言語を理解できない場合は，医療通訳者が同伴する必要性があります．また，外国人へのDV問題解決にあたっては，多機関との連携と継続的な支援が求められます．会社等での健康診断，保健所の健康相談の際にも必要です．

このように，医療通訳には，医療機関等で緊急性，専門性が強く求められることもあれば，地域コミュニティの中で，対象者の生活を知り，包括的，継続的な保健医療福祉，生活支援のために必要なこともあります．

2017年現在，まだ日本では「医療通訳士」という名称で免許のある専門的職業は存在しません．全国的には，厚生労働省，自治体，大学，医療機関，NGO，企業等が独自で「医療通訳者」を養成する取り組みが行われており，「医療通訳」として，実際には活躍しています．

2013年，医療通訳士協議会は，世界の医療通訳士教育基準などを参考に，医療通訳士の教育に関するコア到達目標を作成しました（中村，2015）．「医療通訳士」に求められる実践能力として，4つのコアをあげています．

　Ⅰ．医療通訳士に必要な知識を有する．
　Ⅱ．医療通訳士に必要な技術を有する．
　Ⅲ．医療通訳士に必要な倫理を有する．
　Ⅳ．医療通訳士としての能力向上に努める．

今後，日本で本格的に「医療通訳士」という専門的職業が確立し，全国的に専門職として活躍するためには，いくつかの課題があります．①「医療通訳士」認定基準の作成と周知，②「医療通訳士」教育における質の保障：教育目標，授業・

実習内容の作成，③「医療通訳士」コーディネーターの養成，④「医療通訳士」の就労・身分保障，法的裏付け，財源の確保，⑤「医療通訳士」事業に関するネットワークの構築，⑥「医療通訳士」に関する研究・成果発表，⑦「医療通訳士」の必要性に関する社会的醸成などです．

3）在日外国人の健康支援

(1) 在日外国人の健康支援の基本

　外国人への対応は，基本的に「日本人」と同じです．特別扱いしない，差別・偏見を持たないこと．あまり「外国人」であることにとらわれすぎず，「異文化」を誰もが持つ「個性」のひとつとして捉え尊重します．同じ人間です．「外国人だから，苦手，わからない，対応できない，日本語ができないとかかわれない」と，逃げ腰になったり，過緊張したり，先入観を持ったりしないことです．相手の意見を十分に，ゆっくりと聞き，自分の意見もはっきりと伝えます．文化的背景の違いから，誤解が生じることもあります．これは「日本人」でも同じです．人それぞれが多様な文化を持っており，価値観も違う，個性ある存在です．しかし，特に，言葉が不自由な外国人の場合は，医療行為等にコミュニケーションギャップが生じやすくなるので，丁寧に説明し，理解を得ることが必要です．

　医療の基本は日本人と同じですが，それぞれの外国人が大切にしている文化的，宗教的，民族的背景は尊重しなければなりません．「日本人の常識」を一方的に「世界の常識」だと思い込むのは危険です．特に「食」については，宗教，文化的理由でタブー（禁忌）とされる特定の食材や食べ方があります．外国人患者の食事については，タブー（禁忌）がないかどうか，必ず配慮をしなければなりません．食物アレルギーのある患者には，アレルギーを引き起こす食材を使わないように工夫するのと同様の対応です．

　外国人の健康支援をどうすればいいのか，その対応に困ったときは，医療人としての倫理的責務，本来業務に立ち返ることで，何をすべきかおのずと見えてきます．時には，人道支援が求められることもあります．一例として，在留資格がない非正規滞在の母子の健康支援です．「在留資格」が失効したことだけで，すべての人権が奪われていいわけではありません．日本弁護士連合会（2016）は，非正規滞在外国人に対する行政サービス，母子保健サービスについて，「教育を受ける権利や医療・社会保障を受ける権利といった国際人権条約が保障を要請している権利については，非正規在留外国人についても，基本的人権として保障されるものです．」，「妊娠している外国人女性は，在留資格がなくても，母子手帳の交付（母子保健法16条）や，出産費用がない場合の入院助産（児童福祉法22条）を受けられます．その他，乳幼に対する健康診断（母子保健法12条），未熟児に対する養育医療（母子保健法20条），子どもが結核にかかったときの療育（児童福祉法20条），なども受けられます．」，「予防接種法は，感染症の発生とまん延を防止するために定期の予防接種の制度を設けています．予防接種は，一定の範囲の人の大半が受けることによって効果が発揮されるので，国籍や在留資格の有無にかかわらずその地域の住民を広く対象とするものとされています．このような考え方から，日本国籍を要件としておらず，また在留資格のない外国人についても定期の予防接種を受けさせることに問題はないという取扱いがされています．」と述べています（図1-36）．

基本姿勢	文化の尊重	人権保護
・基本的に日本人と同じ，特別扱いしない，差別偏見を持たない． ・「外国人」であることにとらわれすぎない，個性として尊重する． ・相手の意見を十分に，ゆっくりと聞き，自分の意見もはっきりと伝える． ・医療行為等にコミュニケーションギャップが生じないように，丁寧に説明し，理解を得る．	・文化的，宗教的，民族的背景を尊重する． ・日本人の「常識」を一方的に押し付けない． ・外国人の意見を柔軟に取り入れ，創意工夫を行う． ・食生活については特に宗教的禁忌を配慮する．	・医療行為において，対象者の国籍，文化，宗教，経済的背景によって，差別を行ってはならない． ・患者が自身の権利を守るための自己決定をできるように支援する． ・医療者の本来業務に立ち返って，患者の最善の利益のために行動を行う．

図 1-36　在日外国人健康支援の基本

　在日外国人の健康支援ができるようになるためには，医療者，支援者側の異文化コミュニケーション能力の向上，グローバル社会に対応できる知識の獲得，人権感覚の育成が医療系の基礎教育のみならず，臨床で働く医療従事者にも，このような教育の機会が必要です．

（2）在日外国人の健康支援にあたって

　それでは，在日外国人の健康支援，保健医療問題の解決に向けて，具体的にはどのようにすればいいでしょうか．どのようなことが求められるか考えてみましょう．

【やさしいコミュニケーション】

　日本語でのコミュニケーションが難しい患者に対しては，まず，わかりやすい日本語を使いましょう．日本で生活する外国人の国籍・出身地は，190カ国以上です．すべての言語に即座に対応することは，実質的に困難といえます．専門の医療通訳者が常在している病院は，まだわずかにしかありません．まずは，わかりやすい日本語が大事です．主語，述語，目的語を明らかにする，擬態語などは使わない，大きな声ではっきりとゆっくりと話す，身振り手振りも使いながら，丁寧にコミュニケーションをとることが重要です．事前に対象者が理解できる言語が把握できる場合は，基本的な重要事項は翻訳をしておく，図やイラストでわかりやすく資料を準備しておくこともできます．厚生労働省のHP等，インターネットで検索すれば，多言語情報を入手することができます．まずは伝えようとする，理解しようとする「心」が大事です．

　近年さまざまな分野で，「やさしい日本語」を使うことが推奨されています．「やさしい日本語」とは「簡単な表現を用いる」，「文の構造を簡単にする」，「ふりがなをふる」などの工夫をすることで，普通の日本語よりも簡単で外国人にもわかりやすくした表現方法と定義されており（総務省，2017b），医療分野でも取り入れることができます（**資料1-4**）．

【多職種連携・ネットワークの構築】

　外国人の保健医療問題解決にあたっては，関係各機関とのサポートネットワークの構築が重要な鍵となります．在日外国人の健康問題は，原因が複雑に絡み

資料1-4　やさしい日本語とはどのようなもの

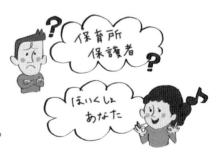

やさしい日本語とは どのようなもの？

やさしい日本語とはどのようなものでしょうか？
次の2つの文章をくらべてみましょう。

【元の文章】
◇保育所の一時保育
保護者等のパート就労や病気等により一時的に家庭での保育が困難となる場合や、保護者のリフレッシュのために児童をお預かりする制度です。
保育時間は原則として各施設の開所時間です。

【やさしい日本語にした文章】
◇保育所＜子どもの 世話をしてくれる ところ＞
保育所は あなたの 代わりに 子どもの 世話をしてくれます。
少しの 間だけ 世話をしてもらうことが できます。
次のとき 保育所を 使って ください。
・あなたが 働くとき
・あなたが 病気になったとき
・あなたに 用事が あるとき
（世話をしてもらうことが できる 時間）
それぞれの 保育所で 違います。
あなたの 近くに ある 保育所を 調べて ください。

　その人の出身国や経験によっても「わかりやすい」「やさしい」と感じる日本語はさまざまですが、やさしい日本語にした文章の方が内容が伝わりやすくなっています。読んでわかれば自分や家族に関係のある情報か、もっと詳しく知りたいかなど、その情報をどのように活用するか自分自身で判断することができます。
　外国人の方に接したときに、「これは相手にとってわかりやすい言葉だろうか」「聞き取りやすい話し方ができているだろうか」と、立ち止まって考えるゆとりを私たちが持てるといいですね。

（かながわ国際交流財団：やさしい日本語でコミュニケーション－外国人にわかりやすく情報を伝えるには－.）

合っていることが多く，単独で対応しようとすると，かなりの困難が生じます．地域在住外国籍住民自身による助け合い・ネットワーク・コミュニティの活用，NPO/NGOの特性を生かした活動との連携，保健医療福祉機関による多職種連携，行政による外国人住民への命と安全への保障など，それぞれの部署との機能的連携・協力体制が健康問題の解決につながります．お互いの「強み」を出し合いながら協働していきましょう．また，外国人の健康支援の継続のためには，そ

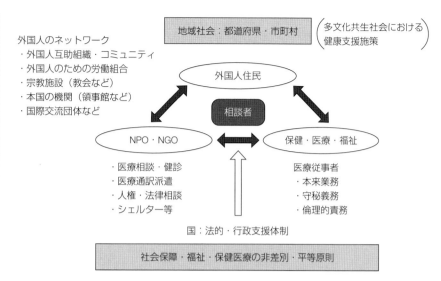

図1-37　在日外国人の健康支援の連携

れらを強く支持する社会保障・福祉・保健医療の非差別・平等原則の徹底と，国による行政支援，財源の確保が必要です（図1-37）．

文　献

荒牧重人ほか：外国人の子ども白書－権利・貧困・教育・文化・国籍と共生の視点から－．明石書店，2017．

大学における看護系人材養成の在り方に関する検討会：看護学教育モデル・コア・カリキュラム～「学士課程においてコアとなる看護実践能力」の修得を目指した学修目標～．2017．http://www.mext.go.jp/b_menu/shingi/chousa/koutou/078/gaiyou/__icsFiles/afieldfile/2017/10/31/1397885_1.pdf（2018年3月19日現在）

外務省：海外在留邦人数調査統計．2017．

外務省：SDGs（持続可能な開発目標）持続可能な開発のための2030アジェンダ．http://www.mofa.go.jp/mofaj/gaiko/oda/about/doukou/page23_000779.html（2018年3月19日現在）

法務省：在留外国人統計．1950～2016．

法務省：出入国管理統計．1950～2016．

法務省民事局：日本国籍取得者数（帰化許可者数）．1952～2016．

IOM: GLOBAL MIGRATION TRENDS 2015 FACTSHEET. 2015．https://publications.iom.int/system/files/global_migration_trends_2015_factsheet.pdf（2018年3月19日現在）

海外日系人協会：日系人について知ろう．http://www.jadesas.or.jp/aboutnikkei/（2018年3月19日現在）

かながわ国際交流財団：やさしい日本語でコミュニケーション－外国人にわかりやすく情報を伝えるには－．2018．http://www.kifjp.org/wp/wp-content/uploads/2018/02/yasashiinihongo180208.pdf（2018年3月19日現在）

かながわ国際交流財団：外国人住民のための子育てチャート～妊娠・出産から小学校入学まで～．http://www.kifjp.org/wp/wp-content/uploads/2016/10/eng_2016.pdf（2018年4月17日現在）

川崎市：川崎市多文化共生社会推進指針－共に生きる地域社会をめざして－．2015．

厚生労働省：人口動態統計．1955～2016．

厚生労働省：医療機関における外国人旅行者及び在留外国人受入れ体制等の実態調査．2017．http://www.mhlw.go.jp/file/06-Seisakujouhou-10800000-Iseikyoku/0000173226.pdf（2018年3月19日現在）

厚生労働省医政局看護課：保健師助産師看護師国家試験出題基準平成30年版．http://www.mhlw.go.jp/file/04-Houdouhappyou-10803000-Iseikyoku-Ijika/0000158962.pdf（2018年3月19日現在）

三宅邦明：外国人患者受け入れ体制に関する厚生労働省の取り組み．保健の科学，59（9）：587-595, 2017.

文部科学省：医学教育モデル・コア・カリキュラム（平成28年度改訂版），歯学教育モデル・コア・カリキュラム（平成28年度改訂版）の公表について．2017．http://www.mext.go.jp/b_menu/shingi/chousa/koutou/033-2/toushin/1383962.htm（2018年3月29日現在）

内閣府：日系定住外国人施策の推進について．2014．http://www8.cao.go.jp/teiju/suisin/sesaku/index.html（2018年3月19日現在）

内閣府男女共同参画局：配偶者暴力相談支援センターにおける配偶者からの暴力が関係する相談件数等の結果について．2017．http://www.gender.go.jp/policy/no_violence/e-vaw/data/01.html（2018年3月19日現在）

中村安秀：医療通訳概論．pp.1-17（李　節子編：医療通訳と保健医療福祉-すべての人への安全と安心のために-．杏林書院，2015.）．

日本弁護士連合会：非正規滞在外国人に対するサービス．2016.

日本医療教育財団：外国人患者受け入れ医療機関認証制度．http://jmip.jme.or.jp/index.php（2018年3月19日現在）

日本医師会：医師の職業倫理指針第3版．2016．https://www.med.or.jp/doctor/member/000250.html（2018年3月19日現在）

日本看護協会：看護者の倫理綱領．https://www.nurse.or.jp/nursing/practice/rinri/rinri.html（2018年3月19日現在）

日本家族計画協会：母子健康手帳．2018年度版．

日本WHO協会：世界保健機関（WHO）憲章．http://www.japan-who.or.jp/commodity/kensyo.html（2018年3月19日現在）

西日本新聞：朝刊．2017年5月19日．

丹羽雅雄：外国人・民族的少数者の人権法と医療通訳．pp.19-22（李　節子編：医療通訳と保健医療福祉-すべての人への安全と安心のために-．杏林書院，2015.）．

野田文隆ほか：あなたにもできる外国人へのこころの支援-多文化共生時代のガイドブック-．岩崎学術出版会，2016.

李　節子：自治体の地域特性を活かした「医療通訳」のあり方．保健の科学，56（12）：807-815，2014.

世界医師会：WMAジュネーブ宣言（日本医師会訳）．1994．http://www.med.or.jp/wma/geneva.html（2018年3月19日現在）

世界医師会：患者の権利に関するリスボン宣言（日本医師会訳）．2005．http://www.med.or.jp/wma/lisbon.html（2018年3月19日現在）

総務省：人口推計．1978～2016.

総務省：多文化共生の推進に関する研究会報告書～地域における多文化共生の推進に向けて～．2006.

総務省：多文化共生事例集～多文化共生推進プランから10年　共に拓く地域の未来～．2017a．http://www.soumu.go.jp/menu_news/s-news/01gyosei05_02000078.html（2018年3月19日現在）

総務省：弘前大学人文学部社会言語学研究室（青森県弘前市）減災のための「やさしい日本語」研究．多文化共生事例集～多文化共生推進プランから10年　共に拓く地域の未来～，pp.23-24, 2017b.

総務省自治行政局国際室長：地域における多文化共生プランについて．第行国第79号，2006.

田中　宏：在日外国人　第三版-法の壁，心の溝-．岩波新書，2013.

United Nations: Statistical Yearbook 2017 edition: Sixtieth issue．2017．https://unstats.un.org/unsd/publications/statistical-yearbook/files/syb60/syb60.pdf（2018年3月19日現在）

UNWTO: UNWTO World Tourism Barometer. Volume 15・March 2017．http://cf.cdn.unwto.org/sites/all/files/pdf/unwto_barom17_02_mar_excerpt_.pdf（2018年3月19

日現在)

Whitmee S et al.: Safeguarding human health in the Anthropocene epoch: report of The Rockefeller Foundation-Lancet Commission on planetary health. Lancet, 386(10007): 1973-2028, 2015.

山脇啓造:インターカルチュラル・シティ－欧州都市の新潮流－. 自治体国際化フォーラム, p. 42-43, 2012.

在日韓人歴史資料館:100年のあかし. 2005. http://www.j-koreans.org/etc/evidence100.html (2018年3月19日現在)

【李　節子】

医療の国際展開に関する厚生労働省の取り組み
－外国人患者受け入れ体制の整備について－

国際展開の2つの柱

　政府の医療の国際展開への取り組みは，日本の医療サービスや医薬品，医療機器の国際展開を進める「アウトバウンド」と，外国人が日本国内で医療を受けるための環境整備を行う「インバウンド」の2つの柱からなります．インバウンドに関しては，近年，在留外国人・訪日外国人ともに増加の傾向にあり，外国人が安全・安心に日本の医療サービスを受けられる体制を充実させていくことが求められています．また，「健康・医療戦略」[注1]において「我が国において在留外国人等が安心して医療サービスを受けられる環境整備等に係る諸施策を着実に推進する．」とされています．さらには，「未来投資戦略2017」[注2]において「医療のインバウンドの推進については，訪日・在留外国人患者が安心・安全に日本の医療機関を受診できるよう，医療通訳等の配置支援等を通じて，受付対応等も含めた「外国人患者受入れ体制が整備された医療機関」を2020年までに100か所で整備する目標を前倒し，本年度中（2017年度中）の達成を目指す．これらの基幹となる医療機関に加え，地域の実情を踏まえながら外国人患者の受入れ体制の裾野拡大に着手し，受入環境の更なる充実を目指す．」とされています．

第三者機関による外国人患者受入れ体制の整備

　これらの背景を踏まえ，厚生労働省では，医療機関における外国人患者の受入れ体制の整備を支援するとともに，外国人患者の受入れ体制を第三者機関が中立・公平な立場で評価することでその体制が整備されていることを担保するため，2012年に「外国人患者受入れ医療機関認証制度（Japan Medical Service Accreditation for International Patients：JMIP）」が策定され[注3]，一般財団法人日本医療教育財団[注4]が本認証制度の実施機関となっています．

　その他に，医療機関が院内資料を多言語化する際の参考となるよう「外国人向け多言語説明資料」[注5]の作成・改訂や，医療通訳者が一定の質とレベルを持って医療現場で働くために，医療通訳に対して行うべき研修や指導についてまとめた「医療通訳育成カリキュラム」[注6]の作成・改訂を実施しました．これらは厚生労働省のHPよりダウンロード可能となっています．

【厚生労働省医政局総務課医療国際展開推進室】

注1）首相官邸：健康・医療戦略（平成26年7月22日閣議決定，平成29年2月17日一部変更）
http://www.kantei.go.jp/jp/singi/kenkouiryou/suisin/ketteisiryou/kakugi/170217senryaku.pdf

注2）首相官邸：未来投資戦略2017（平成29年6月9日 閣議決定）
http://www.kantei.go.jp/jp/singi/keizaisaisei/pdf/miraitousi2017_t.pdf

注3）日本医療教育財団：外国人患者受入れ医療機関認証制度
http://jmip.jme.or.jp
（厚生労働省が平成23年度に実施した「外国人患者受入れ医療機関認証制度整備のための支援事業」を基盤に策定．）

注4）日本医療教育財団
https://www.jme.or.jp/index.html

注5）厚生労働省：外国人向け多言語説明資料 一覧．
http://www.mhlw.go.jp/stf/seisakunitsuite/bunya/kenkou_iryou/iryou/kokusai/setsumei-ml.html

注6）厚生労働省：医療通訳育成カリキュラム
http://www.mhlw.go.jp/stf/seisakunitsuite/bunya/0000056944.html

2 在日外国人の保健・医療・福祉の保障と法体系

1．在日外国人の社会保障と健康に対する権利

　個人の尊厳を最高規範とする日本国憲法は，第13条で「生命，自由及び幸福追求権」を規定し，第25条1項で「国は，健康で文化的な最低限度の生活を営む権利」を規定し，同2項で「すべての生活部面について，社会福祉，社会保障及び公衆衛生の向上及び増進に努めなければならない」と明記しています．

　日本政府や裁判所は，在日外国人の人権保障について，個々の権利の性質によって権利保障の有無を判断するとし，日本国籍者か否か（国籍要件），外国人の在留管理制度も判断の要素としています．他方，国連に寄託している英文の日本国憲法は，「ALL of the people」（第13条），「ALL people」（第25条），と記載しており，「すべての人々の権利」となっています．

　国際連合で採択された国際人権条約は，個人の尊厳やこれを具体化した基本的人権が，個人や具体的な人間の人権を保障するものであることから，「すべての人々」を権利の享有主体とし，非差別・平等に保障しなければならないとしています．

　「保健・医療・福祉」に関して基本となる国際人権条約は，経済的，社会的および文化的権利に関する国際規約（社会権規約）です．1979年，日本国は，この社会権規約と市民的および政治的権利に関する国際規約（自由権規約）とを批准しており，憲法に次ぐ法規範（法律よりも上位規範）として国内法となっています．

　社会権規約第9条は，「締約国は，社会保険その他の社会保障についてのすべての者の権利を認める」と規定し，第12条1項では「締約国は，すべての者が到達可能な最高水準の身体及び精神の健康を享受する権利を有することを認める」と記載しています．このように社会権規約は，「すべての者の権利」として，保険・医療・福祉を含む生存権や社会保障，健康を享受する権利を非差別・平等に「尊重され」，「保護され」，「充足を受ける」権利として保障しています．

2．在日外国人の保健・医療・福祉に関する実務運用の現状

　日本政府や裁判所は，社会権規約などの国際人権条約を批准していますが，在日外国人に関する生存権や社会保障，社会福祉について，その権利性自体は認めておらず，「準用」扱いとしています．しかし，現在の日本において，在日外国人であることのみを理由（国籍要件）に制度の利用ができないという社会保障，社会福祉，医療制度はなく，各制度ごとに在留資格の種類や有無によって各制度の利用の可否が異なっています．以下，主な制度の現状について述べます．

1）生活保護について

　現在，社会保障関係の国内法で条文に国籍要件（日本国籍者のみ保障）の記載があるのは，生活保護法のみです．しかし，日本政府は，在日外国人への生活保護の適用について，権利ではなく準用として扱うという実務運用を行っています（1954年厚生省社会局長通知）．

　生活保護制度は，憲法第25条の「健康で文化的な最低限度の生活」を保障するための制度であり，日本における社会保障の最後のセーフティネットといわれるものです．

　在日外国人の生活保護の適用対象に関して，2009年3月31日付けの厚生労働省社会・援護局保護課長事務連絡では，具体的在留資格等として，①出入国管理及び難民認定法（入管法）の別表第2の在留資格を有する者（永住者，日本人の配偶者等，永住者の配偶者等及び定住者），②特別永住者（入管特例法），③入管法上の認定難民，としています．ただし，「日本国内での活動に制限を受けない特定活動の場合」については，生活保護の適用の可能性もあり，これまでも難民認定申請中のケースで，特定活動資格が付与された人に生活保護が認められた事例もあります．

2）国民健康保険，健康保険について

（1）国民健康保険の被保険者

　国民健康保険の被保険者は，国民健康保険法第5条で「市町村または特別区の区域内に住所を有する者」とされ，第6条で適用除外が定められています．

　国民健康保険に加入できる在日外国人は，中長期在留者，特別永住者，一時庇護者または仮滞在許可者，出生による超過滞在者または国籍喪失による経過滞在者，在留期間が3カ月以下であっても興行，技能実習，家族滞在，特定活動の在留資格を有し，厚生労働省告示に示す提出書類により3カ月を超える滞在をすると認められる者，入管法に定める在留資格を有する者であって既に被保険者の資格を取得しているもの，とされています．

　国民健康保険は，1986年3月に同法施行規則が改正され，「適用除外」の要件から「日本国籍を有しない者」が削除されました．そして，1992年3月31日の国民健康保険課長通知によって，「入国当初の在留資格が1年以上の者と1年未満であって1年以上滞在すると認められると資料で判断できる場合」は国民健康保険に加入しうるとしました．

　その後，2012年7月の改定入管法・住民基本台帳法（適法在留者の在日外国人も記載）の施行に伴い，国民健康保険に加入できる在日外国人の範囲について，前記のように変更されました．しかし，適用対象者は国内に適法な居住関係を有する者に限定されており，在留資格を有しない在日外国人を適用除外としています．医療を受ける権利保障の視点からみれば，解決されるべき課題が残されています．

　適法な在留資格を有しない在日外国人は，社会福祉法2条3項9号にもとづく無料低額診療事業（国籍や在留資格の有無を問わず「生活困難者」を対象とする）や1899年に制定された行旅病人及び行旅死亡人取扱法があり，自治体による救急医療における未払医療費補填事業や民間診療所による会員制医療制度などの利

用となります．

（2）健康保険の被保険者

健康保険の被保険者は，「全国健康保険協会の協会けんぽ」では，すべての法人事業所は強制加入となり，農林水産業や飲食店，サービス業などの個人事業者や従業員5人未満の個人事業所は任意加入事業所となり，そこで働く在日外国人労働者は被保険者となります．被扶養者は，被保険者の三親等以内の親族で，主に被保険者によって生計を維持している者です．

労働基準法第3条は，「使用者は，労働者の国籍，信条又は社会的身分を理由として，賃金，労働時間その他の労働条件について，差別的取扱いをしてはならない．」と明記しており，国籍を理由とした差別的取扱いを禁止しています．

本来は，健康保険の加入資格について外国人に関する規定は存在せず，国籍や在留資格を問わず適用対象となるはずですが，社会保険庁は「不法就労者は常時的雇用関係が存在しないため，被保険者資格を有しない」という見解を示しています．

3）母子保健制度について

児童福祉法（1947年）や母子保健法（1965年）には国籍条項はなく，次に述べるように多くの制度が在留資格の有無を問わず超過滞在者の妊産婦や幼児・子どもにも適用されます．

参議院議員大脇雅子の「外国人の医療と福祉に関する質問主意書」（2000年4月28日）と政府の答弁には，次の通りの確認がなされています．

①入院助産は，妊産婦の助産施設への入所措置について，緊急に入院助産を受けさせる必要があると認められる場合は，在留資格の有無にかかわらず，当該措置を採り得る．
②養育医療は，該当する未熟児を出産した場合，医師が入院養育を必要と認めた場合には，在留資格の有無にかかわらず給付を行い得る．
③育成医療は，身体に障害のある児童（18歳未満）などを対象とし，緊急に手術等を行わなければ将来重度の障害を残すような場合は，在留資格の有無にかかわらず給付を行い得る．
④更生医療は，身体障害者の自立と社会経済活動への参加を促進するためのものであり，在留資格のない者は想定されていない．
⑤母子手帳は，妊婦期間中及び出生後の健康診査，保険指導等の行政サービスを適切に提供できるようにすることを主な目的としており，在留資格の有無や種類に関わらず居住地の市町村に届出をした者に対して交付される．
⑥予防接種は，子どもの健康面，感染や蔓延予防という公衆衛生上の観点からも在留資格の有無にかかわらず予防接種の対象となる（厚生労働省見解）．

4）児童手当，児童扶養手当

児童手当は，日本国内に住所を有し中学校卒業まで（満15歳に達する日以後，最初の3月31日まで）の子どもを養育している者に支給されるもので，1981年に国籍条項は削除されました．在日外国人は，住民基本台帳に記載された在留カー

ドあるいは特別永住者証明書があれば，支給されます．ただし，養育している者が複数いるとき（父母など）は，生計を維持する程度が高い者に支給され，父母の生計が協議離婚中などにより，同一でない場合は，子どもと同居している者に支給されます．

児童扶養手当は，離婚や死亡，遺棄などにより，母子家庭・父子家庭になった場合，父母に重度の障害がある場合などに支給されるものですが，在日外国人の場合は，児童手当と同様に在留カードあるいは特別永住者証明書を所持することが必要です．

5）国民年金，厚生年金について

在日外国人の国民年金適用対象者は，原則として住民基本台帳法第30条45に規定する外国人住民であって住民基本台帳に記載されている者とする運用がなされています．

日本は，保険料の二重負担の防止や年金加入期間の通算を主な内容とする社会保障協定を2016年10月現在，19ヵ国と締結しています．また，老齢年金受給に必要な公的年金の加入期間の条件を満たせない在日外国人のために，年金6ヵ月以上の加入など一定の条件の下で，脱退一時金を受けることができます．しかし，日本を出国後2年以内に請求する必要があります．

厚生年金は，国民年金（基礎年金）に上乗せする形で保障されるもので，保険料は会社と従業員の折半によって支払われます．法人事務所や常時5人以上の従業員を抱える個人事業者は，厚生年金に加入する必要があります．

6）入管法上の通報義務について

入管法第62条2項は「国又は地方公共団体の職員は，その職務を遂行するに当たって前項の外国人を知ったときは，その旨を通報しなければならない」と規定しています．しかし，政府答弁（2011年12月13日）や入管局長通知（2003年11月17日），労働省労働基準局監督課長通知（1989年10月31日基監発第41号）などは，「通報すると行政機関に課せられている行政目的が達成できないような例外的場合には，通報義務により守られるべき利益と各官署の職務の遂行という公益を比較衡量して，通報するかどうかを個別に判断することも可能である」，労働局としては通報よりも「本人の労働関係法令上の権利の救済に努めることとし，原則として入管当局に対して通報は行わないこととしている」などとして，労働基本権や教育を受ける権利などの権利・利益を尊重する場合を認めています．また，一般市民の場合は，通報を義務付けられてはいません．

3．個人の尊厳の非差別・平等の保障と確保に向けて

人の生命や健康にかかわる保健・医療・福祉の営みは，根源的かつ普遍的価値である「個人の尊厳を非差別・平等に尊重し，確保」するための基礎的で不可欠な営みです．現在の日本では，未だ，日本国籍者か外国籍者かといった二分的な考えや，出入国管理法上の在留資格の種類や有無によって，保健・医療・福祉の適用に差異を設けています．しかし，国際人権基準は，社会保障などの社会権に

ついての適用について「すべての人」を対象にしています．人の生命や健康にかかわる営みに不合理な差別があってはなりません．日本国憲法の解釈や法令の解釈・適用，さらに具体的な実務運用においても，国際的な人権基準を常に考慮する必要があります．

　最高規範である社会保障の原理や生存権保障は，国家行政機関や地方自治体に第一義的責任があります．同時に，社会連帯の思想のもとで，保健所や医療機関，福祉関係にかかわる医師，保健師，助産師，看護師，児童相談所職員，民生委員などや地域住民団体，NPO法人や教育関係者などとの広くて深い連携が必要不可欠です．

　在日外国人の保健・医療・福祉を考察し実践することは，違いを認め，非差別・平等に尊重し合うとする「多民族・多文化の共に生きる社会」の構築にとって極めて重要な人権課題です．

【丹羽　雅雄】

3 在日外国人医療のめざすもの

1．現実に存在する健康格差

外国人の医療がめざすものと日本人の医療がめざすものは，本来それほど異なるものではありません．それなのに，あえて論じなければならないのは，現実の問題として多くの障壁や困難があるからです．厚生労働省が発表した「平成26年度人口動態統計特殊報告「日本における人口動態－外国人を含む人口動態統計－」」[注1]によれば，2010年の死亡統計から日本人と外国人の年齢調整死亡率（年齢構成が同様になるように再構成した死亡率）を比較すると（図1-38），同じ日本に住みながら外国人は日本人に比べて著しく死亡率が高いことが示されています（厚生労働省，2015）．この統計は，外国人人口の把握漏れがあり，死亡率が過大になっているとの指摘もあります（小堀ほか，2017）．しかし，そのことを補正しても高年齢層で死亡率が高いことなどから，外国人の健康状態が日本人より悪いことが示唆されます．

2．外国人の医療アクセスを困難にするもの

外国人の医療アクセスを困難にしている要因としては，従来から，言葉の障壁・文化や習慣の違い・経済的社会的な理由などが指摘されています．

注1）人口動態統計特殊報告「日本における人口動態－外国人を含む人口動態統計－」
「日本における外国人」の事象を，従来からの「日本における日本人」の人口動態統計に合わせて集計したもの．厚生労働省大臣官房統計情報部人口動態・保健社会統計課がまとめて，発表している．
2003年3月に，はじめて，厚生労働省大臣官房統計情報部より発行された．国連の「人口動態統計制度のための原則と勧告」では，原則として，当該国内で発生した事象はすべて集計対象とすることとされており，国際的には国土全体の発生数を取っているところが多い．そのような背景から，「日本における外国人」の事象を，従来からの「日本における日本人」の人口動態統計に合わせて集計し，発表するようになった．

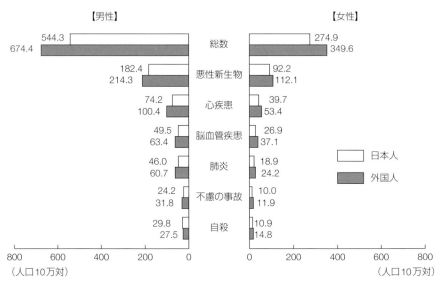

図1-38　主要死因別年齢調整死亡率の国籍（日本・外国）別にみた比較（平成22年）
年齢調整死亡率は，人口構成の異なる集団間での死亡率を比較するために，年齢階級別死亡率を一定の基準人口（昭和60年モデル人口）にあてはめて算出した指標である．
日本人・外国人別の年齢調整死亡率は，5年ごと（国勢調査年）に算出している．
資料：厚生労働省「平成26年度人口動態統計特殊報告「日本における人口動態－外国人を含む人口動態統計－」」

日本に在住する外国人は，長らく韓国・朝鮮・中国籍の住民が大半を占めていましたが，1990年以降に東南アジア，南米などから来日したいわゆるニューカマーの人口が増加しました．こうした人口の流入は，労働力の不足に対する日本側の政策とも密接に関連したものです．ニューカマーの多くが日本語の習得に困難がある人々でしたが，移民の受入れを原則的に行わないという日本の社会政策の中で，これらの人々に対する支援体制は極めて限定的なものでした．英語以外の外国語を理解できる医療従事者の数は極めて限られていましたが，言葉の不自由な外国人の受診を支援するような政策はなかなか実現せず，医療の現場には混乱が生じました．

文化的な背景や医療習慣の違いもしばしば指摘されることですが，こうした障壁を乗り越えるために言葉の支援の果たす役割は大きいのです．

もう1つは，健康保険や社会福祉制度などの社会資源の問題があります．旅行者である場合だけでなく，日本に実質的に生活している人であっても在留資格のタイプなどによって受けられる社会サービスの内容が異なっている現実が外国人医療を複雑にしています．

3．言葉の対応はどこまで進んだのか

2006年の総務省の多文化共生プランでは，コミュニケーションの支援とともに保健医療福祉を外国人に受けやすいものとすることが記載されています．この流れの中で，支援や医療通訳制度化の取り組みが自治体レベルでも開始されるようになりました．しかし，多くの自治体では，ボランティアの育成研修に留まり，2010年以前に医療通訳の派遣事業を展開したのは神奈川県や京都市など，極めて限られた地域でした．

神奈川県の医療通訳派遣事業は，1999年に社会福祉協議会が呼びかけた医療通訳ボランティアのための研修会に端を発します．その後，県政に意見を提出する諮問委員会である外国籍県民神奈川会議の提言を受け，2002年に県の事業として医療通訳の派遣が開始されました．

訓練された医療通訳が派遣されるようになると，病院からの依頼が年々増加することになり，現在年間6,000件以上の通訳派遣が行われています．その後，2012年以降に愛知県，三重県など，いくつかの県に事業は普及し，徐々に広がりがみられています（図1－39）．

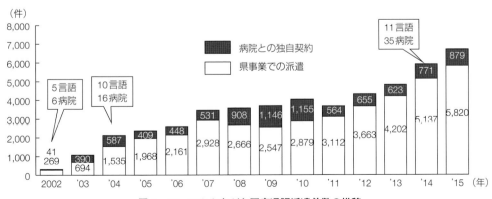

図1－39　MICかながわ医療通訳派遣件数の推移

一方で，こうした制度が普及していない地域で医療通訳がいないために病状を伝えられなかったり，治療を受ける権利を主張できないままに命を落とした人が多数いるのが現実です．人道的な見地からも医療通訳の確保は急務です．米国では言葉が不自由であることを1つの障害であるととらえ，連邦政府の補助金を受けている病院には医療通訳制度を整えることを義務づけています．

従来日本では，外国人の人口が少なく，実際に医療通訳を担える人材が不足していることから，こうした体制をつくるのは現実的ではないという議論がしばしばみられました．しかし，今後外国人労働者や外国人旅行者の受入れが促進され，医療通訳の育成が推進されるのであれば，こうした意見は論拠を失うでしょう．

4．社会制度や資源の活用に関するもの

いのちを守ることは，すべての人に対して尊重されなければならない基本的な人権です．したがって，医療を受ける権利は本来すべての人に対して同等に提供されるのが理想の姿です．ブラジルのように，憲法に「医療は全ての人の権利であり国家の義務である」と記載している国もあります．しかし，現実には国により提供される医療のサービスには差違が大きく，日本で公的に提供される医療についてもその範囲が在留資格によって異なる制度となっています．

しかし，そうした中でも医師法は，正当な事由なく診療を拒んではならないと規定しており，感染症予防法の1類・2類感染症や精神保健福祉法による措置入院，労働災害保険など，在留資格や国籍にかかわらず適応されなければならない制度があります．また，先天性の障害のある子どもに対する医療費の助成制度（育成医療）や低出生体重児のための医療費助成（養育医療）など，子どもの人権にかかわる制度については自治体が判断することにより，親の在留資格にかかわらず適応が可能とされています．こうした制度活用について熟知し，国際的な取り決めとの乖離や個人の不利益が生じないように配慮しなければなりません．また，外国人の場合，ドメスティックバイオレンス（DV）を受けていたり労働災害で被災していても，言葉の不自由さや立場の弱さから何ら支援を受けられずにいることもしばしばであり，制度へのアクセスの支援も大切です．

欧州では緊急医療は人権であるとの観点から，国籍や在留資格を問わず急病人に対する緊急医療を保障するための財源を持っている国が多くみられます．日本でも，緊急医療を提供することで損失が生じた病院に対して，これを厳格な審査の上で補填する事業を制度化している自治体があります．しかし，制度を持つ地域が限られており，制度があっても予算措置が不十分な地域も多く，十分な実施がされているとは言い難い現状です．

5．改善のための道筋を探る

今後の外国人医療をめぐる施策の中で検討されるべき課題を表1-15に示します．外国人の医療は，言葉の支援がまず重要ですが，日本での生活基盤が弱く情報の入手が困難な外国人に対して，医療ソーシャルワーカーが適切な支援ができるような体制づくりも重要です．また，前述のような緊急医療を保障するしくみの整備とともに，適切な時期に出身国側に橋渡しができるような国際的な連携の整備も求められます．支援を効果的かつ持続的なものとするためには，言葉の

表1-15　外国人医療改善のために検討されるべき課題

・通訳体制の整備でかかりやすさの保障
・ソーシャルワーカーへの相談を容易に
・緊急医療の制度的保障
・母国側の医療情報の把握と連携
・関連機関と日ごろからネットワークを
・外国人社会への情報提供で早期受診を

支援に留まらず労働問題やDV，在留資格など，多様な問題に対応できる人材との幅広いネットワークの構築が必要です．さらに，外国人自身が力を発揮できるように人材を育成したり，コミュニティに働きかけて早期の受診や受検を促すしくみも重要です．

6．これからの日本社会と外国人医療

　経済のグローバル化と同時に，国際的な人口移動が進んでいます．もはや一国だけで経済活動を維持することは困難であり，経済も人も国境を越えて相互に深くつながっています．少子化により労働力の不足が生じているOECD諸国の多くは外国人を移民として計画的に受け入れることで労働人口の確保と経済の広域化に取り組んでいます．しかし日本では，あえてこうした移民政策をとらないことが基本方針とされてきました．これは外国人が増えれば，社会の負担やトラブルが増えるとの懸念によるところが大きいからですが，果たしてそうでしょうか．現在NPOや国際交流協会などのボランティアとして医療現場の通訳を担っている人材のかなりの部分が，日本に定住して高い言語の能力を獲得した外国籍の市民です．適切な研修の機会やサポートのシステムを得ることによって，外国生まれの市民が日本の社会に立派に貢献する人材として育っています．移民が社会の負担になるのか，牽引車になるのかは，受け入れた社会がどれだけ移民の成長を支援できるかにかかっています．少子化による労働力の不足を外国人労働者で埋めながら，外国人への福祉や医療を極力制限する施策を続ければ，諸外国からの批判を受けるだけでなく，平等な医療の提供のもとで高い健康指標と安全な社会を築いてきた日本の社会全体にひずみを生むことになるでしょう．

　健康は人類共通の価値です．医療の現場でさまざまな背景を持つ人々が互いに尊重し支え合う共生社会を育む努力を進めることは，豊かな地域社会の構築に重要な役割を果たしていくでしょう．

文　献

小堀栄子ほか：日本在住外国人の死亡率－示唆されたヘルシー・マイグラント効果－．日本公衆衛生雑誌，64（12）：707-717, 2017.

厚生労働省：平成26年度人口動態統計特殊報告「日本における人口動態－外国人を含む人口動態統計－」．2015．http://www.mhlw.go.jp/toukei/saikin/hw/jinkou/tokusyu/gaikoku14/index.html

【沢田　貴志】

4 医療人として異文化対応で知っておくべきこと

1．医療は文化

　2011年3月の東日本大震災において，海外から過去最大規模の支援を受けました．特例として外国人医師の被災地における医療行為が認められ，宮城県南三陸町ではイスラエル国防軍の医療チームが診療を開始しました．医師や看護師など60人の医療スタッフが，内科，産科，小児科など6棟のプレハブ診療棟で医療を開始しました．日本人患者を相手に外国人医師が医療行為を行うためには，医師と患者双方の言葉を正確に伝達し，円滑なコミュニケーションを可能にする医療通訳士の存在が必要不可欠でした．それに加えて，日本の医療システムや文化の違いに精通した日本の緊急援助NGOのスタッフが，イスラエルと日本の間の調整役として機能する必要がありました．

　医学は世界共通ですが，医療は文化です．緊急支援時に外国人医師が派遣され，医療行為を特例として認めただけでは不十分でした．

　筆者が，医療が文化であることを教えられたのは，30年前のインドネシア北スマトラ州の農村でした．JICA（国際協力事業団，現在は国際協力機構）の「北スマトラ州地域保健対策プロジェクト」の母子保健専門家として，当時は電気も水道もなかった村で，2年3カ月間にわたり乳幼児健診活動にかかわらせてもらいました（中村，2018a）．

　村のヘルス・ボランティアたちが，保健センターの医師や看護師と一緒に，毎月1回子どもたちの体重測定を住民の手で行い，妊産婦に鉄剤を配布し栄養指導をしていました．家族計画として避妊用のピルの説明をするのも，子どもの下痢症に対して経口補水塩を配布するものも村のヘルス・ボランティアでした．予防接種だけは保健センターのスタッフが行っていましたが，医師が接種することはほとんどなく，看護師あるいはワクチネーター（Vaccinator：予防接種の接種に特化した研修を受けた保健センタースタッフ）が接種していました．

　医療レベルでいえば，日本とは比較することもできないくらいに，高度医療とは無縁の世界でした．しかし，ないものねだりをするのではなく，村にいる人材をすべて投入し，研修を受け入手した技術を最大限に活用して，自分たちの健康を自分たちの手で守ろうという強い意志と実践力がありました．まさに，「健康はコミュニティで守る」というプライマリヘルスケア（PHC）の真髄でした．

　いま，グローバリゼーションの流れの中で，インバウンド[注1]やアウトバウンド[注2]という言葉がひとり歩きして，日本の医療技術を国際社会に展開しようとする動きが急速に進んでいます．確かに，日本の医療水準は世界的にみても非常に高いものがあります．しかし，医療は文化です．自動車や電気製品を輸出するのと同じ発想では，うまくいくはずがありません．どんなに経済的に貧しい国にもその国の文化や慣習を熟知した医師や看護師がおり，彼らが自国の人々の健康を守る主役です．

　それと同じことが，日本を訪れる外国人についてもあてはまります．日本の病

[注1] インバウンド
外国から入国すること．

[注2] アウトバウンド
外国に向けて出国すること．

院で最先端の医療を受けながらも，本国の知人や医療者に問い合わせ，本国から取り寄せた市販薬を服用している患者は少なくありません．日本の保健医療関係者に誤解されないように説明を加えると，これは日本と本国のどちらの医療がいいのかという優劣の問題ではありません．ニューヨークやパリで最高水準の医療を受けながら，家庭では日本の市販薬を常備している日本人駐在員家庭は少なくありません．健康や疾病に関しては固有の文化があり，なじみ深い医療やケアを受けることが安心につながるのです．相手国の医療文化を十分に尊重した上で，日本の保健医療サービスの中での最善の医療を提供することが求められています．

2．習慣や文化の違いを認識する

　世界のすべての国が異なる文化や習慣を持っています．同じ国の出身でも地域が違えば，民族，言葉，宗教，文化が異なることも少なくありません．21世紀は移民の世紀といわれるほどに，国籍を越えた人の移動が加速度を増しています．イギリス国籍でも，アジア系，インド系，アフリカ系など，さまざまな文化や民族の人々がいます．単一民族といった幻想は世界では通用しません．保健医療関係者は，文化人類学者ではないので，世界中の民族の習慣や文化に精通している必要はありません．ただ，日本人同士では当たり前の医療者としてのふるまいが，異なる文化や習慣をもつ人には，ときには不快な念を生じたり，誤って伝わる可能性があることを謙虚に認識しておく必要があります．

　そもそも，医療人類学によれば，医療者の考える「疾病（disease）」と患者のものの見方としての「病い（illness）」は異なり，何をもって病気と考えるのかは社会文化的に構築されているといいます（辻内ほか，2018）．実は，日本もまた特殊な疾病観や医療文化をもつ国であることを多くの人類学者がすでに指摘しています（大貫，1985）．近代医療と鍼灸や漢方が同じ地域で共存共栄しているだけでなく，整形外科での診断を受けたあと鍼灸に通う患者は少なくありません．経済力や教育レベルと関係なく，古くからの健康にまつわる慣習と近代的な医療がバランスよく同居しているようにみえます．

　ここでは，個人的な体験などを交えながら具体的に例示していきます．まず，左手を使うことがタブーである国は少なくありません．左手が不浄の手であると説明されることもあります．個人差も大きいですが，アジア圏では特にその傾向が強いようです．こういうささいなことでトラブルを起こしたくないので，筆者は外国人にものを手渡すときには，原則として右手で渡すように心がけています．

　頭を触ることが問題を生じることがあります．タイでは，人の頭は精霊が宿る場所として神聖視されているので，他人の頭をさわることはタブーです．日本の小児科では子どもの頭を撫でることが少なくありませんが，外国人の子どもの場合，かわいいからといって頭を撫でることはしない方がよいでしょう．タイ人の小児の場合は，診察上の必要があるときでも，筆者は頭を触る必要性を説明し必ず親の承諾を得てから，頭部の触診をするようにしています．

　どの文化においても，妊娠，出産，育児は伝統が強く残っている分野です．近代医療が導入されるはるか以前から，人々は妊娠し，コミュニティの誰かが出産を介助し，子どもが自立するまでは，家族や親戚や地域の人々が子育て支援をしてきたからです．国際結婚した外国人妊婦が驚くのは，妊娠中に腹帯を巻いて安

産を祈念するという日本の習慣です．病院で近代的医療を受けながら，出産前には家族が神社に行って安産を祈祷するという行為が両立しているのです．

　子どもの薄着と厚着も，文化によって大きく異なります．中国人が多く通う保育所では，子どもの健康に格別に注意するという姿勢は共通していましたが，日本人の親の多くは子どもを薄着にさせ，中国人の親は厚着にさせています．秋になると，衣服を何枚も着せられて顔を真っ赤にして登園する子どもの親はほとんど中国人だといいます．筆者の友人で日本語を流暢に話す親日家の中国人医師でさえ，日本の保育所でわが子が寒い季節に半パンで園庭を走る姿を見て，かわいそうと卒倒しそうになったと述懐していました．こういう感性は科学的に説明しても納得してもらえないことが多く，相手の思いをそのまま素直に受け止めるのが相互理解の一番の近道ではないかと思います．

　一方，多文化共生時代の医療トラブルを避けるためには，ジェンダーや家族間の決定権に関する事項について，保健医療関係者は基本的な知識を持っていた方がよいでしょう．国や民族によっては，女性の身体は男性の医師にも見せないところがあります．筆者がパキスタンのアフガニスタン難民キャンプで働いていたときは，診療所が女性用と男性用に区別されており（日本の銭湯のように入口が男女別に分かれていた），男性医師は女性用の区画には一切入れませんでした．一方，インドネシアの敬虔なイスラム教徒の村では，男性医師である筆者に妊婦の診察を依頼されたこともありました．国や地域や個人により，男性が女性を診察できるかどうかの判断は異なります．イランで看護師として，異性との身体の直接的な接触を禁忌とする「ナー・マフラム」の概念に鋭く迫った研究も行われています（細谷，2008）．もちろん，日本での診療においては，すべて女性だけで対応するのは難しいですが，基本的に本人の承諾をとってから男性が診察する必要があります．医師だけでなく，狭い空間で対応することになるレントゲン検査や身体接触が必要なリハビリテーションの場合も，基本的に本人の承諾が前提となります．

　また，家族内の重要事項に関する決定権を男性が握っているので，男性の事前許可を得ないで女性や子どもの入院や手術を決定するとトラブルになることがあります．筆者は，パキスタン，バングラデシュ，中東諸国の子どもを入院させるときは，必ず父親の許可を取ってから入院の決定を行っていました．これは，ジェンダーに関する筆者の個人的な見解ではありません．家庭内の重要な決定を母親と医師だけで行ったことに対する父親の怒りや不満が，入院後の家族関係に悪い影響を及ぼすことを避けるための対応でした．また，医療機関でトラブルになりやすいのは，妊婦の緊急入院の場合です．妊婦健診のつもりで病院を受診して，異常が見つかったので緊急入院する場合も，夫あるいは親族の男性の承諾を得る必要があります．

3．宗教上の行為を尊重する

　宗教は人間の生死や日々の食事と密接に関連した教義を持っています．医療場面においては，特に出生時ケアやターミナルケアに深くかかわってきます．出生時に洗礼や割礼といった儀式が要求されることがあります．ターミナルケアのあり方は，カトリック，プロテスタント，仏教，イスラム教などにより大きく異なってきます．例えば，台湾の緩和ケア病棟は赤や黄色で彩色され，菩提寺にお参り

しているようなにぎやかさの中で，僧侶の方が気軽に出入りされていました．宗教が病院の中に入り込んでいる雰囲気でした．

　食事については，食べていいものと食べてはいけないものが教義として厳格に決められていることがあります．ヒンドゥー教ではウシは神聖な動物なので，牛肉はタブーです．ユダヤ教は，肉や血液など清浄でない食物が細かく規定されています．イスラム教では，教義（コーラン）にもとづいて許された物や行為を「ハラール（Halal）」といいます．ブタ肉，アルコールは教義により禁止されているので，非ハラール食（ハラーム）と呼ばれます（田中，2018）．ブタ加工食品（ハムやソーセージ）だけでなく，調味料や添加物に含まれるブタ由来成分（乳化剤，ショートニング，ゼラチン，コラーゲンなど）のすべてが禁止されているので，格別の注意が必要です．日本で子育てするイスラム教徒の母親は，日本の食品に，ブタ由来成分が含まれているのかどうか明記されていないので，子どもの口に入れる食材探しに苦労するといいます（中村，2018b）．

　病院食を提供する場合や栄養指導を行う場合には，宗教や思想的理由により摂取が禁じられている食材を把握しておくことが重要です．ただ，同じイスラム教でも，出身国や地域，細かな宗派，保護者の個人的な志向などにより，具体的な対応は大きく異なってきます．ひとりひとりの意見を丁寧に聞いて食事内容を決めていくという，双方向性をもった指導が重要です．ただ，日本の病院では，すでにアレルギー食の提供でさまざまな経験を蓄積しています．その経験を活かすことにより，イスラム圏の患者や何かと注文の多いベジタリアン（菜食主義者）の方にも対応可能ではないかと考えられます．

　イスラム教の患者が増加している地域では，礼拝する場所を確保する公的施設が増えています．国際空港だけでなく，例えば大阪駅にも祈祷室が設置されています．医療機関においても，すでに祈祷室を設置している病院もありますが，今後はイスラム圏からの受診者の増加により祈祷室を確保する必要に迫られる場合も出てくるでしょう．また，1年のうち1カ月間，日の出から日の入りまであらゆる飲食を絶つ断食月（ラマダーン）があります．2018年は，5月中旬から6月中旬までの期間です．太陰暦にもとづいて断食月が決まるので，毎年時期がずれていきます．筆者がイスラム圏で保健医療の仕事をしていたときは，断食月の期間を念頭に入れて，栄養指導や治療計画を立てる必要がありました．近い将来に，日本の病院のカレンダーにイスラムの断食月の記載が必要になるときがくるかもしれません．

4．診療では最初に毅然と対応する

　基本的に医学的な診断に関しては，外国人も日本人も同じです．しかし，医療面においては，言葉の問題だけでなく，経済上の問題，医療システムの違い，看護上の問題，文化や宗教など，さまざまな相違点があります．一方，医学教育あるいは看護教育の中で，異文化背景をもつ患者ケアの実践を学ぶことのできる教育機関は，いまも決して多くありません．実習においても接したことのない外国人患者が臨床現場で急増し，英語やそれ以外の言語での対応を迫られているのが実情です．そういう状況を考えると，外国人の診療をした経験がない医療機関が外国人の診療に逃げ腰になるのは無理もない面もあります．

　地域ごとに外国人の出身国が異なるので，地域の実情に合わせて具体的な診療

に役立つ「外国人診療のための講義」を都道府県健康部や医師会などが主催して実施することを強く望みます．いま，多くの都道府県では，多文化共生に関する施策を展開しており，地域で暮らす外国人や海外経験を持ち外国語に堪能な日本人が登録されて活動しています．ただ残念ながら，多くの場合，そのような多文化共生施策と外国人診療が結びついていないのです．

　ここでは，外国人を診療する際に留意すべき点を，一般的な視点から述べます．
　まず，医療費に関して，明確な情報を提供することは非常に重要です．はじめて日本の病院を受診したフィリピン人女性の感想を聞いたことがあります．「日本の病院を受診したとき，医師も看護師さんも親切にしてくれて，とてもよかった．でも，最後に会計の前で待っているときが一番緊張した．診察の間ずっと，医療費がどのくらいかかるのかということを誰も話してくれなかったから．」
　日本は国民皆保険制度があるので，普通は外来診療の際に医療費の相談をすることはほとんどありません．しかし，外国人患者にとっては，医療費に対する言及がないことが不安をかき立てるのです．「時価」と書かれた寿司屋で会計を待つような心境に近いのでしょう．筆者は，外国人に対する診療では，「医療費はこれくらいかかるけれど，それでもいいですか」と必ず医療費のことを話すことにしていました．そうすると，高価な薬ではなく安価な一般薬を選択する患者や子どもに対する高額な検査は給料が出てからにしたいと申し出た父親もいました．医療費のことを率直に話せば，予想以上に医療費のトラブルは減少しました．
　入院する際は，日本人患者と同じように，面会時間の厳守や食事時間の決まりなどを説明すべきです．面会人数の制限があれば，必ず事前に伝えておくべきです．大部屋にあふれるばかりの大人数でお見舞いに来ることを避けたいのであれば，平日は何人まで，休日は何人までの見舞客ならいいと具体的な数で事前に示すべきです．「あまり大人数でお見舞いに行くと他の患者さんに迷惑がかかるだろう」といった日本的な気遣いはほとんど通じません．医療は文化です．異なる文化の人を受け入れた場合には，暗黙知は通用しないので，事前に具体的な許容範囲を明示することが求められています．

5．来日直後の外国人のカルチャーショック

　カルチャーショックとは，自分とは異なる文化や生活様式に接した際に受ける違和感や不安やとまどいのことを指します．異文化で暮らすときの当然の反応であり，異文化について学ぶチャンスであると積極的にとらえる考え方もあります．
　一般的に，異文化の土地で暮らし始めたときを考えてみましょう．第1段階はハネムーン期と呼ばれ，見るものすべてが新鮮で驚きと興奮で幸せな気分になります．ただ，この幸せな時期は長く続かず，第2段階のカルチャーショックの葛藤期に突入します．孤独感，欲求不満，ホームシックをきたします．仕事や勉強に行き詰まりを感じると，来なければよかったという後悔の念も生じ，ひどい場合には引きこもりやうつ状態に陥ります．この時期を耐えきることができれば，母国との違いにも慣れ始め，対処方法もわかりはじめる第3段階の理解期となります．その後，人間関係も安定し，異国での生活や環境に適応できる第4段階の適応期にいたることができます．ハネムーン期から適応期までの期間は個人差が大きいですが，半年から3年くらいかかるといわれています．
　日本で出産を経験した外国人母子に対する研究では，来日して3年以内の外国

人妊婦には，出産に関するトラブルが多くみられました（伯野，1993）．異文化への適応が十分でなく言葉も不自由な時期に，妊娠・出産という人生の大きなイベントを迎えることがストレスになっていると考えられます．日本人の女性においても，初めての妊娠・出産・育児の場合は，病院のシステムにとまどい，妊娠や育児に関するひとつひとつの出来事に不安を感じるものです．まして，言葉も十分に理解できず，異国での出産や育児を迎える外国人妊婦の場合は，その不安やとまどいは非常に大きいのです．

同じことが外国人の入院患者にとってもあてはまります．来日してから間がない，カルチャーショックの葛藤期に入院することは，入院というストレスと異文化との葛藤が相乗的に作用し，非常に不安定な心理状態になることがあります．来日直後の外国人患者に対しては，メンタルケアを含む格別の配慮が求められています．

6．アジアの国の変化は早い

本稿では，外国人に対する異文化対応に焦点を絞りました．外国人患者が本国で受けている医療については触れていません．しかし，欧米諸国だけでなく，アジアの国々においても，さまざまな保健医療サービスが迅速に導入されるようになりました．低中所得国から来た患者においても，日本で未承認の医薬品やワクチンを使っている場合もあります．

2017年にタイの保健センターを訪問したときに，妊娠中のサラセミア検査を実施しているので驚いたことがあります．サラセミア（地中海性貧血）はヘモグロビンの異常から生じる遺伝性疾患です．貧血検査で発見されることが多く，重症型サラセミアでは溶血性貧血をきたすことも多くみられます．タイ人の遺伝子頻度は高く，最近タイでは，妊娠中のサラセミア検査を妊婦だけでなくパートナーにも無料で全国的に実施するようになったといいます．

このように，アジアの国々の医療の変化は早いのです．日本で行っていない医療だから遅れていると決めつけることなく，「ところ変われば品かわる」．文化によって医療のかたちが異なることを楽しめるようになると，多文化保健医療を通じて医療者自身の世界観が広がるに違いないでしょう．

文　献

伯野直美ほか：在日外国人の母子保健実態調査．小児保健研究，52（6）：564-567，1993．
細谷幸子：現代イランにおける看護とイスラーム－女性看護師が男性患者のボディ・ケアを行う場面から－．イスラーム世界研究，2（1）：92-162，2008．
中村安秀：地域で活動するヘルス・ボランティア－インドネシアの経験に学ぶ－．ボランティア学研究，18：23-30，2018a．
中村安秀：在住外国人と離乳食．小児内科，50（1）：144-148，2018b．
大貫恵美子：日本人の病気観－象徴人類学的考察－．岩波書店，1985．
セシル・G・ヘルマン者，辻内琢也ほか訳：ヘルマン医療人類学－文化・健康・病い－．金剛出版，2018．
田中孝明ほか：インバウンド小児に対する診療．日本小児科学会雑誌，122（3）：627-637，2018．

【中村　安秀】

5 災害時における外国人被災者支援
－多文化共生の視点から－

1．熊本地震と外国人被災者

1）熊本地震による地震の回数と被災状況

　2016年4月14日および16日に，震度7を観測する激しい揺れが熊本地方を襲いました．気象庁によると，2016年4月14日～2017年4月14日の地震回数は4,296回[注1]に達しています．また，2018年5月15日現在，熊本地震による死者は264人[注2]，負傷者は2,730人，被災した建物や住宅は19万7,518棟，仮設住宅やみなし仮設住宅の居住者数は1年後の2017年4月末で4万7,618人，2年後の2018年5月15日で3万5,690人となっています．

2）熊本地震による被災の特色

　熊本地震は，①4月14日および16日の震度7の大きな揺れを頂点に，地震の揺れが長期的に継続していた，②水道・ガスなどのライフラインの回復が遅れ，膨大な数の屋外避難者を含む避難者が生まれ，緊急避難が数日程度の短期間ではなく，2週間～1カ月以上の中長期になった，③被災者は，物理的な被害だけでなく，建物中に入るのが怖いといった心理的な影響も非常に大きい，④被災地が政令市である熊本市をはじめ，中小都市，農村や山村など多様な地域にわたり，被災状況が多様である，などの特色がありました．

3）熊本地震と外国人被災者

　2015年12月末現在，熊本県内には3カ月を超える中長期在留外国人登録者数が約1万人以上いますが，おそらく，熊本地震の影響で少なくとも5,000人以上が被災し，避難生活を余儀なくされました[注3]．その他にも，観光等で来日していた外国人などの災害弱者[注4]もいました．

2．NGOによる外国人被災者への救援・支援活動

1）NGOによる外国人被災者への緊急救援活動

　被災した在日外国人への支援のため，NGOは早急にこれまでかかわりのあった外国人へ，地域の国際交流会館が外国人のために緊急避難所として開設されていること，多言語で対応できる外国人専用の相談窓口の電話番号等をメールで連絡しました．また，SNSなども使って情報を拡散しました．そして，翻訳ボランティアの協力を得て，NGOのHPでも英語，中国語，韓国語，インドネシア語，ベトナム語などで情報を掲載しました．外国人の避難所となった地域の国際交流

注1）地震回数の内訳
震度7が2回，震度6が5回，震度5が17回，震度4が117回，震度3が410回，震度2が1,168回，震度1が2,577回．

注2）死者の内訳
熊本地震による直接災害死が50人，震災関連死が209人，大雨による二次災害死が5人．避難生活の長期化によって，震災関連死が直接災害死の4倍以上である．

注3）熊本県内の在日外国人
2015年12月末現在における熊本県内の在日外国人は10,767人で，男性3,940人（37％），女性6,827人（63％）と，約3分の2を女性が占めている．国籍は，1位が中国（4,195人），2位がベトナム（1,610人），3位がフィリピン（1,607人），4位が韓国・朝鮮（998人），5位がアメリカ（319人）．在留資格別では，1位が技能実習3,458人，2位が永住者（2,869人），3位が留学（1,135人），4位が日本人配偶者（762人），5位が特別永住者（526人）．

注4）災害弱者
災害時，自力での避難が通常の者より難しく，避難行動に支援を要する人々．障がい者，傷病者，認知症などの高齢者，妊婦，子ども，外国人，旅行者などが想定されている．

会館では，自治体からの食料供給とは別に，避難者の自主的な炊き出し，NGOなどのボランティア団体による支援物資の差し入れが行われました．その他にもNGOでは避難所が閉鎖される日まで炊き出しを行い，避難者に温かい食事を提供しました．また，避難している外国人家族には，避難所を退所した後の転居先確保のための相談・諸手続きへの同行を行いました．特にNGOへ相談が寄せられていたのは，DV被害者，生活困窮者，外国人母子（シングルマザー），刑事施設に拘留されている外国人など社会的弱者の安否等でしたが，その確認や被災状況の把握，今後の生活や就労問題等の相談に取り組みました．

　地震発生からしばらくの間は，1日に数百回から数十回の地震が続き，避難所にいてもいつでも逃げられるようにしておくという，緊張状態を強いられました．そのような状況では精神的なケアをするのも困難で，もっとも有効な方法は，揺れのない遠方に一時避難し，きちんと睡眠をとることでした．

2）NGOによる外国人被災者への中長期にわたる支援活動

　震災から1カ月ほど経った後は，全国から贈られた寄付金をもとに，外国人被災者への中長期的な取り組みを視野に入れた支援活動へ切り替え，次のような取り組みを行ってきました．

①HPでの情報提供：引き続きHPでは，地震関連の情報を英語，中国語，韓国語，ベトナム語，フィリピン語，タイ語，インドネシア語，ネパール語，そしてやさしい日本語を含む9カ国語で掲載しました．

②在日外国人への緊急融資：在住外国人の帰宅困難者や生活困窮者，外国人母子（シングルマザー）等を対象とし，緊急融資しました．

③在日外国人への相談支援：DV被害者や外国人母子（シングルマザー）等，被災者の中でも生活困窮者や帰宅困難者を対象に，緊急融資や転居先を提案するなど，生活の自立を目的とした相談支援を行いました．

④イベントの企画：在日外国人を支援するための取り組みや，今後また地震などの災害があったときを想定した対策を考えるイベントを企画しました．

⑤被災した在日外国人と外国人母子（シングルマザー）の実態調査：被災した在日外国人母子（シングルマザー）を対象に，約半年間で被災体験等のインタビュー調査を行い，調査結果をまとめた報告書や提言を発刊しました．

⑥パブリックコメントへの提案：講演やセミナーなど，NGOの被災した外国人への救援活動の体験を話す機会があるときには，行政の外国人被災者への対応の不十分さを指摘し，災害時の多文化共生を実働させるための提言を行い，パブリックコメントなどにも提案しました．

3．災害時の多文化共生の検証

　地域の国際交流会館が，地震発生後から24時間対応の外国人向け避難所として機能し，外国人被災者の救援や多言語情報センターとしての役割，また国内外メディアや各国大使館や領事館への対応など，災害時の人々や自治体への外交の拠点として大きな役割を果たしました．しかし，それらはあらかじめ想定されていたものではなく，これまでの日常活動と相互の人的信頼関係により，いくつかの偶然が重なってもたらされた「奇跡の結晶」といえるものでした．

そして行政等では，外国人は「災害弱者，要支援援護者」として，高齢者，障がい者，女性，子ども等とともに位置づけられていましたが，地震によって，外国人は要支援援護の被災者としては実際にほとんど認識されていなかったことが明らかになりました．自治体では地域防災計画を大幅に見直すため，パブリックコメントが募集されており，以下の8項目を指摘しました．

①自治体の防災会議に組織として外国人被災者に対応する機関を明記し，災害時に外国人被災者のために対応する責任主体を明確にするとともに，その機関を中心に災害発生時に外国人被災者の救援や支援のために活動する．

②災害発生直後から，災害関連情報の多言語情報（訪日外国人向けだけでなく地域に居住している外国人の言語も含めて）を発信できるようにする．

③情報センター機能をあわせた24時間対応の外国人向けの避難所の設置を明記する（なお，国際交流会館を指定避難所とする場合には，指定監理団体に外国人向け災害対応できる能力を持つ団体を指定し，その団体に運営責任を果たすことのできる権限と予算をつける）．

④外国人が宿泊している旅館ホテルなどの宿泊施設，留学生のいる大学や技能実習生の監理団体や実習実施機関への外国人情報センターの存在の周知と相互連絡可能な仕組みをつくる．

⑤各避難所に，外国人や日本語の理解が不十分な避難者がいることを意識し，その把握や登録を当たり前のこととする．

⑥車中泊等，外国人の屋外避難者を把握できるための巡回活動を行う．

⑦災害時に外国人避難者の相談に対応できる相談員（多言語あるいは，やさしい日本語をつかう）の配置を行い，そのための人材を養成していく仕組みをつくる．

⑧自治体や国際協会，他の市町村の国際協会など，災害時に連携をできるように，普段から連絡協力できる仕組みをつくっておく．

以上のパブリックコメント等を踏まえ，大幅な補足修正が行われました．しかし，修正された地域防災計画を実働するためには，担当機関に災害時は外国人対応ができる責任と権限を与え，かつ対応できる能力と意志を持つ職員を担当させない限り，紙の上だけに終わる危険性があります．

4．災害時の多文化共生の具体化へ向けて

災害は，いつ，どこで起きても不思議ではありません．また，事前の想定を越えた規模や被害が発生し，行政ではすぐに対応できない事態が起こりえます．起きる前にあらかじめ防災教育や訓練を受け，意識を高め，防災マニュアルや災害対応マニュアルを現実的なものに整備していくことが必要です．また，災害は多様であり，過去の災害のパターンと同じ内容で起きるとは限らず，過去の経験にもとづくマニュアルが役立つとは限りません．

災害時にもっとも頼りになるのは，災害が起きる前の日常における在日外国人たちとのつながりや信頼関係です．そして，災害に直面した直後の被災状況に応じた臨機応変な判断と取り組みが重要であり，そのために被災地の外国人被災者や支援者の中から支援や救援運動を被災地外に呼び掛ける調整役が必要です．

【中島眞一郎】

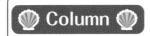 **大地震を経験したWさん**

　Wさんは，内縁の日本人男性のDVから逃げ出し，乳児を含む子ども3人と新しい生活を始めた直後，日本で大地震に遭いました．

　Wさんは，突然の大きな揺れに，何が起きたのかわかりませんでした．子どもを抱えて外に逃げ，住んでいたアパートがバラバラと崩れていくのを見て，夫の暴力から逃げて始めたばかりだった新しい生活が音を立てて崩れていくように感じました．夫，DV，子ども，家，さまざまなことが頭の中をぐるぐると回ってパニックになりました．

　地震の後，小学校での避難生活が始まりました．避難所は寒く，避難者で溢れていました．支給される食料も少なく，子どもにご飯を食べさせたくてもミルクやお湯を確保することすら困難でした．また，この避難所には他に外国人がおらず，Wさん家族に誰も話しかけてくれませんでした．時には知らない人から「あいつ外人だ」とも言われ，とても居心地が悪く疎外感を感じていました．

　辛くてどうすれば良いのかわからなくなり，DVのことで支援してくれた団体に連絡をすると，外国人専用の避難所へうつることができました．そこには食料や物資もあり，人も皆優しく，言葉にも困りませんでした．自分が「外人」と感じることもありませんでした．その後，支援団体が新しい生活へ向けて新居探し，引越し，被災者支援の申請等を一緒に行いました．

　しかし，新居での生活が始まっても，DVによるダメージ，子育てや今後の生活への不安等，さまざまな問題が思い出され，記憶がなくなるほどお酒をたくさん飲んでしまいました．何もやる気が起こらず，「死にたい，でも子どもを生かさなきゃ」と思いながら毎日を過ごしていましたが，ついに耐えきれなくなり，支援団体に「もう死にたいです．子どもをどうにかしてください」と言いました．担当者はすぐにWさん宅を訪問し，話を聞きました．担当者は，子どもを預けることも方法の1つとして考え，今は自分のことだけを考えても良いとやさしく言いました．そして病院に同行し，うつと診断され，治療を始めました．

　Wさんは一時的に子どもを預けることも考えましたが，やはり子どもと離れて暮らすのは耐えられそうにありません．子どもと一緒に暮らすため，治療をしながらではあるけれど，もう少し頑張ろうと思いました．

　現在Wさんは，子どもたちを保育園に預けながら，仕事を頑張っています．仕事も日本語の勉強も面白く，素敵な笑顔をとりもどすことができました．

　「将来への不安がまったくないかと言ったら嘘になるけれど，何か困ったことがあっても支援団体の存在がある．時には厳しい言葉も言われるけど，私と子どものことを考えてくれる．これからも前を向いて，家族全員で楽しく暮らしていきます」と，Wさんは以前とは違う明るくなった表情で，今日も元気に日本での生活を送っています．

【被災した外国人女性の経験】

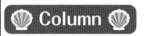 医学生として

　かつて，一介の会社員であった私は，ある国際保健の本に感銘を受けたのをきっかけに，在日外国人の健康相談会のボランティアに参加しました．活動の中で，いろいろな人に出会いました．笑顔で質問に明るく答える人，不安げな顔で，重苦しく状況を訴え出る人．言語も英語だけでなく，いくつもの種類があったため，対応する側も万全とは言えず，手探りの要素もありましたが，相談会を良いものにしようという思いは，双方に共通していました．また，参加していく中で，在日外国人が置かれている背景事情のようなものから，それこそ1人の人間との向き合い方まで，多くのことを学ぶことができました．毎回毎回が勉強であり，時に考えさせられ，反省させられました．さらに，他のボランティアの方々との交流の中で，共通している何かを感じることもできました．

　その数年後，会社を退職し，公衆衛生を学びに留学しました．旅行や仕事で行くのとは違い，外国に住むということの苦労を味わいました．そのうちの大きな1つが医療面でした．費用や言葉の問題があります．結局，大きな病気や怪我をすることはありませんでしたが，この「経験」は心に残りました．その後，海外援助等の仕事をする中で，「自分のできることを増やしたい」と考え，医学部に入り直しました．

　医学生になってからは，勉強と生活に追われる日々が続きました．なかなか余裕がなく，再び相談会に参加できるようになったのは3年生になってからで，しかもたまにでした．しかし，そこで「仲間」と再会することで，自分の「原点」を確認することができました．

　2016年4月，突然2回の地震に襲われました．それが「前震」「本震」などと後に呼ばれることになろうとは夢にも思わずに．後者においては，一時的に避難所へ避難し，そこでは，少しだけお手伝いもさせていただきましたが，やはり基本的には「援助を受ける側」でした．おそらくこのような形で助けていただくのは初めてであったと思います．このときは，いろいろご尽力くださる方々に本当に感謝しました．「自分は何ができたであろうか．そしてこれから何ができるであろうか」，避難所である学校の，夜でも明るい教室の固い床に寝そべり，顔にタオルをかけて眠りに落ちるまで，そんなことを考えたりしました．

　専門性を必要としている方々がいて，程度の差こそあれ，提供できる専門性があります．もちろん，人間として生きている以上，社会的な背景から完全に「自由」にはなれませんが，そのような「単純な」，ともすれば「青臭い」「純粋な」思いが，大切なのかもしれません．専門性を必要としているのは専門家でない人です．また，「誰でも『援助』される側になりうる」という想像力や同じ人間としての共感も必要なのでしょう．在日外国人とのかかわりの中で得られた「気付き」を，今後も大切にしていきます．

【福元　創】

6 在日外国人の「こころの健康」支援

　近年，北米ではグローバルメンタルヘルス（Global Mental Health：GMH）をめぐる動きが活発化しています．GMHとは，発展途上国や先進国の低所得者など，従来十分なケアを受けることができなかった人々が「平等にメンタルヘルスケアを受けることができる」ことをめざし，文化的な違いや国固有の条件を考慮しながら世界の精神保健の向上をめざすものです．いち早くGMHの概念を取り入れたカナダでは，精神障害者のケアへのアクセスを拡大するという目的のもと，イノベーション・ネットワークを構築し，コミュニティベースのケアに力を入れています．少子高齢化社会，増加する訪日観光客，2020年オリンピック・パラリンピックなどを迎える日本でも，メンタルヘルスの問題を抱えた移民・難民らがアクセスしやすいケアシステムの構築に向けた動きが重要視されてきています．

1．こころの健康とは

　こころが健康であるためには，個人の日常生活の習慣が重視され，ストレスの少ない生活が送れる，つまり「いきいきと自分らしく生きる」ことが必須となります．移民・難民らが自分らしく生きるということは，例えば母語が使える，母国でのスキルを活かした仕事に就ける，あらゆる日常生活の中で自己決定権が尊重されることなのかもしれません．しかしながら実際は，移民・難民はホスト社会[注1]に「同化」することを求められ，新たな言語，新たな習慣を身につけ，生きるための仕事に就かざるを得ません．このような生活の中では，「こころの健康」の不調が生じるのも無理がないでしょう．移民・難民らがどのような時，こころが折れてしまうか，カナダで行われた調査では次のことが見出されています（Canadian task force on mental health issues affecting immigrants and refugees, 1988）．

　①自国にいた時より自分の社会的地位が下がったり，生活が苦しくなったこと
　②その国の言葉を話せないこと
　③家族がばらばらになっていて家族を呼び寄せられないこと
　④その国から歓迎されていないと感じること
　⑤同じ国の出身の人と会うことができないこと
　⑥難民のようにやってくる以前に大きなこころの傷を抱えていること，あるいはずっとストレスにさらされていること
　⑦移り住むことによって精神的に不安定になりやすいのは高齢者と思春期の子どもたち

　私たちは，移民・難民らが母国で受けたトラウマと，ホスト社会での過酷な扱いによる二重の精神的負担を負いながら生きなければならないことが少なくないということを知っておくべきでしょう．

注1）ホスト社会
多民族社会・多文化社会における多数派．

2．こころの健康支援で知っておくべきこと

　支援には「相手を思いやる気持ち」，「相手の生活に役立つ技術」，「相手を助けるために必要な経済」の3本柱が必要です．支援とは「相手が支えられている」と実感できて始めて成立するものですが，人は知らず知らずのうちに，過度に感情を移入したり，自分の流儀を押し付けることを支援と見なしてしまうことがあります．「助けてあげたい」という気持ちが先行すると，それは支援者の rescue fantasy（救済妄想）に陥る危険性があります．ゆえに，自分の支援をいつも確認しながらかかわることを心がけるべきです．また，言葉の問題，価値観の違い，習慣の違いなどから，「支援は時間も手間もかかる面倒なもの」と思ってしまうことがあります．しかしながら，その労力の分，彼らとの交流が深くなり，新たなメンタルヘルスケアに発展していくことが期待できます．

3．外国人のこころの健康支援とは

　こころの健康支援を行う前に，私たちはどのような点を留意すべきでしょうか．

1）「当たり前」の危険

　海外で調査を行う際，手土産を持っていくことがありますが，その際，欧米の人々は「これ，開けてもいいかしら？」と断ったあと，すぐに手土産を開け親交を深めようとします．イスラム圏の人々は「自宅に持って帰って開けてもいいかしら？」と言い，その場で開けることはありません．日本人は概ね，お客さんが帰った後，手土産を開けることが多いのではないでしょうか．このように，私たちの「当たり前」が，そうではなかったと感じる場面があります．医療現場においても，そのようなことは多々あります．私たちが「当たり前」だと思っていることは，往々にして「当たり前ではない」ことを自覚し，移民・難民たちに何か説明する際は「丁寧さ」を心がける必要があります．

2）「異文化で暮らすこと」の心細さ

　日本人で，頭を下げたり謝ることに抵抗を感じる人は少ないでしょう．しかしながら，イスラム圏の人々が頭を下げる相手は「アッラーの神」のみです．イスラム教徒の方がサービス業で働いていましたが，あるトラブルが起こった際，上司から「どうしてあなたはお客様に頭を下げることができないんだ」と叱咤され，同僚からは「無作法な人」とレッテルを貼られるようになりました．それ以降，彼は職場で孤立し元気がなくなっていきました．彼は「どうして日本人は宗教に対して理解が薄いのか．自分たちの習慣が理解されないことが悲しい」と言いました．結局彼は，仕事を変わることになりました．文化の違いがあれば，習慣が違うのは当たり前であることは先に述べましたが，自分たちの習慣に「関心を示されないこと」，「理解されないこと」がどれほど心細く自尊心が傷つけられるかということに，私たちは敏感になる必要があるのではないでしょうか．

4．外国人のこころの健康支援－アプローチの仕方－

　ここでは，移住者と難民によくみられる3つの病いへの支援の際の留意事項について述べます．

1）うつ病

　移住者は異文化葛藤からうつ病に陥る可能性があります．

（1）身体的愁訴はうつ病のサイン

　「うつ」であると表現できることは欧米系民族の文化的特徴であり，アジア・アフリカ系移民・難民は体験している困難を頭痛，腹痛，喉が詰まるというような身体の愁訴として表現します．人類学者 Nichter はこれを各民族固有の"Idiom of Distress（苦悩の慣用表現）"と述べています（Nichter, 1981）．これがアジア・アフリカ系移民・難民は内科医には会いますが，直接精神科医のもとに来ることの少ない原因です．彼らの語りに耳を傾ける際は，身体的な愁訴の裏にあるうつ気分を聞き取っていくことが重要です．

（2）薬物療法に関する抵抗が大きい

　一般にアジア・アフリカ系移民・難民は，そもそも精神疾患というものに偏見を持っている人が多いです．例えば，ベトナム人にとっての「精神疾患」は，すなわち「狂者」として捉えられており，彼らは病者が呈する症状を「先祖の恥ずべき行為の報い」と考えています．また，ベトナム人が精神疾患を患った際，まず先祖に祈る，神仏に祈る，漢方薬を用いた後，問題が解決せず家族が困り果てて医師のもとを訪れ薬物療法を受けるというプロセスをたどります（鵜川ほか，2010）．西洋医学的な薬物療法は精神を悪くするものという思いがあり，往々にして既存の治療が受け入れられません．彼らがもつ「文化的な説明モデル」を受容し，それにかなった支援を提供することが何より重要です．また，うつ病であるということを認めさせるより，現実的に眠れない，食べられないなどの「もっとも困っている部分」を支援し，それ以上は求められない限り行わないことも大切です．

2）心的外傷後ストレス障害（PTSD）

　トラウマ体験を経て越境してくるため，難民には絵に描いたような心的外傷後ストレス障害（Post Traumatic Stress Disorder：PTSD）がみられると思われがちですが，難民を多く診ているわれわれの体験でも，PTSD のみがみられる患者はわずかで，むしろ多くの場合はうつ病との合併症状として現れます．

（1）トラウマの概念をもたない民族に PTSD をあてはめるのは危険

　PTSD という概念は欧米でつくられたものです．カンボジアのように，心理的愁訴を表す言葉をもたない民族に果たして単純に PTSD の診断を与えていいのでしょうか．カンボジア人の精神科医 Chhim は，ポルポト政権によって大虐殺を体験したカンボジア人は，欧米の研究者によればたくさんの人が PTSD を患っ

ているといわれるが，彼らが患っているものはカンボジア語で"Baksbat（バスバ）"というメンタリティだと報告しています．"Baksbat"はPTSDとは異なる土着の概念で，英訳するならば"Broken courage（打ち砕かれた勇気）"という病態です（Chhim, 2012）．このような，文化的に固有な感情や病理が存在する側面を考慮せずに，症状をステレオタイプ化してみてしまうことは慎まなければなりません．

（2）多くの人はトラウマを持つことは異常だと考えている

例えば，イスラム圏の男性はトラウマを持つことを恥として表現したがりません．そのために診察に協力的でなく，防衛が大きくなります．トラウマを持つことは正常の現象であり，恥ではないと合意されるまで，相手がPTSDだということを表現せず，現在の状態を受容的に受け止め，治療を進めることが大切です．

3）統合失調症

移住と統合失調症の発症率についての報告は多々みられますが，われわれの印象では，移住する以前に統合失調症に罹患していたケースが多いように思います．

（1）自国での常識をあてはめてはいけない

例えば，ある移民が「自分の頭痛は，村の宗教指導者の呪いを受けたからだ」と言った場合，日本では妄想と受け取られやすいものの，それが事実であるかないかはその言辞だけでは判断することができません．話の文脈を確かめ，その国の文化的風土などを注意深く調べる必要があります．また，妄想かもしれない訴えの他に，他の症状が存在していないか検討しなければなりません．

（2）コミュニティに対する配慮が必要

ミャンマー人からは「統合失調症はね，ミャンマーではセイチャイヨーガっていってね，家にこの病気を持った人が居るとコミュニティに交われなくなるの．恥ずかしいんだよね」といった話をよく聞きます．統合失調症は，コミュニティで想像以上のスティグマの対象となるので，特に同国人が通訳の場合には十分な注意が必要となります．

（3）家族への心理教育が重要

十分に服薬の説明をしないと，続かないか周囲がやめさせてしまうことが多いです．服薬はなぜ必要かということを家族や親戚にも理解を得ていないと，継続的な治療は困難です．「相手との間にラポール[注2]を築く」こと，そして信頼を獲得することがすべての治療において重要です．われわれの経験では信頼があってこそ，心理教育も受け入れられるようになります．また，回復のためにはリハビリテーションも必要ですが，文化的にもそのような治療があるという認識に乏しい移民・難民とその家族に理解してもらうのは大変なことです．既存する社会資源についても，丁寧に粘り強く説明していくことが大切です．

注2）ラポール
医療者と患者が打ちとけて話ができる関係．

5．支援のための Cultural Competence の向上

　移民・難民への支援において，彼らの体験に耳を傾け，相手の文脈で治療を考えていくことが大切であることを説明してきましたが，例えば「母国では病気にかかったら呪術師の治療を受ける．呪術師を探して欲しい」と懇願されたらどうしたらいいでしょうか．単に「日本では治療の際，呪術師を用いない」と返答すべきでしょうか．この場合，自文化規範を押し付けるのではない「他文化との折衝」をしていく姿勢を持ってかかわる必要があります．それは単に異邦者のエキゾティックな習俗を特別視することではなく，相手の経験に耳を傾け，相手の規範を理解し，お互いの文化規範を理解した上で，治療における落とし所を探り合うということです．この折衝を行うのに必要な能力が Cultural Competence（文化的対応能力）と呼ばれます．コミュニティにおいて移民・難民の語りを受け止める力を育てることが，彼らがアクセスしやすい医療システムの構築につながるといえます．

文　献

Canadian task force on mental health issues affecting immigrants and refugees: Review of the literature on migrant mental health. 1988.

Chhim S: Baksbat（Broken courage）:The development and validation of the inventory to measure Baksbat, a Cambodian Trauma based cultural syndrome of distress. Cult Med Psychiatry, 36（4）: 640－659, 2012.

Nichter M: Idioms of distress: alternatives in the expression of psychosocial distress: a case study from South India. Cult Med Psychiatry, 5（4）: 379－408, 1981.

鵜川　晃ほか：日本に暮らす外国人のメンタルヘルス上の Help-seeking 行動の研究（第 2 報）ベトナム人のメンタルヘルスの概念と対処行動．こころと文化, 9（1）: 56－68, 2010.

【鵜川　晃, 野田　文隆】

第2章

在日外国人の包括的健康支援のための事例展開

【学修のねらい】
　グッド・プラクティス（最良実践モデル）の事例展開を学び，在日外国人の健康支援実践能力に必要とされる基礎的知識を身につける．

【学修目標】
　①在日外国人の包括的健康支援の必要性について理解できる．
　②グッド・プラクティス（最良実践モデル）の事例展開から，健康支援の取り組みを学び，よりよい対応を考察することができる．
　③地域保健，母子（女性）保健，精神保健，高齢者保健，歯科保健，社会福祉，学校保健，労働衛生，感染症対策，災害医療，救急医療，それぞれの分野における特徴的な健康課題とその支援内容について理解することができる．
　④在日外国人の健康支援における「言葉の壁」への対応と医療通訳の活用方法について理解し，具体的内容について説明できる．
　⑤在日外国人の健康支援における社会資源の活用，連携機関のネットワーク・協働内容の重要性について理解し，その意義を説明できる．
　⑥在日外国人の健康支援のためのグッド・プラクティスのポイントを学び，健康問題の解決策を提案できる．

地域保健

1 外国人かかりつけ医療

（1）健康問題・健康支援活動の発端・場所

・Aさんは来日してから，常に憂うつ感，寂しい感情などの不定愁訴が多く，また，腰痛や不眠症で受診することが多かった．
・抗うつ剤の投与により，時に明るくなることがあるが長く続かない．
・運動不足による過体重が腰痛の原因とも考えられた．また，食生活も偏っているために貧血が顕著で，高脂血症が目立った．そのため，生活習慣の改善等の指導を行うも，環境や言語の違いを理由に実行しない．

（2）氏名・年齢・性別・家族構成等

氏名：Aさん
性別・年齢：女性・40代前半
家族構成：夫，息子
信仰：イスラム教

（3）日本語・母語でのコミュニケーション力

日本語：会話，読み書きはまったくできない．
母語：家庭内では母語で基本的なコミュニケーションができる．

（4）出身地・在日年数および経過・居住地

出身地：南アジア
在日年数：5年
居住地：東海地域　Y町（総人口約150,000人）
市町村の在住外国人人口：約3,500人

（5）日本での生活・地域社会とのつながり

・家族内の関係は良好．
・外出や近所の付き合いはほとんどない．

（6）言葉の壁への対応・医療通訳	（7）支援のための社会資源・連携機関
①Aさんが受診した病院では外国人の受診が多いことから，常日頃，職員が対応に気を使いながら，受診の手続き，問診，検査や治療の細かい説明を丁寧に，ゆっくりと行っている． ②状況に応じて筆談や辞書を利用した．また，状況に応じて片語の会話でコミュニケーションを取った． ③同じ地域に在住する同国人とのかかわりや夫や息子とのコミュニケーションを促した．	①携帯電話やスマートフォンを用いた通訳アプリの利用 ②数カ国の通訳者がそろう支援団体 ③NPO法人など外国人を支援する会 ④公共の場に提示されている外国人を支援するための情報やパンフレット

（8）健康支援の内容と経過

- Aさんの不定愁訴は，日本と母国での生活習慣の違いから生じる精神的な不安が原因と考えられたため，生活習慣の改善が必要と考えた．
- 日本での生活や食事に慣れるなど，社会的な環境改善が必要と考えた．そこで，近隣で同国の人とのかかわりをもつこと，また年1回ほど帰国して家族に会うことを勧めた．そして，夫や息子による積極的な対応と関与，毎日ある程度の時間を設けて接することを助言した．
- 家庭内中心の生活のため，精神的にふさぎ込んでしまわないよう，地域で同国人同士で話す機会や家族との十分なコミュニケーションを促した．
- 話すことで安らぎにつながるので，受診はいつでも可能で，何でも話せる雰囲気を伝えた．

【グッド・プラクティスのポイント】

①Aさんの反応に気を使いながら，職員が受診の手続き，問診，検査や治療の細かい説明をゆっくりと丁寧に行った．
②医師が十分な時間をかけて診察や病状説明を行った．
③携帯電話やスマートフォンを利用した通訳アプリを用いて，診療の助長の一手段とした．
④受診時は悩みを話すことで多少は安らぎになるので，いつでも受診できることを伝えることで安心感を与えた．

【解説】

本事例では，夫や息子などAさんの家族で通訳できる人材が存在していたため，コミュニケーションに大きな問題はありませんでしたが，さまざまな外国人患者を診療する中で筆談や辞書の利用，状況に応じて片言の言葉で会話をしなければならない場合もあります．

また，外国人患者の中では，日本の生活において社会的・環境的に適応できないことから，心身が病んでしまうケースも少なくありません．このようなケースでは，地域に開かれたボランティア組織，子どものいる家庭では母親会，自治会への参加を促すことも効果的です．この手段を勧めたところ，親子ともに地域に溶け込み，幅広い支援を得たことや，家族へのやさしい対応が地域の連携につながった例もあります．特に，災害時には面識のない在日外国人の対応に苦労したという報告もあるので，地域との連携を日常的に模索する必要があります．

同国出身の通訳者

外国人の医療の課題としては言葉のみならず，宗教的な規律，習慣の違いによって，診療や対応に制限が生じることも重大な課題です．例えば，イスラム教では女性の胸部の露出，腹部の触診，下肢の直診などは好まれず，夫や息子の付き添いが不可欠なことも多くみられます．宗教上の理由から禁句や禁止されている診療行為を同国の通訳者が事前に指摘し，違う方法で対応したこともありました．

在日外国人が増加傾向にある現在，このような需要を踏まえて，国や学会では外国人の医療に関する課題や対応が論じられています．最近では，電話回線を利用した幅広い多言語の医療通訳を共通に使用できるようなシステムを設置することが提案されました．言語の選択や医療の専門的な表現にどう対応するのか，また医療者から患者への説明やインフォームドコンセントなど，実際にシステムが導入されるまでには課題がありますが，今後の進展を期待します．

地域によっては，すでに多言語医療情報サイトや育児サイトが充実し，利用されているケースもあります．今後は日本語の堪能な患者の家族の活用や外国人の通訳ボランティアを社会資源の一部として活用することが有効な手段と思われます．習慣や宗教的な違いの対応では，同国出身の通訳の利用が効果的です．

医療通訳の発展に期待する

都市部の機関や病院では，数カ国の通訳者がそろっている組織がありますが，地方都市や地域の診療所ではこのような体制はまだ整っておりません．そこで，地方都市では同国出身者の親睦会など，横のつながりを利用できないかと考えます．ある大手の製造事業者は南米から多くの労働者を受け入れているため，その国の出身者や語学に堪能な人材を雇用し，労働者の健康問題があるときは医療通訳として活用しています．経験を積むとともに各診療所や病院の特色や専門性を十分に把握して，患者の症状や病態に合わせて患者に受診すべき科の選択を勧めたりします．

また，慢性疾患のある外国人患者には，中長期的な治療が必要なため医療保険への加入，経済的な負担をいかに軽減するかなどは，継続的な治療を行う上で重要であり，結果を左右する因子ともなるでしょう．このようなケースにおける健康支援としては，患者や家族に対して母国語での医療保険の説明，補助支援の仕

組みを理解してもらうこと等があげられます．地域によっては，NPO法人等の外国人を支援する会の情報や保険加入が外国語でわかりやすく書かれているパンフレットを待合室に提示することも必要です．

生きる権利を平等に提供するためには

　増加する在日外国人．今後は日本社会の一員として，一般生活，秩序，教育，保健医療，地域活動などに積極的に参加しながら，ともに暮らし，ともに助け合う精神で生きる必要があります．どのようなつながりがあれば在日外国人が地域になじめるのか，また地域住民が彼らを受け入れてくれるのかが問われています．そのためには，互いの努力と地域でつながるための積極的な気持ちが大切です．

　子どもたちの成長，教育，社会的適応など，大人が差別することなく，見守っていくことが日本の将来への貢献でもあります．生きる権利として，教育と同様に保健医療や衛生管理が平等に提供されなければなりません．医師や看護師，その他医療に携わる者がこのような環境の整備に積極的に参加し，指導的な役割を果たすことが不可欠です．日本人と在日外国人がともに健康で楽しく，平凡な日常生活ができることを期待します．

【レシャード　カレッド】

2 訪問・在宅看護

（1）健康問題・健康支援活動の発端・場所

- Bさんは50代前半の頃，労働目的で来日．飲食店で働きながら，母国にいる家族（母親・娘）へ仕送りをしながら独りで暮らしていた．
- もともと糖尿病があり，徐々に病状が進行して糖尿病性腎症を発症し，人工透析療法が開始された．近所の診療所で週3回人工透析を受けていたが，加齢に伴い通院や日常生活上の困難も見受けられ，診療所より地域の介護支援専門員へ相談があり，対応することとなった．
- 介護保険の認定申請を行い要介護2の認定を受け，週2回のホームヘルパーおよび訪問看護が導入されることとなった．

（2）氏名・年齢・性別・家族構成等

氏名：Bさん
性別・年齢：女性・70代前半
家族構成：独居（母国に家族がいる）
信仰：キリスト教

（3）日本語・母語でのコミュニケーション力

日本語：片言程度は話せるが，難しい言葉は理解できない．ひらがなの読み書きは短文ならば可能．漢字はほとんど読み書きできない．
母語：堪能．簡単な英語も理解できる．母語が話せる相手との会話では，ほぼ母語で会話．

（4）出身地・在日年数および経過・居住地

出身地：東アジア
在日年数：約20年，労働のため来日
居住地：関西地域　B町（総人口約100,000人）
市町村の在住外国人人口：約8,000人

（5）日本での生活・地域社会とのつながり

- 地域のケアマネジャーが担当．
- 地域の診療所へ人工透析のため週3回通院．
- 地域のホームヘルパーが週3回サービスを提供．
- 地域の訪問看護ステーションが週2回サービスを提供．
- 地域の教会

（6）言葉の壁への対応・医療通訳	（7）支援のための社会資源・連携機関
①ひらがなと英語を併記し，イラストを多用したパンフレットを用いて，やさしい日本語で説明する． ②介護保険サービスの説明等が難しい場合には，自治体委託事業であるコミュニケーション・サポーター制度を活用し，母語対応可能な通訳を派遣してもらう．	①地域の居宅介護支援事業所において担当している介護支援専門員 ②地域の訪問看護ステーションの訪問看護師 ③地域の訪問介護事業所のホームヘルパー ④人工透析治療で通院している診療所 ⑤在宅訪問管理栄養士 ⑤地域の教会

（8）健康支援の内容と経過

- Bさんは50代前半の頃，母国から労働目的で来日．もともと糖尿病を患っており，食事療法と経口糖尿病薬により経過観察していたものの，飲食店勤務のため生活は不規則で，食習慣は乱れがちであった．
- 糖尿病の病状悪化により糖尿病性腎症を発症し，週3回の人工透析療法を受けることになった．透析治療で通院している診療所を通して介護支援専門員へ相談があり，要介護2の認定を受け，訪問看護とホームヘルパーによる訪問介護が導入された．

【グッド・プラクティスのポイント】

①やさしい日本語と英語を併記し，イラストを用いて説明方法を工夫するなど，言語面に配慮した対応により理解を促す．
②本人の意向を的確にとらえるために，コミュニケーション・サポーター制度等，通訳に対応可能な社会資源の情報収集を行い活用する．
③病状悪化等の緊急時の連絡体制を整え，不安の解消に努める．
④多機関・多職種と連携を図りながら，母国の食文化・生活習慣に配慮した食事療法と生活支援の方法を検討．
⑤対人援助の行動規範に則り誠実にかかわり，信頼関係を構築していく．

グッド・プラクティス 事例展開

【解説】

　Bさんは来日してから長年飲食店で働き，母国にいる家族へ仕送りをしてきました．糖尿病の病状悪化により糖尿病性腎症を発症し，週3回の人工透析療法を受けることになりました．介護保険の要介護認定を受け，地域の介護支援専門員が担当し，訪問看護とホームヘルパーによる訪問介護が導入されました．近所づきあいはほとんどありませんが，キリスト教信者であり，日曜日は必ず教会に行きます．同国出身者も集まり，そこで交流しながらさまざまな情報を共有しています．

介護支援専門員のかかわり

　Bさんは片言の日本語と簡単な英語は理解できましたが，日本の介護保険制度とサービス内容および利用の手続きについては，言葉が難解のため理解ができません．地域の在日外国人の支援を行っている介護系NPOへ相談し，自治体からの委託事業である無料のコミュニケーション・サポーター制度を活用し，Bさんの母語を話せるサポーターの派遣を依頼しました．Bさん宅へサポーターとともに訪問し，多言語に対応している介護保険サービスの概要がわかるパンフレットを活用しながら，やさしい日本語で説明し同時通訳をしました．それにより，Bさんの体調や生活状況，思いについて理解が深まり，本人の意向をふまえたケアプランを作成することができました．
　Bさんは日本人ばかりのデイサービスを望まなかったため，訪問介護・訪問看護等の訪問系サービスの利用からスタートしました．透析治療への通院には，診療所の送迎サービスを利用することにしました．また，サービス利用にかかる費用について不安を訴えていたため，利用明細を提示しながら，何にどれくらいの費用が発生するのかを丁寧に説明しました．
　Bさんは独り暮らしであり，母国の家族と離れて暮らしていることから，緊急時に困らないように居宅介護支援事業所（介護支援専門員が所属している事業所）と訪問看護ステーションの電話番号を書いた紙を，自宅の目立つ場所に貼っておきました．また，母国の家族の連絡先と連絡方法を把握しておき，その際には介護系NPOよりサポーターを派遣してもらえるよう，申し合わせをしておきました．Bさんは，当初介護支援専門員を「行政機関の役人」と認識していたことから，警戒した様子が見受けられました．やさしい日本語で誠心誠意かかわっていくことで，徐々に打ち解けていき，今では片言ながらも事業所に気軽に電話連絡してくれるようになりました．

訪問看護師のかかわり

　透析治療中は，食事療法および水分制限・カリウム制限を厳重に行う必要があるため，早期に説明を行い，理解を得ることが重要です．Bさんは母国の食文化の影響から，味が濃いものや甘いものを好む傾向があり，なかなか食事療法が守れません．ホームヘルパーが調理しており，訪問看護師から薄味でつくるようお願いしていますが，「美味しくない」と言って，本人が後から味を足してしまうことがありました．訪問看護師は，食事療法を始めとした日常生活で気をつけること，透析の基礎知識，その他Bさんに守っていただきたい事項について，英単語とひらがなを併記してイラストを多く取り入れたパンフレットを作成し，で

きるだけやさしい日本語で説明しました．また，透析治療中ながらもＢさんの母国の食習慣や生活文化に配慮した食事内容について，介護支援専門員を通して「在宅訪問管理栄養士」と連携をとり，支援に入っていただきました．

　日々の体調管理については，診療所から渡された「透析ノート」と「自己管理ノート」をベースにして，Ｂさんが活用できるようにひらがなと英単語を併記したものを作成しました．毎回の透析の記録や定期検査の結果，バイタルサインや尿量・体重などを記録されたりして，自己管理に役立てていました．訪問看護師は，日々の訪問前に想定される言葉や用語を英語およびＢさんの母語であらかじめ調べておくようにしました．さらに，スマートフォンやタブレットで翻訳アプリも活用しながら対応しました．

　Ｂさんは血糖降下薬と降圧剤を服用しており，確実な服薬管理が必要です．はじめは１週間分のみ「お薬カレンダー」に入れていましたが，飲み忘れが多かったため，朝昼晩と寝る前の２日分ずつ，朝に来たホームヘルパーに入れてもらい，訪問看護師が確認することにしました．ひらがな・英語の両方の薬剤名を書いた箱を作成し使用したところ，飲み忘れがほとんどなくなりました．

　対人援助にかかわる援助者の行動規範として「バイスティックの７原則」[注1]と呼ばれる原則があります．アメリカの社会福祉学者のフェリックスＰ・バイスティック（Felix.P. Biestek）が定義した相談援助技術の基本原則です．特に在宅ケアにおいては，対象の国籍や民族・人種を問わず，相談援助に携わる介護支援専門員はもとより看護職や介護職も遵守すべき行動規範です．適切な支援ができているか，まずはこの原則に立ちもどって考えてみると良いでしょう．

注1）バイスティックの７原則
①個別化の原則
②受容の原則
③意図的な感情表出の原則
④制御された情緒的関与の原則
⑤非審判的態度の原則
⑥利用者の自己決定の原則
⑦秘密保持の原則

【李　錦純】

3 地域における外国人女性のDV・生活支援

事例展開 グッド・プラクティス

（1）健康問題・健康支援活動の発端・場所

- Cさんが婚姻してから数年後，夫は仕事をしなくなり，妻の仕事の収入に頼って暮らすようになる．そして毎晩飲酒を繰り返し，酩酊した夫からひどい身体的暴力を受け，包丁を振り回され，命の危険を感じるようになる．
- 友人らの協力を得て，夫に内緒で近隣の地域内にアパートを借り，夫の家から子どもを連れて逃げ出し，別居するようになる．
- その後，地域の教会の信徒に相談したところ，支援団体を紹介され，相談に来るようになった．

（2）氏名・年齢・性別・家族構成等

氏名：Cさん
性別・年齢：女性・30代前半
家族構成：夫，娘2人
信仰：キリスト教

（3）日本語・母語でのコミュニケーション力

日本語：日常会話は問題なくできる．日本語での読み書きもある程度できる．
母語：コミュニケーションに問題なし．

（4）出身地・在日年数および経過・居住地

出身地：東南アジア
在日年数：6年
居住地：九州地域　K町（総人口約750,000人）
市町村の在住外国人人口：約5,000人

（5）日本での生活・地域社会とのつながり

- Cさんは来日前，母国の男性と婚姻していたが別居状態であった．その後，興行ビザで度々来日し，エンターテイナーとして就労しているときに日本人男性と知り合い交際がはじまった．帰国した際，母国で長女を出産し，その後，交際していた日本人男性と婚姻した．長女を連れて日本へ移住し，日本人の夫との間に次女が産まれた．父の出生後の認知により，長女は日本国籍を取得している．
- 日本人の夫から暴力を受け，2人の子どもを連れ，近隣の地域内で別居．
- 婚姻後も夜の飲食店で働いており，日本人とのつながりや，地域の教会を通じて同国人とのつながりもある．

（6）言葉の壁への対応・医療通訳	（7）支援のための社会資源・連携機関
①日本語での会話は問題なく，難しい言葉にはやさしい言葉をゆっくり使って対応した． ②専門用語や法律用語など日本語での理解が難しいときには，カタカナやひらがな，英語を使って筆談した．	①警察の生活安全課（DV相談）や裁判所の保全課（DV保護命令申立） ②弁護士（婚姻無効訴訟，離婚訴訟などの代理人） ③民間アパートの大家，仕事先の経営者や同僚 ④子どもが通う保育所の園長や保育士，小学校の校長や教員

（8）健康支援の内容と経過

- Cさんは不安とストレスによる不眠症などがみられたため，精神科を受診し治療薬を処方された．その後も不安が高まるたびに，Cさんの不安の内容を聞き，話し相手となった．
- 夫の執拗な行動や嫌がらせに対抗して，DV保護命令の申立や関係機関への説明や対応を行う．
- Cさんの希望に沿って，家庭裁判所へ離婚調停申し立ての協力と同行支援．
- Cさんの在留資格を夫の協力なしで定住者に変更申請し入国管理局から許可．また，Cさんの重婚を理由とした夫からの婚姻無効訴訟の提訴に対抗し，弁護士に依頼し，法の適用に関する通則法の「公序の規定」を根拠に夫の訴えの棄却を求めて対抗，勝訴する．
- 勝訴後，子ども2人の親権を母親とする離婚調停を申立て，不成立後に離婚訴訟の提訴を支援し，Cさんの希望通りの「子の親権を得て離婚と養育費等の支払いを受ける」内容で，裁判中の和解により解決に至る．和解後も，養育費の支払いと子どもと父親との面接交流が継続する．

【グッド・プラクティスのポイント】

①相談者の在留経緯や生活状態，夫婦や家族関係，就労関係や地域での親族や友人関係など全般的に把握し，相談者の実現したい願い，優先度のもっとも高い願いが何かを把握する．
②加害者の履歴，加害者の就労状況や経済状況，暴力の背景や動機など総合的に把握する．
③相談者が理解できるようにその願いを実現するためのプロセスや手順，それを妨げる壁となるものが何か，その実現のために相談者が何をしなければならないのか等を丁寧に説明する．
④加害者との力関係を変えていくために，相談者が納得できることを相談者に寄り添いながら，一つずつ一緒に取り組み順番に実現して，問題の解決へ導く．

【解説】

加害者と向き合い，加害者に介入するDV被害者支援

　Cさんは日本人の夫と離婚し，日本で子ども2人と暮らしていくことを望んでいました．そして，仕事をしていたことと，子どもの学校を変えたくなかったため，遠方へ避難することや生活保護を申請して暮らすことを望まず，DV被害者保護施設への入居も拒み，支援団体に相談して，加害者である夫の住む同じ地域内で別居して生活していく選択をしました．夫は警察に捜索願を出し，職場や子どもの学校にも探しに来たため，裁判所にDV保護命令を申立てました．以後，夫は探し回ることはしなくなりましたが，その後もCさんの職場へ連絡したり，Cさんが犯罪にかかわっていると警察へ通報したり，子どもを虐待しているとして児童相談所へ通報するなど，さまざまな嫌がらせを行いました．その都度，関係機関に支援団体として説明や対応することで無効化していきました．夫と別居後，Cさんの在留資格の在留期限が近づいてきましたが，夫の協力が期待できないので，日本人の実子を日本で養育監護していることを理由に定住者への変更を入国管理局に申請したところ許可されました．

　その後，Cさんの希望にそって，家庭裁判所に離婚および子ども2人の親権を妻とすることを求める離婚調停を申立てました．夫は「離婚には応じるが，子ども2人の親権を夫とすること」を主張し，調停は不成立となり，その後，夫は弁護士を代理人にCさんの重婚を理由に婚姻無効訴訟を提訴してきました．夫は婚姻前からCさんが重婚状態にあったことを知っていましたが，Cさんの在留資格を奪い，子どもをCさんから取りもどすのが目的でした．

　入国管理局に相談したところ，「仮に重婚により夫の婚姻が母国での法の適用により無効になっても，定住者の在留資格は取り消されない」ことがわかりました．その結果，「Cさんは在留資格を失わず，夫との婚姻が無効となり，子どもの日本国籍が喪失し外国籍となる」結果となることがわかりました．Cさんも弁護士を代理人に，認められた先例はありませんでしたが，通則法の「公序良俗に反する場合は外国法ではなく日本法を適用する」という規定を根拠に，夫の訴えの棄却を求めて争うことにしました．そして，重婚をめぐって日本で初めて外国人の妻が勝訴する判決の言い渡しが行われました．その後，離婚と子どもの養育費を求める離婚調停を申立て，不成立後に離婚訴訟をCさんが提訴しました．夫が子ども2人の親権を母親とする離婚と養育費を支払うこと，夫には定期的な子どもの面接交流を認めることで和解が成立して，約4年余りに及んだ争いは終結しました．和解後も，前夫は訴訟係争中に就労し定職につけるようになったこと，養育費の支払いと子どもとの面接交流も定期的に継続し，DVなどのトラブルもなくなり，子どもを通じて元夫婦として交流する関係が続き，問題解決となりました．

健康面やメンタル面のサポート

　相談当初は，Cさんは夫が追いかけてくることへの不安，母子だけの暮らしの不安や子育てのストレス等，さまざまな問題が重なったこともあり不眠症状がみられました．そのため，精神科を受診し，睡眠導入剤などの処方を受けました．「夫に子どもを取られるかもしれない」という不安，「日本人配偶者等の在留資格の更新に夫が協力してくれないと在留資格を失い，日本で暮らせなくなる」とい

う不安，そして，当初は支援団体にも隠していた「母国の男性と婚姻後に日本人男性と結婚した重婚状態にあることを夫に知られており，そのことを入国管理局に通報されて日本から退去強制される」ことへの不安がもっとも根強くありました．これらの不安とストレスに対して，医療的な対処だけでなく，相談後の夫の探し回りといや嫌がらせをCさんに同行支援しながら，DV保護命令申立てや関係機関への対応によって具体的に防止しました．また，Cさんの最大不安要因であった在留資格の問題を定住者への変更や重婚による婚姻無効の訴訟での勝訴判決により解決していったことで，Cさんの不安は次第に解消し，Cさんは次第に自信と尊厳を取りもどしていくことができました．

　当初，Cさんは「夫から逃げたい，夫と離婚さえできれば，慰謝料も養育費もいらない」と考えていました．しかし，夫との裁判が長期化する中で，Cさんへは「夫から逃げたいと思って逃げている限り，夫はいつまでも追いかけてくる．むしろ，夫と向き合い，夫に対してDVの責任や子ども養育費や暴力に対する慰謝料など請求して争うことが必要」と話をしていきました．そしてCさんも，不安が具体的に解決していく中で，夫が「怖くて大きな存在」から「もろくて小さな存在」に見えてくるようになりました．

　Cさんは日本語能力もある程度あり，地域の中で協力してくれる親族や友人がいて，就労を継続したり，住居を見つけたり，子ども養育監護もできる等，自立能力が比較的高かったため，支援団体による支援は，DV加害者によるCさんの別居や自立への妨害や日本からの追い出したいという加害者の意図を封じて無効化することで，DV加害者の力を弱体化させることに注力しました．そして，Cさんも争いの過程でエンパワメントされ，当初の加害者と被害者の非対称な力関係は，争いが続く中で次第に対等化し，ついには被害者の力が加害者の力を上回るようになって行きました．このように，相談者の不安やストレスの原因を医療面・精神面だけでなく社会的要因をふまえて見極め，医療面や精神面への支援とともに，社会的要因の解決や生活自立に向けての支援を並行して行うことが必要です．

【中島眞一郎】

母子（女性）保健

1 DV 被害者への看護

グッド・プラクティス事例展開

（1）健康問題・健康支援活動の発端・場所

- 周産期医療機関に性器出血で来院（妊娠初期），その後流産し，処置を受ける．
- 身体に多数の痣があることを看護師が確認し，Dさんとその叔母へDVは犯罪であること，適切な支援を受けられる相談窓口があること，母国語での相談可能時間などを簡単な日本語で伝えて資料を渡した．
- その1カ月後，夫から激しい身体的暴力と強制的SEXを受けたとパニック状態で，Dさんから配偶者暴力支援センター（多言語による相談窓口）へ電話があった．センターのアドバイスを受けて，Dさんは医療通訳ボランティアが利用できる周産期医療機関をただちに受診し，緊急ピルが処方され，暴力によって負った外傷（肋骨骨折と打撲傷）の治療を受けた．
- Dさんの後を追って興奮状態で来院した夫へ，病院はDV被害者を守る体制を整えており，問い合わせには一切答えない等，プライバシー保護の徹底，加害者の入室・面会の制限等，Dさんの安全を守るための支援を行った．さらに，周産期医療機関は医療ソーシャルワーカーと配偶者暴力支援センターとの連携体制をとった．
- 緊急入院中に，Dさんが保護を求めたことから保護命令（配偶者からの暴力の防止及び被害者の保護に関する法律：DV防止法）が発令され，一時保護となった．

（2）氏名・年齢・性別・家族構成等

氏名：Dさん
性別・年齢：女性・20代前半
家族構成：叔母，夫と別居中
信仰：キリスト教

（3）日本語・母語でのコミュニケーション力

日本語：片言程度，読み書きはできない．
母語：コミュニケーションは十分にできる．英語は日常会話程度．

（4）出身地・在日年数および経過・居住地

出身地：東南アジア
在日年数：2年，結婚のため来日
居在地：関西地域 S町（総人口約150,000人）
市町村の在住外国人人口：約1,200人

（5）日本での生活・地域社会とのつながり

- Dさんの叔母は1990年代前半頃，エンターテイナーとして興行資格で在日．
- Dさんは叔母に会うために訪日した際，50代の日本人男性と出会い結婚．結婚当初はDさんの夫から手厚い支援があり母国への送金も定期的にあったが，次第に関係性が悪化した．身体的，精神的，経済的暴力を受けるようになり，母国への送金も結婚後1年未満で途絶えた．

（6）言葉の壁への対応・医療通訳	（7）支援のための社会資源・連携機関
①配偶者暴力支援センター（多言語による相談窓口）を利用した． ②医療通訳ボランティアの支援を受けた． ③Dさんにかかわる支援者が英語や日本語でコミュニケーションを図る場合は，簡単な言葉を用いて根気強く対応した． ③キーパーソンである祖母へ情報提供を常に行った．	①周産期医療機関 ②配偶者暴力支援センター ③医療通訳ボランティア ④医療ソーシャルワーカー ⑤医療情報・DVに関する多言語情報サイト

（8）健康支援の内容と経過

- 身体の痣からDV被害を疑った看護師は，Dさんの怯えた態度や従順すぎる返答からDV被害の確信を持ち，Dさんとその叔母へ対応した．
- 夫の暴力を受けた後に受診した周産期医療機関では，DV被害者への対応に豊富な経験を持つ看護師と医療通訳ボランティアが連携し，Dさんの不安感や恐怖感の軽減と信頼関係の獲得に努めた．また，混乱状態に陥っているDさんの自己決定を支えるために，看護師はキーパーソンである叔母にも積極的なかかわりをもった．そして，一時的に非難する場所が必要と認識し，医療ソーシャルワーカーと医療通訳ボランティアと連携した．
- 周産期医療機関は「DV防止法」に沿って支援を提供し，危険な状況にあるDさんに対し，緊急入院を可能とした．
- 一時保護期間中にDさんは冷静になれる時間をもち，宗教上，離婚が困難であること，夫が猛省しておりカウンセリングを受け始めたことなど叔母から情報を受けて，一時保護期間後は叔母と同居し，日本語習得に向けての努力，工場でパートをはじめた．外国人の女性が集うコミュニティにも叔母と参加するようになり，他者との交流が増えた．夫とは別居中ではあるが，再構築と生活再建計画が立てられる可能性が出てきた．

【グッド・プラクティスのポイント】

①性器出血で受診した周産期医療機関の看護師が，DV被害者であるという確信を持ち，多言語によるDV被害者のための相談窓口の情報を提供したことが支援につながった．
②相談窓口の対応者がアフターピル（緊急避妊薬）に対する正しい情報をもち，医療機関への受診を勧めたことが望まない妊娠を避けること，適切な医療ならびに支援を提供することにつながった．
③暴力を受けた後に受診した周産期医療機関は，情報管理の徹底，女性の生命保護のためと今後に対する自己決定のために必要な環境と情報を提供するために緊急入院を許可したことが，夫からのさらなる暴力を阻止し，確実な支援につながった．
④DさんにはDV被害者に共通してみられる特有の，自身が至らないために夫からの暴力を受けているという自責と自尊感情が低下した状態で自己判断，自己決定が困難である状況であったが，看護師と医療ソーシャルワーカーそして医療通訳ボランティアが連携し，Dさんの置かれている立場が危険な状態にあること，DVによって受けた心身の傷を回復するための環境と時間が必要であることを理解できるように努め，Dさんの想いと意思決定を引き出すことができた．
⑤キーパーソンとなる叔母の支援と切れ目のないDさんの支援が可能になったことで，生活再建への道が開けた．

【解説】

国際結婚の背景について

　2015年度の厚生労働省の統計では，日本における婚姻件数635,156組のうち，国際結婚は20,976組であり国際結婚の割合は全体婚姻件数の3.3％でした．20,976組の国際結婚のうち，夫日本人－妻外国人の夫妻は14,809組で，妻日本人－夫外国人の夫妻が6,167組と日本人男性の国際結婚率は日本人女性の国際結婚率の2倍以上あることを示しています．日本在住外国人女性の多くが国際結婚による定住，永住者であり，一方，離婚率が高いことも特徴として知られています．同じく2015年の厚生労働省の調査結果では，離婚件数226,215組のうち，国際カップルは13,675組で，全離婚件数の中の国際結婚離婚率の割合は約6％となり，結婚件数の3.3％と比較し，高い離婚率を示します．さらに，夫日本人－妻外国人の夫妻の離婚件数は妻日本人－夫外国人の夫妻と比較して約3倍でした．国際結婚の国籍は，妻の外国籍は中国38.7％，フィリピン20.7％，韓国15.3％，タイ6.3％，ブラジル1.9％の順に高く，1995年で34.6％だったフィリピンが2015年では20.7％と13.9％低下しています．国際カップルは，1980年代始めの日本の経済発展に伴う，娯楽を求める風潮の強まりの中，日本国内各地の多くの繁華街にキャバレー，ディスコ，バーを代表とする娯楽施設が次々とつくられ，海外からのエンターテイナーの需要が高まる中，増加傾向を示しました．1980年代以降から「興行」の資格で，エンターテイナーとして若い外国人女性が数年にわたって来日を繰り返すうちに，日本人男性と出会い婚姻関係となり，数年の結婚生活の後に「永住者」になるケースが増加しました．途上国から若い女性が仕事を求め，日本人男性との国際結婚を夢見て入国するケースも多くありました．2004年の米国務省による人身売買批判を受け，興行ビザによる外国人女性の新規来日が厳格化されたことに伴って，日比国際結婚件数は急減を示しました．しかし，事例のように母親や叔母が日本人男性と婚姻関係ある，もしくは婚姻関係にあった，仕事を継続し日本に暮らしている場合，娘や親戚を呼び寄せるケースは多く，二世代以上に渡り日本人男性と婚姻関係になることも現象としてあります．

DV被害を受けた外国人女性の特徴

　2015年厚生労働省家庭福祉課調べでは，過去10年にわたり外国籍の女性がDVで保護される割合は日本人女性の約5倍と高率に発生しており，公的シェルターの利用者数に占める外国籍女性の割合は8.16％[注1]でした．離婚率，DV発生率の高い夫日本人－妻外国人の特徴として，症例のように宗教的・法的背景から離婚が困難であるケース，子どもの親権問題で裁判が長引くケースなどさまざまです．離婚後に在留資格変更ができず在留資格取り消し事由となる，もしくは同意のない離婚届へのサインの要求に応えてしまう，離婚後の生活の確保の手段として生活保護の申請ができないなど，言葉の壁により制度や支援に対する情報・知識の不足に加え，夫から情報操作を受けていることが少なくありません．当事者の抱える問題の共通性として，言葉の問題があるためDVの発生が表面化しにくく，問題を複雑化させて孤立無援の環境に置かれ長期化することが特徴です．病院，警察，家庭裁判所，女性相談センター，児童相談所など，DV被害女性がかかわる機関でDV問題に精通した通訳の存在と関連機関との連携が被害者

注1）
移住労働者と連帯する全国ネットワーク女性プロジェクト：移住女性の民間シェルター利用状況調査報告書．2015．

救済のために大変重要となります．この事例では叔母が当事者の理解者，支援者であったこと，第1発見機関の看護師が適切な説明と情報提供をやさしい日本語で叔母にしたこと，夫から離れることを自己決定できる時間が入院中に与えられたこと，医療ソーシャルワーカーと配偶者暴力支援センターとの連携が医療通訳者を介して進みチーム医療が成立したことから救済だけでなく，自己決定を支える看護が実現したといえます．

外国籍DV被害女性の共通性

①日本語が話せないことによって生活，在留資格を夫に依存している場合が多いためDV被害女性に理解と対応経験のある支援者と通訳者がキーパーソンになります．

②DV被害女性への支援や倫理に対する研修を受けた通訳者の養成も今後重要になります．

③日本国内にコミュニティを持っている，もしくは1980年，1990年代に来日した親族，知人の支援を得られることが多いため，個人的な支援にとどまらず当事者の家族，知人とも連携することが可能なケースが多いです．

④本人がDV被害者であることを自覚しておらず，被害を長期に渡り受け，被害者は自尊感情の低下，精神疾患の罹患によって現状から抜け出す力を奪われていることも多く，根気強く情報を提供することや失敗しても何度でもチャンスがあることを伝え，エンパワメントすることが重要です．時に精神科受診が必要な場合もあり，十分な理解と母国語での説得が受診や支援を獲得するための自己決定につながります．

⑤来日した女性が自国の子どもを呼び寄せる（呼び寄せ子）ケースが多く，次世代に及ぶDV被害の連鎖が生じることも少なくありません．DV以外にも，子どもがいじめや不登校になることも多く，進学を断念するケースも少なくありません．保育園，幼稚園，小学校をはじめ集団の場でのDVの発見と支援の機会が子どもたちの救いになることがあります．

⑥母国の家族への経済支援，扶養義務を担っている女性や，子どもがいない，あるいは親権者ではない場合，定住者変更の要件は婚姻期間が3年必要である等の理由のために，継続するDVに耐え，DVが表面化しにくい一面があります．複雑な背景と被害女性の個別性を理解し自己決定を支えられる支援者が不可欠です．

⑦国際結婚が対等な関係上で成立しておらず，結婚の動機には，親の介護のための結婚や死別，離婚後の再婚など日本人男性の都合によって夫婦関係が成立しているケースが多く，DVの被害を受けやすい状態にあります．次世代へDVの被害を拡大しないためにも啓発が非常に重要です．

⑧厳格な日本の規則や時間厳守に対して適応することが難しく，被害女性が自立支援を自己中断したり，保護施設から夫のもとに帰るなど支援の継続が困難となることも少なくなく，新たな環境への適応に支援の必要性があります．

【酒井ひろ子】

2 赤ちゃん訪問指導

事例展開 グッド・プラクティス

（1）健康問題・健康支援活動の発端・場所

- Eさんは長男を出産したが，病院より自治体へ「退院直後からEさんが不眠に悩まされている」と，連絡があった．
- 外国人家庭への赤ちゃん訪問で連携協力を図っている地域国際化協会よりEさんへ連絡し，自治体の保健師と地域国際化協会のスタッフ（言語・文化通訳として）がEさんの家庭を訪問することになった．

（2）氏名・年齢・性別・家族構成等

氏名：Eさん
性別・年齢：女性・30代前半
家族構成：夫，息子
信仰：イスラム教

（3）日本語・母語でのコミュニケーション力

日本語：あいさつと買い物時の会話ができる程度．ひらがな・カタカナを書くこと，読むことができる．読むことは単語レベルで，文章の読解は困難．英語は日常会話程度できるが，病院や行政での保健関係の手続きの際の窓口でのコミュニケーションには不安があり，細かな点は夫を介しての英語でのコミュニケーションとなる．
母語：家庭での会話は母語．

（4）出身地・在日年数および経過・居住地

出身地：南アジア
在日年数：2年半
居住地：九州地域　K町（総人口約740,000人）
市町村の在住外国人人口：約4,500人

（5）日本での生活・地域社会とのつながり

- Eさん家族は戒律上，豚肉とアルコールを口にすることができない．ハラール（イスラム・ルール）に順守した牛肉・鶏肉を使ったレストランは日本では少ないため，ほとんど食事は自炊であった．
- 普段は毎食の準備に追われる生活であった．大学院留学生の夫の休日は，家族や在住の自国出身者とのコミュニティ活動が主体で，自治会等の身近な日本人コミュニティとのつながりが希薄であった．

（6）言葉の壁への対応・医療通訳	（7）支援のための社会資源・連携機関
①自治体にはEさんの母語で通訳ができる者はいない．Eさんに確認し，英語でのコミュニケーション対応となった．英語が母語ではないため，簡単な英語表現を使うことを心がけ，ゆっくりお互い理解できていることを確認しながら会話を進めた． ②英語が母語でないため，夫にも同席してもらうことで理解度の向上となり，母子状態の客観的様子を知ることができた．家族の同席は，行政による赤ちゃん訪問制度がない外国人の不安な気持ちを和らげる効果もあったと考える． ③予防接種の種類やスケジュールは，あらかじめ書面で準備し，具体的に書き込みながら説明した．	①Eさんの在住地域では，保健師が出産した外国人家庭に赤ちゃん訪問をする．その際，言葉や文化の違いから保健師だけでは十分なコミュニケーションを取ることができない場合，自治体に従事する国際交流員（英語，中国語，韓国語，ドイツ語）の同行，あるいは地域国際化協会より通訳者を派遣することになっている． ②地域国際化協会では他組織と共同で医療通訳ボランティア養成講座を実施し，協定している病院へ医療通訳ボランティアを派遣する制度を運用している．

（8）健康支援の内容と経過

・Eさんの場合，息子の夜の授乳や夜泣きで熟睡できず，不眠状態が続いていた．息子が寝入る日中は食事の準備や住んでいるアパートの隣のビル工事の音で，ゆっくり休めていないこともが判明した．
・息子の成長に合わせた昼型への生活リズムの移行へ，例えば適度な日光浴等の提案を行った（特に，ビル工事のため，昼間もカーテンを閉め切り部屋が暗かった）．
・時々日本語ボランティアに来てもらい，話し相手や息子の面倒をみてもらうことで，Eさんが少しでも休め，気が晴れる手伝いをした．

【グッド・プラクティスのポイント】

①外国人家庭に寄り添う支援（言語・文化・習慣の違いへの配慮）．
②保健師（行政），地域国際化協会，医療通訳ボランティア，日本語ボランティア等，多様な連携．

注1）母子保健法（新生児の訪問指導）
第十一条　市町村長は，前条の場合において，当該乳児が新生児であって，育児上必要があると認めるときは，医師，保健師，助産師又はその他の職員をして当該新生児の保護者を訪問させ，必要な指導を行わせるものとする．ただし，当該新生児につき，第十九条の規定による指導が行われるときは，この限りでない．
2　前項の規定による新生児に対する訪問指導は，当該新生児が新生児でなくなった後においても，継続することができる．（http://elaws.e-gov.go.jp/）

注2）IoT
Internet of Things．さまざまな物がインターネットにつながる仕組みのこと．

注3）
一般財団法人自治体国際化協会多言語情報ツール：http://www.clair.or.jp/j/multiculture/tagengo/teikyou.html，多言語音声翻訳アプリ（ボイストラ）：http://voicetra.nict.go.jp

【解説】

　赤ちゃん訪問とは，生後4カ月までの赤ちゃんがいる家庭を保健師・助産師等が訪問し，子育てに関する情報提供をしたり，育児で困っていることがあれば相談を受けたりする事業で，正式には，厚生労働省の所管する母子保健法第十一条[注1]に規定されている「新生児の訪問指導」のことです．名称や申込方法は，自治体によって異なりますが，担当者が出生届と同時提出の出生連絡票に記載された連絡先に連絡することになっています．また，訪問時期は概ね生後2～3カ月です．

赤ちゃん訪問と外国人家庭

　赤ちゃん訪問は，母子健康手帳，乳幼児健康診査，予防接種等とともに，日本が世界に誇れる母子保健制度であり，国連が2030年のめざすべき未来に向けた持続可能な開発目標の目標3「すべての人の健康と福祉を」を具現化する行政サービスといえます．

　しかしながら，外国人家庭への赤ちゃん訪問を効果的に行うには，言語，文化や習慣の違いを配慮する必要があります．例えば，予防接種は，各国により接種するワクチンの種類，定期接種と任意接種，投与方法（注射器と経口），接種スケジュールと回数，経費負担（有償と無償）が異なります．また，留学生の家族等，数年で母国へ帰国する可能性がある場合は，在日中の予防接種計画を綿密に計画したり，将来の居住計画を加味しながらの情報提供が必要になったりします．

　赤ちゃん訪問で外国人家庭を訪れる際の根本的な課題となる前述の言葉の壁および文化の壁への対応で求められることについて解説をするとともに，外国人を情報弱者として置き去りにしない社会づくりに必要なつながりについて，次の通り考察します．

言葉・文化の壁への対応

　言葉の壁について，滞在年数が長く日常生活では困らない在日外国人でも，行政から届く漢字が多くあまりにも細かく記載された乳幼児健康診査や予防接種等の書簡は解読が困難です．赤ちゃん訪問時に保健師の話す睡眠（寝る），母乳（おっぱいのみるく）等，日常生活では使用しない言葉に戸惑ってしまいます．また，英語での通訳対応を考えると，日本全体の在日外国人数238万人（2016年12月現在）に対して，その80％以上はアジア出身で英語が第一言語ではないため，専門的な単語（お腹：abdomen ⇒ stomach，心臓：cardiac ⇒ heart）を辞書で引くより平易な単語を使ったり，状況を説明したりした方が理解しやすいことがあります．最近は，IoT[注2]の進歩が目まぐるしく活用できるツールが多くあります[注3]．

　文化の壁では，外国では行政が赤ちゃん訪問を行うことがないため，赤ちゃん訪問が外国人を差別しているとの勘違いされることがあります．赤ちゃん訪問の目的が外国人家庭に正しく理解されることで，より効果的な実施をすることが大切です．特に，子育て経験がある母国の家族から離れ日本での子育ては，母親にとって不安なことばかりです．イスラム教徒の場合，動物由来成分の粉ミルクは教義上与えられません．インターネットで現地の家族に教えてもらった粉ミルクや食材は最寄りのお店でみつかりません．対応として，数種類の粉ミルクの成分

を栄養士に調べてもらい，英語で説明した事例がありました．また，子どもが母乳を飲まず，母親が無理矢理飲ませようとした場合では，母親の精神不安定が続き，医療通訳支援を継続しました．

外国人を情報弱者として置き去りにしない社会づくり

　出産後，外国人家庭の母親は，事例のEさんのように出産後不眠に悩まされるなど精神的な不安を抱えている場合が多く，原因の1つに普段の生活で地域コミュニティとの関係が希薄で家の中に閉じこもりがちになっていることが考えられます．

　赤ちゃん訪問時には，地域の子育て教室やサークル等，母子で一緒に参加できる機会を紹介していますが，多くの場合，一度は参加しますが，継続的なつながりにはなっていません．回りの日本人とのコミュニケーションが取れず，プログラム内容についていけない状況があるようです．

　もし集まりで参加者同士が知り合い，スーパーや薬局で会った時に気軽に挨拶できるような関係づくりができれば，普段から交流や会話が増え外国人の抱える不安解消につながるのではないかと考えます．外国人にとって生活で必要な日本語を学ぶ機会となり，受け入れる日本人側にとっても新しい地域の発見や地域の良いところ・改善すべきところを振り返る機会となることが期待できます．このためには，日本人側が外国人にわかりやすい日本語を学ぶ必要があります．短文であったり，ゆっくり話したり，専門的な単語は具体的な状況がわかるように言い換えたり，ジェスチャーを入れたり，さまざまな方法があります．

　取り組み例として，同じ地域の日本人・外国人が集う「日本語教室」があります．「地震が起きたらどうする？」「ゴミの出し方」「地域のお祭り」等，身近で生活に密着したテーマで，会話を中心にした支え合う関係づくりを目的にしています．

　赤ちゃん訪問の担い手である保健師は，普段から自治会，民生児童委員と連携を図っており，赤ちゃん訪問や地域催事を通して，日本人，外国人をつなげる重要な役割を担っています．外国人は地域で日本人とつながることで地域を支える存在にもなりうるのです．地震のときは，ムスリムの方が被災地でペットボトルの水を配り回ったり，留学生が避難所で子どもと英会話教室を開催したり，被災者を勇気づける活動をしていました．

　ますますグローバル化が進展する中，立場の弱い人々を地域全体で支えていくことが重要であり，すべての家庭で安心して快適に子育てができることは基本です．赤ちゃん訪問では，本事例のように外国人特有の課題を見据えた対応が重要であり，保健師と同行する言語・文化通訳者との連携が必要になります．さらに，赤ちゃん訪問時だけでなく，普段から外国人を一方的に支援される側と捉えるのではなく，地域で日本人・外国人が同じ住民として，一緒に活躍できる多文化共生社会をめざしていく視点が大切です．

【八木　浩光】

3 周産期における母子看護

（1）健康問題・健康支援活動の発端・場所

- 破水と腹痛で，近隣の病院を受診したが断られ，救急車で搬送され中規模病院を受診，NICU管理が必要なため周産期医療施設に転院を余儀なくされた．
- 妊娠には気づいていたようだが一度も妊婦健診を受けておらず，現在の妊娠週数が不明．
- 診察の結果，妊娠7カ月くらいと判明，児の推定体重は約1,000gである．
- 来院時，陣痛が始まっており分娩が進行している．
- 早産になることは確実で，分娩経過次第では帝王切開になる可能性がある．
- 医療処置のインフォームドコンセント，情報提供，帝王切開の承諾についての意思疎通が困難であった．

（2）氏名・年齢・性別・家族構成等

氏名：Fさん
性別・年齢：女性・20代後半
家族構成：独身
信仰：不明

（3）日本語・母語でのコミュニケーション力

日本語：Fさんはごく簡単なあいさつ程度の日本語，パートナーは日常会話程度で，2人の共通語は片言の日本語である．
母語：Fさんとパートナーは，互いの国の言葉はまったく理解できない．

（4）出身地・在日年数および経過・居住地

出身地：東南アジア
在日年数：1年未満
居住地：関東地域 S町（総人口約300,000人）
市町村の在住外国人人口：約42,000人

（5）日本での生活・地域社会とのつながり

- 観光ビザで入国，自国関係のレストランで働いていたが，現在は無職．友人（同国女性）と同居している．日本人の知り合いはいない．
- 現在妊娠しているが，妊婦健診を受けていない．
- 子どもの父親であるパートナーは他のアジア人で，留学生である．学生ビザで入国し，自国の親からの仕送りとアルバイトで生活している．
- Fさんは，すでにビザの期限が切れており，パスポートは勤務先で没収されてオーバーステイ状態．本当は「やくざやさんにとられた」と言っていた．

（6）言葉の壁への対応・医療通訳	（7）支援のための社会資源・連携機関
①簡単な単語を使って対応． ②絵や図を活用し，NICUの写真を見せる． ③夜間で，分娩が進行していたため医療通訳の手配はできなかった．	①地域担当保健師 ②病院の医療ソーシャルワーカー

（8）健康支援の内容と経過

- Fさんは観光ビザで入国しているが，目的は就業で日本の違法ブローカーが関与していた．状況を理解できないまま働かされパスポートをとられ，結果オーバーステイに追い込まれた．
- パートナーは学生ビザで在留資格があり，Fさんの精神的な支えになっている．
- 初めての妊娠で知識もなく，受診行動に至らなかった．突然の破水と腹痛で初めて病院を受診した．早産の可能性が高いため，NICUのある病院に搬送された．
- 来院時は言葉が通じないことに加え，どういう医療を受けるのか，自分と胎児がどうなってしまうのか，不安は恐怖に近かったかもしれない．
- 分娩が切迫していること，早産になってしまうことの意味が理解できなかったようである．
- 帝王切開になる可能性について，Fさんからもパートナーからも同意が得られず，最善の医療が受けられない状況であった．
- 結果的に経腟分娩で児は出生し，NICUに入院となった．
- Fさんの産褥経過は良好で，産後4日目に退院，児はNICUに約3カ月間入院した．

【グッド・プラクティスのポイント】

①Fさんの不安軽減に努めた．やさしく簡単な単語を使い，状況をパートナー同席で一緒に説明した．
②病院は安全であること，日本人と同じように医療を受ける権利があることを説明した．
③分娩当日は個室を確保し，パートナーに付き添ってもらった．
④児がNICUで長期入院になるため，受け持ち看護師を決め，Fさんとパートナーと信頼関係を築いた．
⑤経済的不安に対して，医療ソーシャルワーカーが行政に積極的に働きかけ，入院助産の適応，未熟児養育医療の医療費助成を獲得できた．

【解説】

支援の経緯

本事例は，未受診でオーバーステイ（非正規滞在）の外国人という社会的問題に加え，切迫早産という周産期医療上のリスクを伴った事例です．救急車で搬送されたケースでは緊急性が高く，短時間で判断しなければならないことがほとんどです．これが日本人であっても，社会的ハイリスクで対応に苦慮する事例になるでしょう．

対象を理解するということ

未受診の外国人ということで，医療費の支払い能力がないと捉え，時に受診や入院の受け入れを躊躇したり，どの程度の医療を提供すべきか判断に迷ったりすることもあります．個別性を重視しニーズに対応することを看護の基本で習ってきたにもかかわらず，「母国に帰ってお産すればいいのに」といった発言を耳にすることがあります．

オーバーステイのＦさんを違法な出稼ぎ労働者とレッテルをはり，無権利状態と認識してはなりません．女性の社会的状況が次世代の子どもの人権に大きく影響してしまうことを考えなければなりません．つまり，大人の都合で子どもに不利益が及ぶようなことになってはなりません．ましてや命が脅かされるようなことは避けなければなりません．

初めての出産では，自国においてさえも不安を伴うライフイベントではないでしょうか．この大切な産みの場にあって，国籍や文化の多様性，母子の特殊な状況を理解し，受け入れることは，看護の大前提です．

すべての女性はリプロダクティブ・ヘルス／ライツ（第１章，p.6参照）の理念のもとに，安全に妊娠出産することができ，健康に子どもを育てることができるための適切なヘルスケアサービスを受ける権利を有しています．この理念を持ち，目の前の対象者とどう向き合うか，母子をどう支援するか，この基本姿勢に立ちもどることです．

最善の医療を提供するということ

救急車で搬送されるという危機的な状況の中，２人が現状を理解し，提供される医療や分娩方針に関して医療者と話し合うことは，困難を要することがわかります．

分娩が進行していく中，児の状態によっては帝王切開になる可能性を説明し，同意を得ようと試みましたが，パートナーは経済的問題を理由に固辞しました．「帝王切開は困る．お金が払えない．赤ちゃんのことは仕方ない」と言います．Ｆさんはパートナーに従うしかありません．非正規滞在の場合，保険に未加入なため，行政の社会保障がどこまで適応されるのかと，未払いを心配してしまうのです．助かる命を前にして「手術代や入院費は気にしないで安心して医療を受けましょう」と自信をもって言えるでしょうか．

自治体により適用の有無の判断は分かれるところですが，在留の合法非合法にかかわらず日本の母子保健法が適応されている都市もあります．人道上の必要性を持って，自治体が一部，医療費を負担している現状です．入院助産，未熟児養育医療はオーバーステイでも適応されるのです．

このような外国人医療に関する基本的な情報や制度の知識は必要です．母子ともに最善の医療が受けられるように，これらを前提とした対応能力も看護実践能力といえるでしょう．

意思疎通の手段

事例は，お互いの母国語が理解できず，片言の日本語でコミュニケーションをとっていました．当然，医療者とも日本語で意思疎通をはかるしかありませんが，片言の日本語では現状を説明してもなかなか理解できないようでした．そこで図を描き，ジェスチャーで指し示し，2語文でコミュニケーションをとるようにしました．「腹痛」や「未熟」と言った熟語を使わず，2人がわかる単語を探しながら話しました．二重否定表現を使わず，主語と述語をはっきりと伝えて，説明を続けました．

心身の問題が複雑で深刻化した場合は，母語で正確に伝えることは不可欠となってきますが，Fさんが「安心して医療を受ける，任せようと思う」気持ちになるには，言葉の問題だけではありません．看護者が母子の安全を第一に考え，あなたを支援する専門職だという姿勢を示していくことが大事で，それは非言語的コミュニケーションでも伝わります．そばにいる，手を握る，安心させるなど，どれだけ相手に思いを伝えたいか，寄り添えるかが，コミュニケーションの基本となります．

パートナーは，医療者の姿勢を感じとり，「お金のことが解決できれば本当は，赤ちゃんにとって一番いい方法がいい．必要だったら帝王切開してほしい」と言った内容のことを伝えてきました．結果的に経腟分娩で約1,000gの赤ちゃんが生まれ，児はNICUに入院となりました．

多職種連携

Fさんの産後の経過は順調で4日目で退院となりました．入院中から地域の保健師と連携し，母子健康手帳を交付してもらい，また出生手続き，外国人登録もすることができました．医療ソーシャルワーカーの積極的な働きかけもあり，懸念していた養育医療，入院助産制度が適応され，高額な医療費の支払いの心配はなくなりました．本人負担額が最小限に抑えられ，パートナーが支払えることになりました．このような社会保障に関する手続きは，多職種との連携なくしては実現できません．

外国人支援に必要な母子保健サービスの制度，社会的資源の活用について，また外国人支援団体など居住地域の具体的な情報提供ができる専門家の存在は不可欠です．院内の医療ソーシャルワーカー，社会福祉士，医療相談担当者などを活用して，すぐに対応すること，地域の関係機関と連携することが必須です．

Fさんの出産から3カ月後，児が退院の日を迎えました．退院時はパートナーと3人で産科病棟にあいさつに来られ，日本への感謝の言葉を涙ながらに話してくれました．また，パートナーの母国に一緒に帰ること，これから入籍することも嬉しそうに話してくれました．

周産期医療における母子保健の問題は，妊娠している当事者女性一人の問題に留まりません．次世代の子どもの健康と将来にまで影響する問題です．退院後の地域社会とのつながりや生活を考えて，母子とその家族を支援することが大切です．

【石川　紀子】

4 地域における子育て支援

事例展開 グッド・プラクティス

（1）健康問題・健康支援活動の発端・場所

- Gさんが母国から呼び寄せた上の子どもが，小学校5年生になる頃から登校拒否をするようになった．家では母親のつくった食事を一切食べず，父親が不在の時には，暴れてものを破壊するようになり，それがエスカレートしていくようになった．
- Gさんは上の子どもが問題を起こすことに責任を感じ，子どもにも厳しく対応するだけでなく，自分のストレスの矛先を下の子どもにも向けるようになっていく．
- そのことを家庭訪問で知った小学校の担任の先生が，子ども家庭センターに連絡をし，Gさん親子の相談をした．

（2）氏名・年齢・性別・家族構成等

氏名：Gさん
性別・年齢：女性・30代前半
家族構成：夫（日本人），子ども2人（上の子どもは前夫との子，下の子どもは夫との子）
信仰：不明

（3）日本語・母語でのコミュニケーション力

日本語：簡単な会話ができるが，読み書きはできない．
母語：夫は母語が少し話せ，上の子どもとの会話は母語であるため，家の中では母語を使うことが多い．

（4）出身地・在日年数および経過・居住地

出身地：東アジア
在日年数：4年，国際結婚で来日
居住地：関西地域　A町（総人口約405,000人）
市町村の在住外国人人口：約52,000人

（5）日本での生活・地域社会とのつながり

- 母国で10代のときに結婚して一児をもうけたが離婚．その後，現地で働いていた日本人男性と結婚し来日．その際，第一子は母国の両親に預けた．1年後，日本で出産し，生活が落ち着いたので，第一子を呼び寄せた．
- A町は海外から帰国する児童生徒も多く，海外から来る子どもの受け入れについての実績があり，子どもは学齢通り小学校4年に編入することができた．
- 貿易関係会社に勤める夫は，Gさんの母語も少し理解することができる．協力的だが仕事が忙しいため家を空けることも多く，家のことは子育ても含め妻任せの状態．近くに夫の親族・知り合いもおらず，同国出身者と出会う機会もない．

（6）言葉の壁への対応・医療通訳	（7）支援のための社会資源・連携機関
①子ども家庭センター ②国際交流協会（多言語相談サービス事業，多言語スタッフへの相談） ③子ども家庭センター相談への通訳派遣の要請	①国際交流協会 ②保育サービス付きの日本語教室 ③地域図書館（保健センターを含む複合施設）の外国人親子参加型日本語教室

（8）健康支援の内容と経過

- 子ども家庭センターの相談員は，まずGさんの居住する自治体の国際交流協会多言語相談サービスに問い合わせをした．同国の多言語相談スタッフは，出身国にはこのような窓口がなく，相談すること自体を不安に思うかもしれないので，まずはGさんに子どもがこうした問題を抱えた場合に利用できる制度や施設があり，無料で利用することができることを説明することが必要だと教えてくれた．
- 子ども家庭センターは，Gさんの相談日に通訳が必要だと判断し，自治体の制度を利用して，多言語相談スタッフの派遣を依頼した．スタッフはGさんの孤立した状況を理解し，国際交流協会で行っている保育サービス付きの日本語教室や，地域の図書館で開催されている情報交換のイベントを紹介した．
- Gさんは子ども家庭センターで上の子どもの相談を続けるとともに，下の子どもを連れて日本語教室に通ったり，情報交換のイベントに参加するようになった．情報交換のイベントを通して，Gさんは日本人の母親も自分と同じような不安や悩みを抱えていることを知り，今までの不安や自責がなくなっていき，子どもに当たることもなくなった．
- 上の子どもも子ども家庭センターの相談員と協力しながら解決に向けた努力が続けられ，児童支援施設に行くことになったが，子どもが頑張っていると前向きに捉え，Gさんは日本語教室で知り合った外国人が働いているお店でパートとして働くことになった．
- 現在でも情報交換のイベントに顔を出して，日本での子育てをする外国人女性にいろいろなアドバイスをしたり，在日同国人母親のSNSグループに情報を発信したり，国際交流協会の派遣で小学校に母語や文化を教えに行ったりしている．

【グッド・プラクティスのポイント】

①子ども家庭センターの相談員が，通訳を要請する前に，同国の相談スタッフに本国の事情（制度や文化の違い）などを聞いた上で通訳を要請した．
②多言語相談スタッフが，本人が孤立や不安の中で問題を抱えることを理解した上で，本人にとって社会資源となるさまざまな機会（ネットワーク）につなげたこと．
③言語的・文化的マイノリティの立場にある外国人を被支援側に置き続けるのではなく，自立して地域社会に参加・貢献できるような仕組みがつくられていること．

注1）周縁化
周縁とは中心と対をなす概念で，周縁化とは，一定の枠内・域内の中で中心から見た外縁部に追いやられることを指す．社会においては，少数派やマイノリティなどより弱い立場にある人々が，そのような場に置かれやすいとされる．

【解説】

本事例の国際交流協会は，1990年代前半より市の出捐金によって，市の施設である国際交流センターと共に自治体国際化の拠点としてつくられた第三セクターです．特に社会で周縁化[注1)]されがちな外国人の女性と子どもを中心とした，外国人のための「居場所づくり」を公的施設につくるという活動を行ってきました．

同協会では，外国人の「子どもの居場所」「おとなの居場所」として機能するためのさまざまな事業が展開されてます．おとなに対しては，週1回9言語による「多言語による相談サービス」や「DVホットライン」の提供があります．そこでは，特に外国人女性の出産，子育て，DVなどの相談ができる体制を多言語スタッフの育成（外国人女性で日本社会での生活経験を積んできた元当事者に，単に通訳としてだけでなく，専門の相談員のもとで相談者をエンパワメントする役割を担う）とともにしてきました．

また，地域住民グループによるさまざまなスタイルでの「にほんご活動」，子育て中の親を活動に参加しやすくする「多文化子ども保育」，地域図書館で開かれる「おやこでにほんご」などがあります．子どもに対しては「子ども日本語教室」「学習支援」など，若者に対しての事業も含め，日本社会で生きていくために必要な力をつけたり，自己肯定感が持てる機会がつくられています．

特に，地域の3つの図書館で外国人と日本人が親子で交流する「おやこでにほんご」は，図書館が，子どもの読書推進をはかろうとした時に外国人の子どもが読書環境から遠いことを認識し，積極的に外国人親子の活動を支援するというスタンスにたったことから可能になりました．

参加者たちの力で継続されて15年近くになり，子育て期間の短さを思うと，これだけ継続できているのは当事者たちからのニーズがあるからだといえます．外国人女性にとって，公的施設に行くこと＝日本語の読み書きができることが前提で，回避しがちですが，地域の図書館がこのような場を開いてくれることは，大きなことですし，是非全国さまざまな地域でも広げたい活動です．

当事者の置かれた立場を理解する

本事例のような国際結婚の増加は周知の通りですが，日本人男性との新しい家庭を築きながらも，出身国に残してきた子どもを呼び寄せることは少なくありません．子どもは母親と再統合を期待して来日しますが，言葉をはじめとし，適応することを求める日本の学校生活と，義父や小さいきょうだいのいる新しい家庭の中で自分の位置どりがうまくできないことは起こりうることです．特に10代半ばの思春期と重なれば，メンタルリスクも高くなることは十分考えられます．さらに，日本人父の両親などが同居しているとき，母親も含めて事態はより複雑になります．

本事例のGさんは，来日後の出産，子育て，子どもの呼び寄せというたくさんの難関を越えなければならない中で，自分の呼び寄せた子どもへの自責の念もあり，孤立もしており，八方塞がりの状況でした．学校の先生が子ども家庭センターにつないだときに，相談員がGさんの置かれた立場を十分理解して，国際交流協会の多言語スタッフに相談し，通訳としてくることを要請したことが大きなポイントといえます．

1つには，通訳を呼べばそれで事足りると思わなかったことです．DV被害者のケースにもよくあるのですが，あまり話したくない自分の状況を施設によって通訳が変わるため，違う通訳者に何度も話すことで二次被害が起こるということもありえます．また，日本人にとっては相談や救済を求める施設や窓口であっても，特に日本語の読み書きができず日本の制度や法律に親しみがない外国人にとっては，知らないことへの不安の方が大きいこともあります．通訳よりも，まず自分が安心して話せる，ピアとしての多言語スタッフに出会えたことがその後のGさんのエンパワメントにつながっていきます．

地域社会で生きていける資源を得る

　多言語スタッフがGさんに紹介した情報交換をする図書館のイベントは，日本語教室というわけではなく，Gさんと同じように地域で孤立していた外国人親子もそうですが，転勤などで地域に馴染みにくい日本人親子や，海外で同じように孤立した経験をした日本人親子も参加しています．参加した人々でおしゃべりをしたり，料理をつくったり，互いの文化を知り合う活動が中心で，Gさんはその中で，日本で子育てする外国人だけなく，日本人の母親も自分と同じような不安や悩みを抱えていることを知り，今までの不安や自責がなくなっていきました．Gさんは支援をされるというより，情報を交換し，自分が地域社会で生きていける資源を得る場として利用できるようになりました．また，情報交換のイベントを行う図書館は保健センターを含む複合施設で，職員も日本で子育てする外国人の母親がいることを意識しながら活動しています．

　最終的には上の子どもが施設に行くということになるまで，たくさんの葛藤があったことは想像できます．しかしその過程の中で，自分もパートで働きに行くようになり，職場での手順を覚えるために日本語の読み書きも努力しています．しばらくして職場に慣れると，「〇〇ちゃん（第一子）が頑張ってるから，お母さんも頑張る」と，笑顔で近況を伝えてくれるようになりました．さらに，多言語スタッフが運営している在日同国人母親のSNSグループ（100人近い登録）にも登録し，自分自身の経験を新規来日のお母さんに発信したり，国際交流協会の事業の一環として市内の小学校に行って小学生に母語や文化を教える活動も始めています．学校の教壇に立つことなどは考えられないことでしたが，他のお母さんがすでに活動したときのパワーポイントや教材を伝えてくれたので，無事教えることができました．小学校に教えに行っているということを聞いた夫が尊敬の念で自分を見てくれたことも嬉しかったと言っています．

地域における子育て支援

　こうしたGさんの姿を見ると，普段日本社会側が奪っている力を如何に地域とつながって取りもどしていくのかということが大切だということがわかります．Gさんのような人々が生きやすい社会に少しでも地域が変わっていくこと，それが地域における子育て支援でしょう．こうした活動が増えれば，自分と同じ状況に置かれた人々を助ける側に回る外国人も増え，より暮らしやすい地域に変えていくための方向も出てくるのではないでしょうか．それこそが「共に生きる」地域づくりではないでしょうか．

【榎井　縁】

5 小児医療・予防接種

グッド・プラクティス 事例展開

（1）健康問題・健康支援活動の発端・場所

- 病院の予防接種予約外来に，Hさんは生後6カ月児とその祖母らしき女性を帯同し来院した．自費接種を希望しており，母子健康手帳も不所持であったため，「自治体の窓口に連絡すれば，接種費用は無料になりますよ．」と伝えたところ，一瞬眉間にしわがより，困った表情になった．祖母の表情もこわばるのが確認できた．その直後，「自分の国に帰省する関係で，早めに接種を終わらせておきたいので，自費でお願いします」と伝えて来た．
- これまでのワクチン接種歴は一切ないということを口頭で確認した上で，「児を感染症から守るには，今後は定期的な接種が必要である」旨を説明した．

（2）氏名・年齢・性別・家族構成等

氏名：Hさん
性別・年齢：女性・20～30代
家族構成：夫，夫の母，娘

（3）日本語・母語でのコミュニケーション力

日本語：問診票には「はながでている」と，ひらがなで記入している部分もあったが，自費での接種の希望の確認も，通常通りに成立しており，コミュニケーションはスムーズである．

（4）出身地・在日年数および経過・居住地

出身地：東アジア
在日年数：不明だが，コミュニケーションに必要な日本語を習得しており，帯同して来た予防接種対象児の祖母らしき女性を「お母さん」と気遣うなどの様子から，数年の在日年数は経過していると推測された．
居住地：関東地域　B町（総人口約600,000万人）
市町村の在住外国人人口：約30,000人

（5）日本での生活・地域社会とのつながり

- 帯同して来た70代と思しき祖母らしき女性は「Hさん」と呼び，呼ばれたHさんは「はい，お母さん」と応対する関係が成立していた．
- 予防接種の自費接種用問診票には夫と思われる男性の氏名で，同意がサインされていた．したがって，Hさんの氏名一切は不明である．

（6）言葉の壁への対応・医療通訳	（7）支援のための社会資源・連携機関
①コミュニケーションの問題は生じなかったが，ときどき「わかりました」と言っていながら説明内容がまったく伝わっていない事例も過去に経験していたため，祖母にも理解できるようにゆっくりと説明を行った．	①病院の医療ソーシャルワーカーに相談し，支援を求めた． ②すべてのワクチンを接種できる機関は，当時地域に1カ所しかなかったため，その施設名も印刷して手交した． ③日本語ではあったが，予防接種に関する注意事項をまとめた印刷物（院内で独自作成）を手交した．

（8）健康支援の内容と経過

- 超過滞在の母が事実婚の状態で出産した可能性もあると推測し，児への必要なサポートをいくつか考えたが，まずはワクチン予防可能感染症を確実に接種する必要性を鑑みた．そのためには，再来院してもらうことが必要だったため，信頼関係を築き病院側を信用してもらう必要があった．
- 帰省先でもワクチン接種記録等を保管・確認してもらうために，多言語の母子健康手帳を入手するようアドバイスした．日本語－英語の母子健康手帳の予防接種記録ページをコピーし，接種ワクチンの記録を記載し手交した．
- 帰省予定などは一切確認せず，今後必要となるワクチン種類の説明，また必要なワクチン種類と期日をカレンダーに書き込んだ．その際，ポリオワクチンについて国内での感染のリスクは低いが，海外ではリスクがある旨を説明し，母国ないしは紹介した機関で接種するよう説明した．また，今後も自費接種をするのであれば，必要となる経費についても簡単に計算し，予算を準備しておくように伝えた．

【グッド・プラクティスのポイント】

①社会的にも医学的にも脆弱である児をサポートすることが医療者の本来業務であり，それを逸脱してかかわることは，医療者にとっても児の家族にとっても大きな負担となる．児をサポートするため（誰一人取り残さないため）に，医療者と保護者の間に良好な関係を築くことが最優先になるということを心がけた．

②万が一，超過滞在等で行政への通報を家族が懸念されている場合には，詳細な背景を問いただすことが次回受診への精神的障壁となってしまう可能性がある．これを回避するために，必要最低限の情報を確認するにとどめた．

③経済的に困窮している家族には見えなかったが，自費接種を継続することで発生しうる経済的負担から接種を遅らせてしまう懸念は常にある．それを回避するために，今後発生しうる負担金をカレンダー上に記載して渡すことで，経済的出費を予測してもらえるように工夫した．

【解説】

　ワクチン接種歴を記録するための母子健康手帳を持参していない場合，まずは持参忘れの可能性も考えて母子健康手帳の所有の有無を確認します．

　その際の反応が通常と異なる場合には，特別なケアを要する親子である可能性があります．超過滞在の可能性も念頭において，慎重な対応をする必要があります．

児の健康に負担をかけるような事態を回避する

　今回の事例では，自治体に連絡すれば接種費用は無料になる旨を伝えたところ，一瞬眉間にしわがより，困った表情になったことから，通常とは違うと判断しました．もしかしたら，自治体の窓口に行くのが面倒だっただけかもしれません．むしろ，虐待（ネグレクト）を疑うべきだったかもしれません．しかし，わざわざ自費での接種希望をして来院したことや，祖母も付き添って来たことなどから，虐待はまず疑いませんでした．むしろ，超過滞在の可能性を考えました．あるいは，外国人女性と夫の間に，婚姻関係が成立する前に生まれてしまった児かもしれません．

　そこでまず考えるべきは，児の健康に負担をかけるような事態を回避することです．

　この事例でいえば，児の親族（祖母も含めて）が，警戒心を抱いて以後の接種に訪れなくなる可能性があります．結果としては，児が必要なワクチン接種を受けられないことにより，ワクチン予防可能感染症[注1]に罹患してしまう可能性が出てきます．この事態だけは避けるべきです．

　そのためには，まずは信頼関係を築くことが重要です．特に身構える必要はなく，まずは児を護るために必要なことを真剣に考えている，という態度を見せることが必要です．

　確実に伝えるべきは，「児の接種スケジュールが遅れており，このままでは，重篤なワクチン予防可能感染症に罹患し，発病してしまう可能性がある」ことです．母子健康手帳を持参していないということは，これらの感染症に関する情報自体を知る機会がなかった可能性も考えられます．まったく何も知らない（勉強していない）ということや母子健康手帳を持参していないことを責めてはなりません．とにかく，相手の関心を惹きつけることに集中すべきです．そのために，母と祖母双方に均等に目を合わせ，双方に確実に理解してもらうように努めました．

　本事例では，正規のワクチンスケジュールを参照するとやや遅れ気味であったため，まずは正規のスケジュールに追いつくための相談をしながら，一つ一つのワクチンの必要性を簡潔に説明しつつ話を進めました．「いつ頃の帰省予定か」といった期日は一切確認せず，「日本にいる場合だったら，こんなスケジュールが良いですよ」と伝えながら日程を手書きでカレンダーに書き込み最後には手渡しました．口頭説明だけでは，接種スケジュールの話は情報量が多過ぎ，また，うろ覚えのスケジュールを確認する母子健康手帳も持っていなかったためです．説明の際に，ポリオワクチンに関しては，国内にいる限り感染のリスクは低いけれど，帰省等で海外に出る際にはリスクが0ではない旨を説明しました．当時，ポリオワクチンを含めすべてのワクチンを接種できる機関は，地域に1カ所しか

注1）ワクチン予防可能感染症
Vaccine Preventable Diseases

確認できなかったため，その施設名も印刷して渡しました．そして，母国ないしは紹介した機関で接種するよう説明しました．また，もし，今後も自費接種を継続するのであれば，必要となる経費についても簡単に計算し，予算を準備しておくように伝えました．

　このような対応をすると，予防接種外来業務としては進行が止まってしまいますが，本事例は最優先で取り組むべき事態ですので，あえて説明をすべて終わらせました．最後まで待ってもらってゆっくりと説明するという方法も考えましたが，待つ間に不安感や不信感が募り，帰ってしまう可能性も鑑みて，その場で進めました．

　スケジュールを理解いただいた後は，ワクチン接種記録等を保管し，帰省先の他国でも確認してもらうために，多言語の母子健康手帳が有効であることを説明し，入手してもらうようにアドバイスしました．当時，偶然に手元にあった日本語－英語の母子健康手帳の予防接種記録ページをコピーし，そこに接種ワクチンの記録を記載して手渡し，「お子さんが注射の痛みに泣きながら身に付けた免疫力の記録だから，なくさないでくださいね」と伝えました．

　そして，外来業務での対応が終了したからといって，すべてが終わりではありません．院内に医療ソーシャルワーカーがいる場合には必ず連絡し，今後取りうる対応について相談しておくべきです．この事例においては，医療ソーシャルワーカーのすすめにより，病院管理職（今回の場合は副院長），外来看護職，医事課職員等も含めての検討を行うことを企画しました．実際には，全員が同時に集まることは不可能であったため，個別に説明にあがり，対応への了解を得ました．

医療者の本来の業務
　社会的にも医学的にも脆弱である児をサポートすることが医療者の本来業務であり，それを逸脱してかかわることは，医療者にとっても児やその家族にとっても大きな負担となります．仮に超過滞在等を疑っても，その事実の確認をする等の権利も義務も医療者にはありません．これは，公立，私立といった勤務先の種類によらないものです．むしろ，児の健康を守ることの方が重要な本来業務，医療者の義務であるということを常に意識してください．日本が1994年に批准している「子どもの権利条約（国連総会にて1989年に採択，1990年に発効）」では，子どもが健やかに育つ権利（生きる権利），教育を受ける権利（育つ権利）が保障されています．国際条約は，国内法の上位に位置するものです．日本において保健医療に従事する限り，子どもの生きる権利を保障することは必要不可欠なのです．

【高橋　謙造】

精神保健

1 地域在住外国人のメンタルヘルスとその支援

グッド・プラクティス 事例展開

（1）健康問題・健康支援活動の発端・場所

- 保健師と通訳が家庭訪問すると，通訳のことを自分に仕事を持ってきた人と錯覚することがあった．
- 毎日のように保健師や教育委員会の窓口を訪れ，幼稚園を含む周囲の人々の対応について苦情を言うようになった．
- 夫と死別後，生活保護を受給．生活自体は安定していたが，心臓の鼓動が異常に速くなったと訴え，自分で救急車を呼び病院に搬送されることが複数回に及んだ．
- 自宅のテレビの後ろに誰かが潜んでいると訴えるようになった．

（2）氏名・年齢・性別・家族構成等

氏名：Ｉさん
性別・年齢：女性・40代
家族構成：日本人の夫，息子（幼稚園年長）
信仰：不明

（3）日本語・母語でのコミュニケーション力

日本語：あいさつやごく簡単な日常会話しかできない．母語では，普通にコミュニケーションが取れる．

（4）出身地・在日年数および経過・居住地

出身地：アジア
在日年数：7年
居住地：東北地域　Ｔ町（総人口約 8,000 人）
市町村の在住外国人人口：約 50 人

（5）日本での生活・地域社会とのつながり

- 「日本人の配偶者等」のビザで来日．夫，息子の3人暮らし．日本人の知り合いはほとんどいない．夫は，仕事で家にいないことが多い．本人の意思で，同じ地域にいる同国人とは交わっていない．何かあれば，地域の保健師に相談に行く．
- 息子が幼稚園で友達と喧嘩になったとき，先生が相手の子どもの肩を持つのは，自分が外国人であるせいだと，地域への不信感と孤立感を深めた．

（6）言葉の壁への対応・医療通訳	（7）支援のための社会資源・連携機関
①当初は，自治体専属の通訳支援スタッフに依頼していたが，途中から信頼関係が崩れ，地域のNPOに通訳を依頼してくるようになった． ②通訳が同行できないときは，病院スタッフがやさしい日本語を使ってゆっくり話す等，本人に寄り添って対応した．	①地域（市町村）の担当保健師 ②生活保護担当のケースワーカー ③精神科医師

（8）健康支援の内容と経過

- 初期の段階で，保健師の依頼を受けて家庭訪問．本人の日頃の思いを聞いた．
- 保健師の依頼を受け，関係機関が集まった場で，本人の国の子育て観，教育事情について説明した．
- 自宅テレビの後ろに誰かが潜んでいるので，警察に相談したいという訴えに対しては，病識がなかったため，同行通訳ができないことだけ伝えた．
- 数日後，強制入院させられて病院にいる，会いに来てほしいと通訳に電話があった．
- 入院中は，やさしい日本語でスタッフが対応し，時々通訳が面会に行った．
- 徐々に回復し，作業療法を楽しむようになり，退院．
- 退院後，ケースワーカーと通訳が随時訪問．体調に波はあるものの，何とか生活している様子．

【グッド・プラクティスのポイント】

①子育ての悩みについて相談を受けていた町の保健師が，幼稚園，入学予定の小学校，教育委員会等の関係機関に声をかけ，本人の母国の子育て観について学習会を開いたり，対応について協議する機会を設けた．日本の考え方を押しつけるのではなく，本人の考え方の背景を理解しようとする姿勢があった．
②普段は，行政のワーカーや医療機関の担当者がわかりやすい日本語で，対象者の不安を取り除く努力をした．
③医療機関と通訳，行政と通訳の連携がスムーズに行われた．
④医師に，外国人が置かれている状況および困難についての基本的理解があった．

グッド・プラクティス 事例展開

【解説】

1980年代後半に東北地域で国際結婚をする人が多くなり，患者として移住女性を診るようになった2人の精神科医が，自治体の助成金を得て医療通訳の養成事業に携わるようになりました．当時は「医療通訳＝精神科の通訳」と思い込むほど派遣先のほとんどが精神科だったのですが，それは「医療通訳」という言葉自体があまり知られていない時代で，他の受診科または医療機関に通訳を呼ぶという発想自体が乏しかったのだと思います．

事例であげたように，本国では都会で暮らし，きちんと仕事をしていた人が，結婚して日本の田舎で暮らすようになって心を病むということは容易に想像ができます．親きょうだい，親戚，慣れ親しんだ言葉と文化，故郷，友人，仕事，そのすべてを国において海を渡ってきた人が精神を病んだとき，医療者と周囲の人間はどのように連携することが可能か考えてみましょう．

言葉の壁への対応・医療通訳

生活するにも，仕事をするにも，相応の日本語力が必要ですが，以前各市町村に1つはあった日本語教室が次々と閉鎖し，地方に暮らす外国人には厳しい状況が続いています．本人の意欲，経済力，家族の理解がそろわないと日本語教室に行けないという状況を考えますと，行政の中に外国人がワンストップで相談できる窓口があること，担当者がわかりやすい日本語で説明できるようになることはとても大切です．ただ，どんなにわかりやすい日本語であったとしても，外国語ではどうしても適切に伝わりにくい事柄があります．例えば，事の軽重（程度）．日本語には和語と漢語がありますが，「あなたの病気は重い」と言われるのと「あなたは重病です」と言われるのでは，心身の状態は同じであっても，心への響き方は前者の方がずっしりと応えると思うのですが，いかがでしょうか．それが，外国語であれば一層，細かなニュアンスを把握したり，程度を実感することが難しくなるでしょう．

医療機関から派遣依頼を受けて行ったものの，医療機関の方であらかじめ患者本人に説明し同意を得るという過程を省略していたために，通訳者を患者本人に拒否されたことがありました．医師と患者の間に信頼関係が成り立っているということが，通訳が役割を果たすために欠かせない大事な点です．

予防が大事

「国際結婚は予防が大事」というのは，ある保健師さんの言葉です．本事例でも，町の保健師が関係する機関や組織に声をかけ，本人の思考の背景，文化を皆で学び共有した上で，対処を考えようとしていました．本人に持病がありながらも，実際に足を運んで相談した（周囲に話し相手のいない本人にとってみれば，相談窓口に座っている方は貴重な対話相手）ということもありますが，話を聞いた保健師が「自分たちのこと」として受け止めてくれたおかげで，彼女はここに住み続けられたのだと思われます．当時，病気はまだ発症していませんでしたが，この保健師の取った行動は，本人にとって，向き合ってくれる街の存在を感じる貴重な体験でした．

彼女は何度も相談窓口に足を運んで訴える力がありましたが，その力が何らかの要因で奪われていて，相談に来られない人の場合は，行政や専門機関のつなぎ

役を担ってくれる人が周囲にいるかどうか．つながった場合も，つながり先の人が，本人と一緒に悩んで動いてくれるかどうか．外国人を見ようとする人，自分事として考えてくれる専門家につながれるか否かということが，その人の運次第とならないよう，どの地域でも可能な最善の対応が取れるよう，地域内外の連携を密にしていきたいものです．

支援する側として，本人が生活保護を受給したことで安心せず，かかわり続けることが大事であることを実感した事例があります．生活保護の受給が決定し，これで生活は大丈夫と安堵し，しばらく経った頃，突然本人から精神科に入院したと連絡が来ました．今にして思えば，生活保護がもらえるまでは支援者と緊密に連絡し合い，関係機関に同行して通っていたのに，受給が決まった途端，医療ソーシャルワーカーが数カ月に一度来るだけになってしまったわけです．趣味のサークルでも学習でも活動内容や目的は問いません，本人の気持ちが向くどこかとつながれるまで，見守るべきということをことを学びました．

医師の理解

医療通訳養成講座で講師をお願いしたこともある医師で，移住者の心理状況に比較的理解のある方から，母語で聞いてくれる人がいるだけでも患者の気持ちは随分楽になると言われ，気持ちを聞くために閉鎖病棟にいる外国出身の患者に会いに行ったことがあります．あくまでも「通訳」であり，医師と患者の相互理解を諮るための表立つことのない存在という意識でしたが，行ってみると医師は不在．本国に帰って治療するということが，本人の選択肢としてあるか否かを確かめてほしいという任務をいただき，本人と面会しました．医師と通訳者のどこに掛け違いがあったのか，長い年月が経った今も心に残っている出来事です．

関係の結び直し

行政機関担当者や通訳等と関係が崩れ，信頼できなくなったと言って，別の支援者につながってきたとき，その行政担当者や通訳者となぜうまくいかなくなったのか，可能であれば，本人からことの経緯を丁寧に聞き取り，本人の了解を得た上で，支援者が仲立ちをして，関係の結び直しの可能性を探ることは，今後，本人がその地域で生きていく上でとても大事なことです．

そのようなことは，医療通訳の範囲を越える行為かもしれませんが，地方にあっては，病院の通訳だけに終わらず，地域でともに生きる仲間として，長く続く関係にあることが多いと思いますから，中間支援の支え手を増やすこと，つながることが，外国出身者の心の安定に資すると考えています．

【西上紀江子】

高齢者保健

1 介護支援

事例展開 グッド・プラクティス

（1）健康問題・健康支援活動の発端・場所

- 要介護認定を受け（要介護2），日本人の介護支援専門員による居宅介護支援を受けていたが，言葉の問題やこだわりの強さなどなどから，支援困難事例として現在の介護支援専門員に相談があり，担当が代わることになった．
- 地域のデイサービスや介護用ベッドの導入を勧めるが，利用者の雰囲気や生活文化の違い等から利用を拒否する．
- 認知症症状は軽度と思われるが，時々，介護支援専門員やホームヘルパーと決めた訪問日時を忘れて留守にしてしまうことがある．

（2）氏名・年齢・性別・家族構成等

氏名：Jさん
性別・年齢：女性・90代後半
家族構成：独居（夫はすでに他界），息子家族が近隣に住んでいる
信仰：不明

（3）日本語・母語でのコミュニケーション力

日本語：日常会話や聞き取りは問題なくできる．文字の読み書きはできない．家族とはほぼ日本語で会話する．
母語：普段は日本語で会話，母語が話せる相手との会話は，話が進むとほとんどが母語になる．

（4）出身地・在日年数および経過・居住地

出身地：朝鮮半島
在日年数：約80年，幼少時に来日
居住地：関西地域　B町（総人口約 500,000 人）
市町村の在住外国人人口：約 8,000 人

（5）日本での生活・地域社会とのつながり

- 望郷の念が強い．
- 母語が話せる在日コリアンの介護支援専門員およびホームヘルパーが支援を担当．
- 近所の診療所に週1日通院している．
- 地域の在日コリアンコミュニティ
- 近隣の同国出身の友人
- 食事は近隣で暮らす息子2人の妻が交互につくり，息子が直接Jさん宅に差し入れをしている．

（6）言葉の壁への対応・医療通訳	（7）支援のための社会資源・連携機関
①普段は日本語で会話をするが，話し込むとほとんど母語になる．Ｊさんの状況にあわせて母語が話せる介護支援専門員およびホームヘルパーが対応している． ②介護サービスに関連する必要書類への署名ができないため，介護支援専門員が予め氏名を大きく書いた用紙を作成・持参した上で，見本を示して直筆で書く工夫をしている．	①地域の居宅介護支援事業所において担当している介護支援専門員 ②地域の訪問介護事業所のホームヘルパー ③地域で通院中の診療所の医師・看護師 ④福祉用具レンタル（車椅子のみ） ⑤地域の在日コリアンコミュニティ ⑥近隣在住の息子 ⑦近隣の商店街

（8）健康支援の内容と経過

- 母語が話せる在日コリアンの介護支援専門員が居宅介護サービス計画の立案と調整を図った．
- 母語が話せる在日コリアンのホームヘルパーも加わり，週3回の訪問介護が導入され，ホームヘルパーと一緒に診療所や商店街に行ったりする．
- 在日コリアンが運営するデイサービスでは体験の際に参加者の状況から「私はあんなに具合が悪くない」と拒否．また，生活文化の違いから介護用ベッドの導入を拒否し，起き上がりが困難でも杖を用いて自分で何とかしようとするが，最終的には介護用ベッドを導入する．
- 訪問介護の利用や福祉用具の導入を拒んでいた理由には，経済的な心配があった．
- Ｊさんはおもてなしの心を大切にしており，介護支援専門員やホームヘルパーにはお茶や食事を誘うこともあるが，業務上立ち寄ることができないことを丁寧に伝えて，かかわっている専門職間で言動の一致を図るということで合意を得た．

【グッド・プラクティスのポイント】

①出身国によっては，「Ｊさん」よりも「オモニ（お母さん）」などと呼称する方が親しみや情が伝わりやすい．
②異文化に配慮したケアと認知症ケアの両面からの視点をもって対応する．
③過去の生活歴と病歴を含めた個人の歴史を知ることが，現在のＪさんを知ることにつながり，対象理解を深めることになる．
③安心感につながる関係づくり．
④保険給付で対応できることとできないことについて，その都度繰り返し説明し，理解を促す．キーパーソンとなる家族にも同様に説明する．本人の気持ちは気持ちとして受け取りながらも，介護サービス事業としての法令遵守に対する言動の一致と毅然とした姿勢が必要である．

【解説】

独自のニーズに対応する介護系NPO

　1998年の特定非営利活動促進法の制定により，介護保険事業を実施する介護系NPO（Non-Profit Organization）が設立され，既存の介護保険制度にもとづくサービスのみでは充足できない独自のニーズに対応すべく活動を展開しています．Jさんをサポートしている介護支援専門員やホームヘルパーが所属している居宅介護支援事業所および訪問介護事業所の設置主体もこのような介護系NPOの1つであり，在日コリアンの集住地域である関西地区を中心に在日コリアンの民族性に配慮した支援活動を行っています．介護職員は主に在日コリアンの二世・三世ですが，日本人の職員もいます．母語で対応したり，食事内容やレクリエーションに母国の生活文化を取り入れ，介護支援以外の文化的要素を含むサービスを提供しています．

サポートを得やすい生活環境が大きな強みになる

　本事例は，幼少時に来日し長期在住を経て，軽度認知症がありながらも独居で暮らしている在日コリアン一世の高齢者Jさんの事例です．Jさんは要介護2の認定を受け，在日コリアンのコミュニティがある地域において，介護系NPOより在日コリアン二世・三世である同国人の介護支援専門員やホームヘルパーによるサービスを受けて生活しています．夫は20年以上前に他界しており，来日以来90代後半になる現在まで，戦後の過酷な時代を力強く生き抜いてきました．

　Jさんは在日コリアンのコミュニティがある地域で暮らし，近居の息子や同国人の友人・知人によるインフォーマルサポートを得やすい生活環境におり，そこから同国人の介護支援専門員につながったことが大きな強み・拠り所となっています．外国人の場合は特に，その人が暮らしている地域の生活範囲における社会資源の把握が重要であり，支援の際には必要に応じて連携していくことが必要です．

　Jさんのような，高齢で認知症がある外国人が地域社会で安心して暮らしていくためには，異文化に配慮したケアという視点と，認知症による生活機能を考慮した尊厳を守るケアという視点をもって対応することが求められます．

　異文化に配慮したケアの第一歩として，その対象の過去の生活歴と病歴を含めた個人の歴史（ヒストリー）を知り，それが現在のJさんの「人となり」にどのように影響しているのかを把握し対象理解を深める必要があります．Jさんのヒストリーを知ることは，その人の人生を知ることにつながります．本事例においても，福祉用具やホームヘルパーといった介護保険サービスの導入一つ一つに対して，Jさんの意向を尊重した対応をしています．介護用ベッドを頑なに拒否した背景には，オンドル[注1]と布団で育った長年の生活習慣へのこだわりがあることや，ホームヘルパーの導入に積極的でない背景には経済的な要因もありますが，自分が寝込んだらいけない，家族に迷惑をかけてはいけないという強い気持ちの表れと考えられます．Jさんの意向を尊重しつつ，時機をみて体験利用を勧め効果を実感してもらうなど，こちらの価値観を押しつけずに必要性を理解してもらう工夫が必要です．

注1）**オンドル**
朝鮮半島で普及した床下暖房で，床を暖めることによって部屋全体も暖める設備．

関係性の構築

　Jさんのヒストリーを知るには，Jさんが心を開いて話せるような関係性の構築が前提となります．Jさんは介護支援専門員を「味方でありいろいろと助けてくれる人」と認識してほぼ母語で話し，心の内を吐露しており信頼を寄せていることがうかがえます．介護支援専門員が同国人であり母語と文化に精通しているということもありますが，日頃から人生の先輩として敬い，「オモニ（韓国・朝鮮語でお母さんの意味）」と呼びながら受容的な態度で接し，Jさんが心を開きやすい関係づくりを意識して行っていることから成り立っているものと思われます．自分を理解してくれる介護支援専門員が近くにいる安心感が，何よりもJさんの在宅生活を支えていると思われます．

　認知症による生活機能を考慮した尊厳を守るケアとは，その人のペースに合わせ，受容と理解のある態度で接し，本人が納得できるように話すという対応が基本となります．母語で話せればよいというだけではなく，タッチングを用いた非言語的なコミュニケーションも安心感を与えるケアにつながります．Jさんは現在のところ軽度の認知・記憶障害がありながらも自立した生活を送っていますが，認知症という疾患と症状の理解はもちろんのこと，症状の進行によって日常生活行動に支障が生じてきたようならば，家族やかかわっている専門職と密に連携を図りながら，早期に解決策を講じていく必要があります．絶えず良い刺激を与えて廃用症候群[注2]を予防する，今を大切に生きる人として接していくことが重要なかかわりとなります．また，活動と参加の能力を引き出すことも重要なかかわりであり，本事例においても，地域の在日コリアンコミュニティのイベントに誘う，Jさんの日課である買い物やサンチュ（チシャ）を育てるといった，本人が趣味や日課としていることを続けられるよう支援しています．

外国人高齢者が安心して地域社会で暮らしていくために

①生活範囲にある市区町村の介護保険課や地域包括支援センター，地域の外国人コミュニティを通して，外国人の生活文化に対応した高齢者支援を行っている社会資源に関する情報を得ておき，必要に応じて連携を図っていくことが必要です．

②地域で暮らす外国人高齢者への支援では，その人の生活に深くかかわるため，家族関係や生活文化，生活歴を日々のかかわりから理解することが重要です．

③本人の意向と思いを正確に把握するには，母国の言語や文化を知る専門職や支援者が入った方が心を開きやすく，安心感を与えます．

④介護保険制度により対応可能な援助内容について，家族も含めて本人が納得できるようわかりやすく説明し，理解を得ることが必要です．その際には関連職種による共通認識と統一した対応が求められます．

注2）廃用症候群
長期の安静から活動性が低下し，心身に生じるさまざまな状態．筋肉がやせおとろえたり，関節の動きが悪くなったりする．

【李　錦純】

2　終末期看護

（1）健康問題・健康支援活動の発端・場所

- 地域の在日コリアンの介護支援専門員がかかわり，要介護1の認定を受け，デイサービスのみ利用している．
- 自宅で脳梗塞を発症し，近隣の病院へ救急搬送された．1カ月ほどの入院加療の結果，意識レベルは改善したが右片麻痺症状は残る．その後，入院中に脳梗塞を再発し，意識レベルがさらに低下した．その時点で本人および家族は，主治医より余命1カ月との宣告を受ける．
- 意識清明なうちに退院し，自宅へ帰りたいとKさんが強く希望していたことから，家族は在宅での最期の看取りを決意し，状態の安定を待って退院し，在宅療養へ移行することとなった．
- 入院前からかかわっていた介護支援専門員へ家族より相談があり，看取りも想定した在宅療養体制を整えるべく，支援を行うことになった．

（2）氏名・年齢・性別・家族構成等

氏名：Kさん
性別・年齢：男性・80代前半
家族構成：妻，息子
信仰：不明

（3）日本語・母語でのコミュニケーション力

日本語：堪能．日常会話や聞き取り，文字の読み書きは問題なくできる．日本の4年制大学を卒業しており，博学である．
母語：堪能．民族学校で教師をしていた．

（4）出身地・在日年数および経過・居住地

出身地：朝鮮半島
在日年数：75年，幼少時に来日
居住地：関西地域　C町（総人口約1,500,000人）
市町村の在住外国人人口：約50,000人

（5）日本での生活・地域社会とのつながり

- 民族団体の活動に熱心であり，母国の人間としての誇りが高い．
- 地域の母語が話せる在日コリアンの介護支援専門員が担当．
- 地域の終末期ケアを専門としている在日コリアンの在宅療養支援診療所医師．
- 地域の終末期ケアに精通している日本人の訪問看護ステーション職員．
- 地域の在日コリアンコミュニティ
- 地域の民族団体

（6）言葉の壁への対応・医療通訳	（7）支援のための社会資源・連携機関
①本人・家族ともに日本語は堪能であり，特に対応は不要であった．	①Kさんを担当している地域の居宅介護支援事業所の介護支援専門員 ②地域の訪問介護事業所のホームヘルパー ③入院していた病院の主治医・担当看護師 ④退院後の地域の診療所医師・看護師 ④訪問看護・居宅介護支援・福祉用具レンタル ⑤地域コミュニティの民族団体 ⑥同居家族（妻，息子）

（8）健康支援の内容と経過

- Kさんは脳梗塞を発症し，病院へ救急搬送されたが，入院中に再発し，余命1カ月との宣告を受ける．
- 本人と家族は在宅療養を希望しており，介護支援専門員は介護保険の区分変更申請を行い在宅療養生活と看取りを想定して，介護タクシーの手配や自宅への介護用ベッドの導入，終末期ケアに精通している在宅療養支援診療所医師，訪問看護ステーション等と必要な調整を図った．
- 退院前には，Kさんの在宅療養に携わる多職種により退院前カンファレンスが行われた．
- Kさんの意識レベルは低下していたが，家族がKさんの好きな母国の歌を流したり，母国のお経をあげられる住職を手配したりした．
- 退院から2週間後，血圧が徐々に低下し，呼吸も不規則になっていった．常にそばにいた家族に見守られ，静かに息を引き取られた．

【グッド・プラクティスのポイント】

①本人と家族の望み・意向を叶えることを最終目標と定めてケアの方向性を検討する．
②独特の看取り文化や宗教観・死生観について，初期の段階から把握しておく．
③その人らしさを形成している文化的背景，価値観，信念，アイデンティティを日々のかかわりからとらえる．
④その人の文化的背景や特性について，ケアにかかわる多職種間で共有する機会をもつ．
⑤本人の価値観を最大限に尊重し，人生の最終段階における望みや願いを的確に把握しタイミングよく働きかけを行う．
⑥葬儀という弔いの儀式は，その国（地域）・民族・宗教によりつくり出された独特の文化があり，故人だけでなく遺族の死生観や宗教観も深く反映されることを理解し対応する．

【解説】

　日本では約80％の人が病院で死を迎えます．近年は，病院以外の場所における死亡が微増する傾向にあり，それは，自宅，老人ホーム，介護老人保健施設の順となっています．終末期の人を在宅でケアすることは，さまざまな国（地域）や文化を問わず，家族にとって非常にストレスになります．看護職は，終末期から看取りのプロセスにおけるコーディネーター，その人の生き方を支えるアドボケイターとしての役割が期待されています．

終末期の人々にとって最善のケアとは

　本事例は，Kさんが家族に見守られながらの看取りの事例です．Kさんは在日コリアン一世であり，長年民族学校の教鞭をとる等，コリアンとしての強いアイデンティティと自負を保持して生きてきました．終末期ケアにおいては，最期までその人らしい人生を送れるようサポートすることがもっとも重要となります．終末期の人々にとって最善のケアとは，可能な限り望みや願望を叶えてあげることです．その人らしさを支えるということは，その人らしさを形成している文化的背景，価値観，信念，アイデンティティを日々のかかわりの中からとらえることから始まります．在日外国人の終末期ケアにおいては，その国独特の看取り文化や死生観についても初期の段階から把握しておく必要があります．

在宅療養から看取りまで

　Kさんは脳梗塞を発症して救急搬送の後，しばらく入院加療していましたが，脳梗塞が再発し，医師より余命1カ月の宣告を受けました．意識レベルも低下していましたが，意識があるうちに在宅で過ごさせてあげたいという本人と家族の強い希望により，在宅療養に踏み切りました．このタイミングを逃すと自宅へ帰ることは難しい状況でした．入院前からかかわっていた介護支援専門員は，Kさん家族からの相談を受け，入院中に介護保険の区分変更申請や，在宅療養と看取りを想定した退院時の介護タクシーの手配，自宅への介護用ベッドの導入，日頃から連携がある終末期ケアに精通している在宅療養支援診療所医師，訪問看護ステーション等，必要なサービスの導入と調整を進めていきました．介護支援専門員はKさんと同じ在日コリアンの在宅療養支援診療所医師の情報を得て，家族に一度相談に行ってみるよう勧めました．

　退院前には入院している病院の退院調整看護師の企画運営により，Kさんの在宅療養に携わる多職種（病院主治医，病院担当看護師，地域の在日コリアンの介護支援専門員，訪問看護師，訪問介護事業所責任者，訪問入浴事業担当者，福祉用具業者）と家族が一堂に集まってカンファレンスを行い，Kさんの在宅療養生活および終末期ケアの方針について話し合うとともに，Kさんの文化的背景や特性についても共有をしました．このように，入院中から退院後の療養生活を見据えて在宅ケア体制を整えていく必要がありますが，在宅ではさまざまな職種がかかわることから，Kさんの文化的背景や特性についても事前に関係機関・職種間で共有を図る必要があります．

　退院後の在宅療養生活では，Kさんの意識レベルは低下しており，寝たきり状態で発語は困難でしたが，呼びかけには開眼したり握手で反応していました．家族から「何か私たちにできることはないか」と相談があり，訪問看護師は，Kさ

んが好きな映画や音楽，歌があれば流してみるよう提案しました．家族は，Kさんが好んでいた母国の歌をCDで流すことにしました．

　Kさんが暮らす地域には在日コリアン寺院があり，仏教団体として発足し宗派や国籍等に関係なく活動を行っています．Kさんは生前から家族にその寺院の在日コリアンの住職によって母語でお経をあげてもらいたいと強く願っていました．介護支援専門員は，家族へ在日コリアンの住職がいる寺院の情報を提供し，事前にその寺院へ死期が近い状況であることを説明し依頼しておくよう促しました．

　退院後から毎日実施されている訪問看護では，CVポート（中心静脈から薬の点滴を行うために用いる機器）による最少量の輸液および苦痛緩和への対処がなされ，寝たきりの状態だったため適宜体位やポジショニングにも工夫がなされました．四肢の冷感や関節の拘縮に対して，保温やマッサージも行われました．家族にも可能な範囲で直接ケアに一緒に入ってもらうことにしました．

　Kさんが家族に看取られながら亡くなったのは，退院後の2週間というわずかな時間でした．葬儀では，生前の願い通り在日コリアンの住職に読経を行っていただきました．葬儀では，Kさんの孫たちが母国の民謡を合唱して見送りました．Kさんの孫世代は日本で生まれ育ち，母語はわからないのですが，Kさんがいつも歌っていたことから自然に覚えたとのことです．Kさんの望郷の念や母国の人間として生きてきた証が，世代を重ねて孫世代にも息づいているようです．

その人らしい最期を迎えるために
①本人と家族の望み・意向を叶えることを最終目標と定めてケアの方向性を検討する．
②その国独特の看取り文化や宗教観・死生観について，初期の段階から把握しておく．
③その人らしさを形成している文化的背景，価値観，信念，アイデンティティを日々のかかわりからとらえる．
④その人の文化的背景や特性について，ケアにかかわる多職種間で共有する機会をもつ．
⑤本人の価値観を最大限に尊重し，人生の最終段階における望みや願いを的確に把握しタイミングよく働きかけを行う．
⑥葬儀という弔いの儀式は，その国（地域）・民族・宗教により，つくり出された独特の文化があり，故人だけでなく遺族の死生観や宗教観も深く反映されることを理解し対応する．

【李　　錦純】

歯科保健

1 歯科保健・歯科医療対策

グッド・プラクティス 事例展開

（1）健康問題・健康支援活動の発端・場所

- 外国人向けの健康相談会において，むし歯や治療費の捻出など，歯科の問題があった．また，一緒に相談会に来ていた子どもたちもむし歯だらけで，治療だけでなく予防教育の必要性もみられた．
- Lさんは歯科の問題に自覚はあるものの，治療費の捻出ができず，また夫の理解も得られていない．
- 子どもの通っている学校からは歯科治療勧告の通知が渡されるが，Lさんは日本語が読めないこともあり，学校の先生が電話で治療を勧めてくれた．しかし，日本の歯科医院は値段が高いところしか見つからず，実際にどうしたらいいかわからない．
- 子どもたちは日本で生まれており，日本語にまったく問題はないが，長男もまだ中学生のため，健康管理や医療システムについてなど，難しい話は理解できない．

（2）氏名・年齢・性別・家族構成等	（3）日本語・母語でのコミュニケーション力
氏名：Lさん 性別・年齢：女性・30代 家族構成：夫，子ども4人 信仰：キリスト教	日本語：片言のみ，買い物がようやくできる程度で，読み書きはまったくできない．英語の方が少し話せる． 母語：日本では母語を話せる人がほとんどいない．
（4）出身地・在日年数および経過・居住地	（5）日本での生活・地域社会とのつながり
出身地：東南アジア 在日年数：15年，仕事で来日 居住地：関東地域　N町（総人口約300,000人） 市町村の在住外国人人口：約5,000人	・日本は景気が良いと聞き，「興行」ビザで来日，エンターテイナーとして就労していた． ・来日後，同国出身の男性と知り合い結婚，4人の子どもを授かる． ・同国人の仕事仲間や教会の仲間はいるが，日本人の知り合いはほとんどいない． ・夫の仕事は単純労働であり，継続した就業や経済的なことが不安定． ・親族は母国におり，支援は望めない． ・相談や支援してくれる同国人は，仕事や教会の仲間．

（6）言葉の壁への対応・医療通訳	（7）支援のための社会資源・連携機関
①やさしい日本語でゆっくり話して対応した．また，歯の模型を用いて，絵を描きながら説明した． ②Lさんの同国から留学に来ている歯科医師から，病態などの説明をした． ③外国人を支援するNPO団体の同国出身者による通院支援．	①同国出身で留学生として来日している歯科医療従事者 ②地域の歯科医師会 ③外国人を支援するNPO団体の相談員 ④子どもが通う学校の先生

（8）健康支援の内容と経過

- 日本と母国での歯科医療の違い，健康保険制度等について説明した．
- 学校での歯みがき指導や歯科検診の概要，また検診後の治療勧告書類の受け取り，治療，学校への書類の提出など，一連の流れを説明した．
- Lさん同席のもと，子どもに対して歯科衛生士による個別の歯みがき指導など，歯科保健指導を実施した．
- 地域の歯科医師会に歯科助手兼通訳として同国人を雇っている歯科医院の情報を提供してもらった．
- 外国人を支援するNPO団体に依頼し，同国出身で日本人の配偶者がいる人から通院支援協力を得ることができた．
- 最終的に自転車で行ける範囲の歯科医院にLさんも子どもも診療をお願いすることができ，支払いは分割で給料日に月賦で支払うこととなった．
- 上記経過を学校に情報提供し，今後も必要時は学校と保護者，歯科医院が連絡を取り合えることとなった．

【グッド・プラクティスのポイント】

①同国人の協力を得て，心理的な抵抗感をやわらげ，きちんと理解ができるように，母国語での説明を行った．
②病態や医療としての支援のみならず，保健や健康づくりの支援としての介入を行った．
③無理なく通院可能な地域の歯科医療機関とのつながりをつくることができた．
④生活全般に対しても，困窮時に相談できる外国人を支援するNPO団体とのつながりができた．
⑤子どもたちの生活状況と歯科通院について，学校の先生と情報共有ができた．

【解説】

歯科医療の違いと健康保険制度

出身国における歯科医療の拡充は，主にそれぞれの国の対人口歯科医師数などによりますが，大学歯学部の数，歯科医籍の状況などによって大きく異なります．大学歯学部がない国においては，外国で卒業した者に対して歯科医籍を与えることになりますが，その歯科医師の方針や能力は，教育を受けた国によってさまざまです．また，大学歯学部が多すぎて，歯科医籍取得者がその半数程度という国においては，非正規の歯科医師による歯科診療が，低所得者層に対する安価な歯科治療を賄っているという現状があります．

多くの国には，日本のような公的医療保険制度はなく，検査や治療に制限があるとき，混合診療が認められないときなど，その複雑さを理解するのが難しい場合があります．このようなことが双方の理解を妨げ，医療不信になることもあるので，例えば，むし歯の場合は歯を抜かない治療方法が一番であること等，母国と日本の医療についての違いを理解するための説明が必要となります（表）．

表 在日外国人健康相談会における出身国別の歯科の特徴

フィリピン （1,294人）	う歯，喪失歯ともに多く，義歯の使用率（35.9%）も高かった．歯科治療や口腔衛生指導を受けた経験は高く，歯磨き回数（平均2.7回）も多く，歯間ブラシなども併用しており，歯石は少なかった．短時間で安価な治療法が選択される傾向が高く，治療方針の違いから日本の歯科医療に対して不信感を抱いている場合もあった．
ミャンマー （622人）	歯磨きも，歯科治療や口腔衛生指導を受けたことも少ないが，う歯，欠損歯ともに少なかった．基本的な歯科健康教育や口腔衛生指導が必要であった．
中国 （305人）	比較的若く，健康保険証を持つものが多かった．この影響か，口腔疾患は少なく，環境もよかったものの，基本的な歯科健康教育や口腔衛生指導が必要であった．
バングラデシュ （210人）	受診者のほとんどは男性だった．1日の歯みがきは平均1.7回と少なく，う蝕は少ないが歯石が多かった．歯科治療や口腔衛生指導を受けた経験は少なく，自己の問題点を認識していない場合も少なくなかった．

1998～2013年度の歯科相談，3,843人（15歳以上）より．
第55回日本熱帯医学会大会・第29回日本国際保健医療学会学術大会合同大会（2014年11月2, 3日，（独）国立国際医療研究センター）

在日外国人の歯科疾患

歯科疾患の多くは，う蝕（むし歯）と歯周病であり，これらはおおむね予防可能な疾患です．これには食習慣が大きく影響し，欧米のように砂糖を含む加工食品の摂取頻度が高い国からの来日者には，むし歯や歯周病が多く認められます．逆に，咀嚼して食べるものが多い，砂糖を含まない食品をよく食べる，宗教的なことから生活習慣や食事の時間が規則的である方は，歯石の沈着などは認められたとしても，むし歯や歯周病の問題が多くみられることはありません（表）．

歯の健康支援については，むし歯や歯周病の予防，乳歯のむし歯によって永久歯の質や歯並びに影響すること等，具体的な例をあげてやさしく丁寧に説明するのも良いでしょう．

歯科医師会における歯科医療機関の情報提供

外国語対応の医療機関を検索できるwebサイト等もありますが，国によって

は対応していなかったり，情報が少ないことがあります．自治体の多くは，地域歯科保健事業や学校歯科保健を地域の歯科医師会との連携によって実施しています．時間外急患対応や障害者や有病者に対する診療を行っている口腔保健センターなどもあり，外国人や生活困窮者に対応できる地域もあります．

歯科医師会独自に，本事例のLさんのような方や訪問診療や摂食嚥下評価などの特殊診療，言語対応に対応できる機関の情報を提供する窓口を設けているところもあるので，問い合わせてみるのも良いでしょう．

学校歯科保健における予防的処置

日本の学校では，学校保健法により歯みがき指導や歯科検診など，学校歯科保健が提供されています．特に検診後は治療勧告が書面で自宅に郵送され，それを持参し歯科医院で治療し，書類を学校に提出する一連の流れがあります．

また，文部科学省の「「生きる力」をはぐくむ学校での歯・口の健康づくり」[注1]では，それぞれの学年において学ぶ指針も示されています．口の機能を正常に発展させることによる健康づくりでもあり，食育の部分も多く含まれています．むし歯予防に関するフッ化物の利用についてもふれられており，学校における学校歯科医の管理と指導のもとに，厚生労働省による「フッ化物洗口ガイドライン」にもとづいたフッ化物洗口事業が行われている自治体も増えています．

特に子どものむし歯は，養育家庭による違いが現れる特徴的なものの1つであり，その健康格差の是正としても注目されています．

これらについて，子どものいる在日外国人に情報提供するとともに，学校側にも情報を共有し，相互の意識の相違が起きていないかを確認する必要があります．

歯科診療の経済的な負担

在日外国人の中には，失職などにより生活が困窮している状態の方もいます．生活困窮者に対する無料定額診療事業は国籍を問わず，また，入管法上の適法・不法の区別なく適用されるものであるとされていますが，歯科医療機関で適応となっている場合は少ないのが現状です．

「行旅病人及行旅人取り扱い法」を適応しての自治体への求償が歯科診療で認められている場合はほとんどなく，民間医療機関に対する自治体における外国人の医療費の未収金による補填事業が行われている自治体もありますが，救急医療の一部に対してしか適応にはなりません．

歯科医療機関の大多数が民間の歯科診療所であることから，支援する側としても，当初から未払いの可能性については考慮した上で，歯科診療所との話し合いを持つことが必要と考えます．

注1）
文部科学省：「「生きる力」をはぐくむ学校での歯・口の健康づくり」．2011．
http://www.mext.go.jp/a_menu/kenko/hoken/1306937.htm

【中久木康一】

社会福祉

1 障がい者支援

事例展開 グッド・プラクティス

（1）健康問題・健康支援活動の発端・場所

- Mさんは小学校入学時の就学時健診で発達の遅れが認められ，「自閉症」の診断を受けたが，両親の希望もあり，普通学級に入った．
- Mさんは小学校を卒業する頃から不登校傾向が顕著となり，中学校からは特別支援学級に入るも登校を嫌がることが増えた．時期を同じくMさんの妹も不登校となり，母親と3人で家に引きこもっていることが多くなった．
- 3人が家に引きこもっていることを心配した父が，就学時健診でかかわりのあった自治体の子ども家庭支援センターに相談した．
- 子ども家庭支援センターでは，Mさんたちが少しでも外とのかかわりを持てるよう，「放課後等デイサービス」利用を勧めた．また，利用にあたっての診断書を作成するために，Mさんきょうだいを連れて，隣接する地域の病院を受診するよう調整した．
- 病院では，親の母国語，日本語，どちらの言語も年齢レベルに達していない状態と診断された．
- Mさんについては，ADL（Activities of Daily Living：日常生活動作）は自立しているものの，発達面でのアンバランスが見受けられ，家族の文化的背景や言語に着目した支援を必要としていることが推測された．

（2）氏名・年齢・性別・家族構成等

氏名：Mさん
性別・年齢：男児・中学生
家族構成：父，母，妹（小学生）
信仰：不明

（3）日本語・母語でのコミュニケーション力

日本語：父は日常会話，母は片言程度であれば理解できる．英語であれば会話ができる．
母語：家庭内では母語で会話をしている．

（4）出身地・在日年数および経過・居住地

出身地：Mさんきょうだいは日本，両親は南アジア
在日年数：15年
居住地：関東地域　H町（総人口約50,000人）
市町村の在住外国人人口：約1,000人

（5）日本での生活・地域社会とのつながり

- 父と母は来日後に結婚し，Mさんきょうだいが生まれた．
- 父は料理店のコックとして勤務しており，母は無職である．

（6）言葉の壁への対応・医療通訳	（7）支援のための社会資源・連携機関
①病院のある地域には医療通訳派遣制度がないため，社会福祉協議会のボランティアセンターに依頼し，母語の通訳を紹介してもらう等，診察時に通訳を導入できないか検討した． ②医療ソーシャルワーカーが学校に通訳を入れてもらうよう，教育委員会に働きかけた． ③放課後等デイサービスの利用を勧め，利用手続きにあたっては，母の唯一の相談相手である同国人女性の助力を得ることとした．	①こども家庭支援センター ②社会福祉協議会のボランティアセンター ③病院の医療ソーシャルワーカー ④母の知人である同国人女性（日本人の配偶者がいる） ⑤放課後等デイサービス（NPO法人） ⑥Mさんきょうだいが通う小中学校の教諭

（8）健康支援の内容と経過

- 病院の医療ソーシャルワーカーが，通訳を入れて父母と面接を実施した．両親はMさんの障がいについて理解していたが，子育てに関する情報がなく，細かいことは学校任せであった．母は以前，仕事に就いていたが，日本語が修得できないことから職場での人間関係がうまくいかず，今は無職であった．
- Mさんを診た医師は，親子関係は良好であり，情緒面は比較的安定しているが，言語環境から生じる言葉の習得がアンバランスであり，他者との関係を取り結ぶことが苦手なため，集団的な療育の中で言語とコミュニケーション面の発達を促していく必要があるのではないか，とのことであった．
- そこで，こども家庭支援センターと協力して，少しでも外とのかかわりを持つことができるよう，本人たちも希望している放課後等デイサービスの利用を勧めることとした．利用にあたっては，母親と仲の良い同国人女性の助力を得て，利用申し込みに付き添ってもらい，Mさんと母親の会話面でのサポートを依頼した．
- 以上の結果について，小中学校および関係機関でケースカンファレンスを行い，結果を共有するとともに，今後の支援と通訳の確保について協議を行った．

【グッド・プラクティスのポイント】

①こども家庭支援センターが家族のニーズを的確にキャッチし，医療機関につないだ．
②通訳について関係機関に働きかけ，タイムリーな通訳の確保が実現した．
③受診結果をただちにフィードバックし，今後の課題である療育環境と通訳確保の道筋をつけた．

【解説】

　近年，特別支援学校（学級）では，外国籍あるいは外国につながる児童生徒の在籍者が増えています．2014年にNPO法人多文化共生リソースセンター東海が，愛知県教育委員会および県内54市町村の教育委員会と保健担当部局を対象としたアンケート調査を実施したところ，日本語指導が必要とされている外国人児童生徒の特別支援学校在籍数は，2007年は49人でしたが，2012年には140人に増加したことが明らかとなりました[注1]．また，公立小中学校に20人以上の外国人の子どもが在籍する市町村では，1人以上の外国人の子どもが特別支援学級に通っていることも判明しています．

学校では日本語，家庭では親の母語

　障がいの有無にかかわらず，外国人あるいは外国につながる子どもの場合，学校では日本語，家庭では親の母語の中で生活しているため，他の子どもと比較して，言語の獲得はおのずと不十分になる傾向があります．

　もう1つの課題として，親子間のコミュニケーションの離齟があります．子どもは学校や友人関係の中で日本語を吸収する一方，親の日本語能力がそれに追いつかなくなると，一般の家庭で自然と行われている親子のコミュニケーションが十分に機能しなくなる恐れがあります．また，「学校のお知らせ」等，子育てに必要な情報のほとんどが日本語で入ってくるため，親がそれを読みこなして家庭教育に反映させるのは容易ではありません．

　さらに深刻になるのは，小学校高学年から中学校に上がる時期です．この頃から学習内容が抽象的なものとなるため，それを理解するためには日常言語ではなく，抽象言語の獲得が必要になります．日常会話は何不自由なく話していても，言語獲得や親子のコミュニケーションに多くのハンディを抱えていることから，この時期を境にとたんに勉強がわからなくなり，不登校となる子どもも少なくありません．

　子どもにおいて，外国籍と障がいという2つのハンディについて，言葉の違いからくるものと，障がいから起因するものとの両方から理解する必要があります．また，言葉の違いだけでなく，文化的背景や考え方の違いにも留意が必要です．

現場で模索される支援策

　日本語指導が必要とされている外国人児童生徒の教育プログラムや支援について，医療や福祉，教育の現場は模索を続けています．先のアンケート調査では，①発達障がいが疑われるが，日本語の理解不足として在籍学級とは別の教室（日本語指導を中心に行う教室，通称・国際教室等）に対応を委ねられている子どもがいること，②障がいではなく，日本語の理解不足による学習の遅れや気になる行動と思われるが，特別支援学級に在籍している子どもがいること，③上記①②の子どもの保護者からは，「どのような判断基準で子どもに障がいの疑いがあると判断されたのかわからないため，納得できない」「日本の試験は（日本で生まれ育った日本人の子どもに対応しているものなので）信用できない」という声があったこと，④支援の現場では臨床心理士等の数が不足しているため，外国人の子どもへの支援はさらに手が届きにくく，支援策を模索する日々が続いていることを指摘しています．

注1）多文化共生リソースセンター東海，あいちコミュニティ財団：外国人の子どもの発達障害に関する調査事業「外国人の子どもと発達障がい」白書（2015）．http://aichi-community.jp/wp-content/uploads/2014/11/292e7fa07c6bed35073c11c7f7f045cb2.jpg

多文化に着目した地域支援の展開を組み合わせる

　学校教育同様，障がいを持つ子どもに対する専門機関の療育も，通常は日本をベースとして行われます．臨床心理士による働きかけも，子どもが言葉を獲得しているかどうかの評価も，基本は日本語となります．障がいを持つ子どもの療育は，「声」「表情」「動作」等，言語以外の情報を使ったコミュニケーションが重要な役割を果たすものの，本事例のように親の母語が日本語でない場合は，理解や発達を促す意味で，多言語対応をすることも求められており，通訳を活用した支援は，実際の現場でもすでに行われています．

　親の側の障がいに関する理解も療育にとっては不可欠です．先のアンケート調査でも，障がい判定にかかる疑問や不信感が，外国人親の側に存在することが報告されています．たとえ適切な判定がなされていても，文化や考え方の違いを十分に理解した上で説明を行わなければ親は納得しませんし，正しい理解なくしては療育の効果は期待できません．専門機関による適切な判定が行われ，親が子どもの障がいを正しく理解し，子どもの状況にあった療育が提供されるためには，異なる文化的背景の理解が不可欠であり，面接等における通訳の役割は重要です．

　本事例については，早い時期から障がいに対する教育サイドからの支援が始まっており，父母ともにMさんの障害の受け入れはある程度できていました．しかし，特別支援学級の体制上の問題から，通訳リソースの活用ができず，多言語での働きかけがないまま現在に至っていました．父親からの相談をきっかけに，こども家庭支援センターが本事例のニーズを的確にキャッチし，医療機関や放課後等デイサービスにつなぐプロセスの中で，通訳者の確保を行っています．また，病院の医療ソーシャルワーカーも診察の結果を受けて，教育委員会へ通訳導入の働きかけを行っています．さらに，受診結果をただちに学校を始めとする関係機関にフィードバックし，Mさんのみならず，妹についても，課題であった学校教育における通訳保障の道筋をつけています．

　通訳派遣制度が確立しておらず，かつ通訳リソースが地域に不足している現状の中で，安定して通訳を確保するのは容易ではありませんが，学校教育の中で通訳の必要性を認識できたことは，Mさんだけではなく，妹あるいは母親への支援の拡充につながっていくことになります．

　なお，本事例においては，専門機関だけではなく，インフォーマルな資源として，母の唯一の相談相手である同国人女性（日本人配偶者）の助力を得ています．地域とのかかわりの中で支援を展開するためには，専門的な通訳よりも，日本語がある程度できる同国人のサポートの方が，本人にとって受け入れやすい場合もあり，地域リソースを適切に活用することにより，支援の効果が上がる場合もあります．通訳リソースだけではなく，多文化に着目した地域支援の展開を組み合わせていくことで，通訳利用，言語保障の取り組みをより効果的なものにしていくことができます．

【大川　昭博】

2 児童福祉 −その1−

（1）健康問題・健康支援活動の発端・場所

- Nさんは医療費の捻出困難や未受診の問題から，飛び込み出産で次女を出産した．
- 次女は未熟児で産まれたが，治療費を払えないこともあり，子どもを病院に置いたまま引き取りに行かなかった．
- 次女の入院先の医療ソーシャルワーカーが，Nさんの居住場所と仕事場を訪問して，やっと走ったり歩いたりすることができるくらいの幼児（長女）が，夕方から朝方まで暗くて狭い部屋に1人でいる状況を発見した．
- このような状況下で子どもを置いておくわけにはいかないと判断し，児童相談所に連絡するが，Nさんは母子分離を嫌がって児童相談所の介入を拒否した．
- その病院の医療ソーシャルワーカーがNさん親子を引き受けてくれる施設（シェルター）を探した．

（2）氏名・年齢・性別・家族構成等

氏名：Nさん
性別・年齢：女性・20代前半
家族構成：Nさん，子ども2人
信仰：不明

（3）日本語・母語でのコミュニケーション力

日本語：仕事場で使う言葉なら理解できる．
母語：母国語であればコミュニケーションが取れる．

（4）出身地・在日年数および経過・居住地

出身地：東南アジア
在日年数：4年，労働目的で来日
居住地：関東地域　K町（総人口約130,000人）
市町村の在住外国人人口：約2,300人

（5）日本での生活・地域社会とのつながり

- Nさんは悪質なブローカーの甘言に乗り，家族の暮らしを支えるために18歳で労働目的で来日した．その際，ブローカーが偽造したパスポートを使って来日した．
- 入国後，夜の飲食店で働くことを強制され，約束が違うと反抗したことから，オーナーに暴力を受け，逃げる．
- 助けてくれた日本人男性との間に長女を授かったが，日本人男性はまもなく死亡した．数年後，次女を出産するが，医療費捻出や未受診の問題があり，飛び込み出産であった．
- 地域社会とのつながりはまったくない．

（6）言葉の壁への対応・医療通訳	（7）支援のための社会資源・連携機関
①医療ソーシャルワーカーが，できるだけやさしい日本語に置き換えて，子どもを放置することの危険性，また日本の児童福祉機関について説明し，理解を求めた． ②Nさんの母語でコミュニケーションが取れるワーカーがいる施設（シェルター）をみつけることができた．そこで，成育や深い思いなど，個別情報の収集ができ，より力強い支援に結びついた．	①医療機関の医療ソーシャルワーカー（支払等） ②外国人を支援するNPO団体（仲間づくり，地域生活支援など） ③保健所の保健師（育児指導） ④入国管理局（正規滞在の手続き） ⑤児童相談所（養育困難や子どもの問題で苦慮した場合の相談，一時保護） ⑥医療通訳またはクライアントの母語の理解者（医療ソーシャルワーカー）

（8）健康支援の内容と経過

- 医療ソーシャルワーカーは母子で生活できる場所としてシェルターを見つけ，母語のできるワーカーのいることを確認する．
- 入居したシェルターでNさんは生気を取りもどし，母としての自覚も強化されたが，生活のために働かなければならず，仕事先で重い機器を毎日持ち運びしたことが原因で肺結核になり，シェルター近くの病院に入院する．当初は生活と子どもたちの心配から，うつ状態であった．
- 入院中，医師や看護師たちのやさしい笑顔と言葉がけに再び元気を取りもどし，2カ月後に退院できる状態に回復した．
- 入院費用の支払いは，本人が不可能なため医療ソーシャルワーカーと病院との交渉の結果，退院が可能となり，無事退院することができた．
- 当面は週1回，1カ月後は月1回という頻度で保健所保健師に訪問してもらい，次女の健康状態の確認と育児指導を受けることで自信をつけ，子どもたちを心から抱きしめることができるようになった．

【グッド・プラクティスのポイント】

①日本語のできないNさんに医療や福祉の体制などについて説明するときは，できるだけNさんの知っているやさしい日本語に置き換えて，丁寧に顔を見て話すようにした．
②Nさんの母語を話せるワーカーがいる施設を探し，見つけることができた．
③入院中の不安な気持ちに共感し，しっかり受け止めようとする思いが，Nさんに携わるスタッフ全員にあった．
④育児や日本語の指導，生活支援のために，地域の機関やNPO団体と連携した（繋がりの大切さ）．

グッド・プラクティス　事例展開

【解説】

　1980年頃をピークに，日本ではインドシナ半島の政変によって生じた，インドシナ難民と呼ばれるベトナム，ラオス，カンボジアからの難民の流入が続きました．政府は1981年に「難民の地位に関する条約」に加入して受け入れを始めましたが，日本語の習得や就労の斡旋，生活文化や地域社会生活の慣習の支援などの対策はほとんどなく，難民の人々自身の努力と地域の隣人たちの温かい支援によって，少しずつ日本社会へ馴染むことができるようになっていきました．

　日本で暮らす外国人は，「出入国管理および難民認定法」によって在留資格が決められていますが，インドシナ難民は前述の条約によって，滞在国の国民とほぼ同様の権利を保障されています．しかし，未だに医療や役所関係等に関連した日常会話以外の言葉を理解できない人が多く，そのため利用できる福祉の諸制度も利用できず，病院に行かず悪化させてしまう事例が多くあり，サポートが必要です．

外国人労働者の流出と悪質なブローカー

　そして1980年代後半から，貧しい家族を助けたいとの思いを主な理由として，日本で働くために，当初はタイやフィリピンなどの東南アジアから，その後は東アジア，アフリカ，中南米諸国から，いわゆる「外国人労働者」といわれる人々の流入が続きました．彼らは日本で働いて家族に仕送りをしたいため，ブローカーの用意したパスポートを使ってブローカーの定めた場所で働かされますが，国が許可している職種ではないため，ブローカーは不法な手段で彼らを入国させています．したがって，彼らのほとんどは「不法入国（滞在）者」となってしまいます．

　しかし最近では，出入国審査が厳しくなったため，結婚や研修制度を利用するブローカーも多く，ブローカーへの支払いのため家を売ったり借金をしたりして日本に来る人も多いと聞きます．そのため，男性からのDVや研修先の会社の過重労働や賃金問題などが理由で姿を消し，何の保証もないまま医療の俎上に上がってくる場合もあるでしょう．

　もちろん国の政策としての研修制度に則って来日する医療や福祉関係の研修生も最近では多くなってきましたが，彼らは自国で日本語の基礎教育を受け，受け入れ施設が身分保障をしてくれるので，健康に生きる権利をおかされるようなことはないと思います．

すべての人に健康に生きる権利がある

　このような背景の中で，Nさんは身を粉にして働きながら，懸命に子育てをしていました．しかし夜の仕事場では，夜間は子どもを放置せざるを得ず，また託児施設など調べる術もお金もなく，仲間同士助け合うことだけが唯一の術でした．

　多くの外国人が種々な姿で来日しますが，日本で暮らす「外国人住民」には，統計表に数字として現れない，非正規滞在のままで暮らし続けている人々が数多くいます．しかし，どのような事情や滞在の形態があっても，病気は時や身分を選ばずに人々に取り付きます．彼らにも健康に生きる権利があり，治療や支援の手が必要です．医療関係者はどのような状況の人であろうとも，自分と同等のひとりの人として，大切に対応する心持ちが重要です．

出産や子育てが心細くならないように

　Nさんは貧しい家族のために，18歳の頃に意を決して日本で働くことを選びました．そして，ブローカーの手で偽造されたパスポートで入国し，配属された店のオーナーの暴力から逃げました．そして，日本人男性の子どもを産みましたが，その男性はNさんと子どもを放置したため，滞在許可の申請などができないままのシェルター入所でした．Nさんは非正規滞在のため，母子生活支援施設の入所ができないのです．

　シェルターに入所し，生活費のためスタッフの知人の仕事を手伝わせてもらっていましたが，小さくて細い体で重い機器を毎日運ぶため肺を病んでしまい入院しました．未熟児で産まれた次女の入院費用も今回の自分の入院費用も，非正規滞在のため制度等の利用ができず，すべて自費で支払うしかありませんでした．しかし，持ち合わせなどあるはずもなく，医療ソーシャルワーカーと病院側との話し合いによって，退院することができました．

　Nさんのように若くして何の準備もなく出産や子育てを余儀なくされてしまうと，頼るべき母や家族もなく心細いため，次女については保健師に訪問してもらい，健康確認と育児方法のノウハウを教わり，彼女は安心と自信を身につけていくことができました．

　日本語でコミュニケーションが取れない人に対してこちらの意を理解してもらうためには，まず受容的態度でしっかり顔（目）を向けて，笑顔で，ゆっくりとやさしい単語に置き換えて，手振りも加えて説明すると良いでしょう．また，母語の話せるワーカーがいない時には，自治体にある「国際交流協会」に連絡を取り，その国の言葉を話せる方を紹介していただき，交流を持つことができれば，医療に限らず，日々の不安や生活のノウハウや育児についても母国語で話すことができ，心の健康につながります．

　ちなみに，シェルターと母子生活支援施設の違いについて説明しますと，シェルターは緊急一時避難所として，あくまで一時の安全の確保が重要な役割ですが，次のステップや問題解決に力を入れているところもあります．母子生活支援施設は，児童福祉法に規定されている児童福祉施設の1つで，離婚やDVや病気等で，生活が困難な場合，親子で入所して生活をするところで，スタッフが各々の役割を持って支援をしてくれます．安全な場所の提供と問題解決と自立支援が主な業務となります．全国の市からの措置によって受け入れます．

【花崎みさを】

3 児童福祉 −その2−

（1）健康問題・健康支援活動の発端・場所

- 日本で暮らすために一家で来日し，知人の紹介で仕事にも就いていたが，夫が精神疾患を発症し，入退院や通院を繰り返していた．
- 精神疾患の夫が失業したため，子どもの面倒を義父に頼み，Oさんはパート勤務に就くが，一家が生活できるだけの十分な収入は得られていない．
- 知人から生活保護制度の話を聞き，自治体の地域生活支援課で説明を受けるが理解できないために手続きができていない状態である．
- 長男は不登校で，当初は学校からの訪問があったが，現在はほとんどない．また，次男は知的な遅れが目立ち始めてきている．
- 支援の求め方がわからず途方に暮れていたところ，夫の通院先の医療ソーシャルワーカーがOさんの家族の支援に積極的にかかわりはじめた．

（2）氏名・年齢・性別・家族構成等

氏名：Oさん
性別・年齢：女性・30代前半
家族構成：義父，夫，子ども2人
信仰：不明

（3）日本語・母語でのコミュニケーション力

日本語：片言程度の会話．
母語：母語であればコミュニケーションが可能．家では母語を使っている．

（4）出身地・在日年数および経過・居住地

出身地：中南米
在日年数：7年
居住地：関東地域 I町（総人口約120,000人）
市町村の在住外国人人口：約2,000人

（5）日本での生活・地域社会とのつながり

- 日本で暮らすために来日．仕事にも就いていたが，夫が精神疾患を発症したため，夫は失業し，喧嘩も絶えなかった．
- 長男は小学校でいじめにあっており，現在も不登校が続いている．また，次男は知的な遅れが目立ち始めてきている．
- 失業した夫に代わり，Oさんはパートをはじめるが，一家が生活できるだけの収入は得られていない．
- 地域とのつながりは積極的に持たず，同国人の知人のみが頼り．

（6）言葉の壁への対応・医療通訳	（7）支援のための社会資源・連携機関
①医療ソーシャルワーカーはOさんのつらい思いに共感しつつ，わかりやすい言葉を明瞭に発語して，理解ができたかを確認しながら，夫の病状，困り事への解決方法やシステムを説明していった． ②日本滞在が長いため，日常会話は理解できるが，話すことは苦手． ③通訳はなし．	①学校のスクールソーシャルワーカー（いじめ・不登校の件） ②自治体の子育て支援課（保育所関係）および地域生活支援課（生活保護関係） ③児童相談所（地区担当ソーシャルワーカー）

（8）健康支援の内容と経過

- 夫の精神疾患について，あらためて医師と医療ソーシャルワーカーから説明を聞き，理解することができた．
- 長男の不登校について，児童相談所のソーシャルワーカーに支援をつなぎ，ソーシャルワーカーが学校と話し合い，原因の究明をし，長男の思いに寄り添うことができるようになった．
- 次男の知的遅れの問題は，児童相談所がIQ測定や診察を行い，軽度の知的障害と判明したので，近隣の保育園への入所を検討してくれている．
- 生活保護の部分支給という形で家計の助けとしたために，Oさんの気持ちに少し余裕ができ，子どもたちや夫，義父にも優しく接することができるようになった．そのため家族に笑顔がもどってくるようになった．

【グッド・プラクティスのポイント】

①この家族のキーマンであるOさんを受容すべく，共感的態度とわかりやすい日本語でしっかりと心を捉えた医療ソーシャルワーカーの力は大きかった．
②家族のそれぞれが持つ課題に対して，すぐに各々の関連機関と連携して対応し，家族一人一人の問題が解決に向かっていくことができた．
③病院や地域の機関で担当者と信頼関係を結べたことで，これからも積極的に地域との交流もできるようになり，新たな問題への対応にも，自ら進んで支援を求めることができるようになることと思う．

グッド・プラクティス 事例展開

【解説】

外国人の子どもの権利

1989年,国連は「子どもの権利に関する条約」(Convention on the Rights of the child)を制定しました.世界中の子どもたちが貧困,飢餓,武力紛争,虐待,性的搾取というような悲惨な状況に苦しんでいるという状況で,18歳未満のすべての子どもの保護と基本的人権の尊重を促進することを目的として,10年間の審議の成果として制定されたものです.この条約は先進国,途上国にかかわりなく,すべての国が受け入れ尊重するべき普遍性を有するもので,現在では200に近い国が批准しています.

日本は1994年に批准しました.そしてこの条約の理念に則り,その後は日本の児童福祉の基本法である「児童福祉法」(1947年)の改正が行われはじめ,現在も順次改正が進められています.

日本ではこの条約が批准されるまでは,日本国籍を持つか,日本に滞在を許可された子どものみが「児童福祉法」によって保護され,制度に乗ったあらゆる手当を受けることができましたが,それ以外(親の非正規滞在が主な理由であることが多い)の子どもは,今すぐに支援の必要な子どもであっても,公的機関や施設では(児童相談所でさえも)対応ができなかったのです.この条約の締結によって,どのような状況下に置かれている子どもでも,"健やかに生きる権利がある"として,非正規滞在の子どもであっても公的機関(学校も児童福祉施設なども)での受入れが可能となりました.

しかし,子どもの問題は親・家庭の問題です.日本での暮らしの中で外国人の子どもの権利はどこまで守られているかは,随所に問題が隠れているため,十分な把握はできていません.日本では現在「児童虐待」や「子どもの貧困」が増加していて,家族(親子)関係の変容や子どもの自立の問題が危惧されていますが,外国人を含む家族の問題としては,親子の文化摩擦や日本の種々の制度を自分から活用できないこと(言葉が解らないため)による生活苦(経済苦),ストレス・苦悩などがあります.彼らの日々の暮らしに注目し,その中で起こっている「不健康状態」をみてみると,本当に多くの課題に苦悩する姿が確認されるのです.

解決につなぐための問題の見極め

Oさんの事例のように,スムーズに入国できたとしても,地域での暮らしの中で発生する問題があります.ここでは,夫の精神疾患の発症にどう対処したら良いのか,子どものいじめと不登校に対して学校との話し合いにサポートしてくれる人はいないのか,だんだん顕著になる次男の知的障害への対応,義父の苛立ちを一身に受ける嫁として追い詰められる日々などです.

このように,さまざまな問題を抱えて苦しんでいる在日外国人の家庭が多く見受けられることに留意する必要があります.提示された1つの問題から,それに絡まる問題が次々と出現することがあるので,それらを見極め対処しすべて解決していく必要があります.そのためにも多くの知識を学び,多職種とつながりを持つよう努めると良いでしょう.

Oさんが一番理解に苦しみ戸惑ったのは,夫の病気のことで「治るのかどうか」と医師に聞いたとき,「きっちり治るとは言い切れませんが,普通に生活することはできるでしょう」という答えでした.「治るの? 治らないの? それなり

の覚悟があるからはっきり言ってほしい」とOさん．一般にあいまいな表現で気持ちを和らげようとすることはよくありますが，それは日本流の思いやりで，逆に不親切だというのです．

また，自治体や病院での説明の際，「わかりましたか？」という言葉に「はい」とほとんどの外国人が答えますが，実はわかっていないことが多いのです．顔つきを見て判断し，「はい」と言っても理解していないと判断して，説明を続けても問題ないか，それとも別の方法を考えるべきか判断が必要です．その対応によって，自治体や病院の窓口から離れてしまう外国人もたくさんいます．

電話や来所をされる外国人が多く訴える相談内容，また支援者として知っておくべき主な行政サービスについて以下にあげます．

- 生活保護について（受給のための窓口，条件，システムの概要，手順，生活保護を受けられない場合の生計維持の方法など）
- 児童手当，児童扶養手当，障害児手当について（各々の違いと受給のための窓口，条件など）
- 生活支援給付金について（条件と窓口など）
- 国民健康保険，出産一時金について（システム，加入の条件，義務と権利など）
- 出産助成制度について（国民健康保険との関係について，制度の概要など）
- 保育所への入所，子育て支援について（各々の窓口と支援システムなど）
- 母子家庭に対する行政サービスについて（母子家庭への在宅支援方法，施設サービスなど）
- 離婚，親権について（成立させるための方法，窓口，身分の変更など親権の権利と義務など）
- 在留資格について（出入国管理および難民認定法）

これらすべてを把握しておく必要はありませんが，概要を理解しておくことでその分野の専門家に詳細をつなぐことができるようにしておくことは大事です．知らなかったことで苦しむ外国人がいなくなるよう，これらの知識を習得しておきましょう．

子どもはすぐに言葉を覚え，その国の文化に染まっていきますが，外国で暮らす大人たちにとっては言葉の問題は立ちはだかる大きな壁です．医療関係のみならず教育，福祉，司法等，種々な分野に通訳の配置を考えることは必須のことですが，言葉は深くその人と結びついているものです．各分野で人を大切に考える通訳の養成が喫緊の課題であると思います．

しかし現状としては，医療通訳者の数は少なく，現場ですぐに見つけて依頼することは難しいと思います．そのような時は，事例で示した医療ソーシャルワーカーの対応（共感的態度とわかりやすい日本語に置き換えること）が参考になると思います．医療や病状の専門用語や説明しにくい言葉は，後にそれをクライアントの言葉に訳して書面にしてもらい，それを示す（渡す）ようにすることを忘れずにすると良いと思います．

【花崎みさを】

4 生活困窮者支援

事例展開 グッド・プラクティス

（1）健康問題・健康支援活動の発端・場所

- Pさんは腹痛のため市販薬を服用していたが一向に良くならず，近所の診療所を受診した．
- 診療所の医師からは「イカイヨウかもしれないから大きな病院へ行った方が良い」と言われ，紹介状だけ渡され総合病院を受診した．
- 総合病院の受診の際，長い待ち時間の割に医師の診察時間が短く，また英語で説明をされたが意味がわからなかった．たくさんの薬も処方されたが，飲み方がわからず服用をやめてしまった．
- 痛みは少し和らいだものの，外出や仕事探しをする気が起きない．また，両親にも相談するが，仕事が忙しいため，あまり取り合ってくれない．
- SNSで知った国際交流ラウンジの外国人生活相談室に来所し，相談員が病院の医療ソーシャルワーカーにつないだ．

（2）氏名・年齢・性別・家族構成等

氏名：Pさん
性別・年齢：女性・20代後半
家族構成：単身
信仰：不明

（3）日本語・母語でのコミュニケーション力

日本語：日常会話ならできる．読み書きはまったくできない．
母語：母語であればコミュニケーションが取れる．SNSは母語でやり取りしている．

（4）出身地・在日年数および経過・居住地

出身地：南アメリカ
在日年数：9年
居住地：関東地域　Y町（総人口約2,000,000人）
市町村の在住外国人人口：約91,000人

（5）日本での生活・地域社会とのつながり

- Pさんは19歳の頃，父母と来日．日系3世のため，定住資格があり，両親と一緒に暮らしている．
- 来日後，母が勤める食品工場や，父の友人の紹介で宿泊施設の仕事に就労したこともあるが，長続きせず失業中．19歳での来日のため，日本人の友人はおらず，かつて交際していた同国出身の男性がいたが，いまは同国人の友人もほとんどいない．
- SNSで知り合った友人が数人いるが，会うことはほとんどない．

（6）言葉の壁への対応・医療通訳	（7）支援のための社会資源・連携機関
①Pさんの母国語ができる通訳を依頼し，本人の主訴を時間をかけて傾聴． ②自治体がNGOに委託している医療通訳派遣事業を活用し，再受診の支援． ③生計維持のため，行政通訳ボランティア制度を利用し，自治体の生活困窮支援窓口，およびハローワーク（外国人相談窓口）への同行支援． ④地域の日本語教室の紹介および見学．	①同国出身の国際交流ラウンジの外国人生活支援相談員 ②病院の医療ソーシャルワーカー，医療通訳 ③保健所の医療ソーシャルワーカー，保健師 ④自治体が実施している生活困窮者支援のソーシャルワーカー，就労支援員 ⑤日本語教室のスタッフ

（8）健康支援の内容と経過

- 受診した総合病院の医療ソーシャルワーカーに相談し，診療録を確認したところ，はじめて受診した診療所の医師は「Pさんがお金がない」と言うため薬は処方しなかったが，念のため総合病院での検査を勧めた．また，総合病院では，症状から類推されるいくつかの可能性と治療の選択肢を説明したつもりだったが，言葉の壁があり，正しく伝わっていないことがわかった．
- 医療通訳制度を利用して医療ソーシャルワーカーがPさんの母国の文化背景を学んだ上で面接を行い，それを受けて再度診療を支援したところ，「心因性のものであり放置するとうつ症状が進行する恐れがある．ただし，それほど重症ではないので，就労等により社会的関係を構築していくほうが良いのでは」との診断を受けた．その後，軽い薬でしばらく様子を見つつ，本人の社会参加を支援することとなった．
- 国際交流ラウンジの外国人生活支援相談員が，保健所の精神保健相談に同行．そこで生活困窮支援制度を紹介され，未納となっていた国民健康保険料の分割納付と就労支援員による求職支援を行うこととなった．また，地域で実施されている日本語教室を紹介し見学に同行した．

【グッド・プラクティスのポイント】

①支援の初めに，ラウンジ相談員が母語で面接を実施し，本人の主訴を丁寧に聞き取り，本人のニーズを適切に把握する努力をした．
②多文化ソーシャルワークを理解している医療ソーシャルワーカーがかかわり，医療通訳を活用して，医師とのコミュニケーションギャップを埋め，適切な診断と治療行動につないだ．
③公的な支援機関（生活困窮支援，保健所），インフォーマルな社会資源（日本語教室）につなぐときは，通訳確保だけでなく，キーパーソン（ラウンジ相談員）が必ず同行した．

【解説】

異なる文化的背景を持つ在日外国人の支援において，共通する課題として石河[注1)]は，①言葉の障壁，②文化・価値・慣習の違い，③サポートシステムの欠如，④社会システムの違いと情報不足，⑤自ら選択した移住か望まない移住か，の5つをあげています．ここでは5つの視点に添って，生活困窮者の健康支援における課題と支援者が取るべき態度について考察します．

言葉の障壁

在日外国人の多くが，日本語で行われる医師の説明を理解できず，疑問があっても質問しないという傾向があります．その結果，通院しているのに治らない，服薬しているのに良くならないと思い込むことがあります．特に生活困窮者は，生活の維持に精一杯で，時間をかけて治療をしていくという長期的な見通しを持ちにくいという傾向が強いことから，受診中断につながる恐れが高く見受けられます．

医療者と患者の間の理解不足や誤解を解消するために，医療通訳の活用は不可欠です．本事例は，Pさんが最初に訪れた診療所で医師の説明を理解しないまま，言われるままに総合病院を受診し，適切な診療にはつながらなかった事例です．問題をキャッチした国際交流ラウンジの外国人生活相談室の相談員が医療ソーシャルワーカーにつないだ結果，初回診療の内容が明らかになり，医療通訳を介して「仕切り直し」をしたところ，適切な診断が行われ，治療方針が確立しました．本人にとっては，診断内容の丁寧な説明を受けることにより，安心感と医療者に対する信頼感が生まれ，治療の継続につながることとなります．

文化・価値・慣習の違い

誰しもが自らの生まれ育った環境で得た文化，価値，慣習をもっています．外国で暮らすことによって，母国では当たり前のように存在していた文化，価値，慣習が強く意識されるとともに，今いる環境への適応の問題が顕在化してきます．

Pさんの場合，仕事の失敗や職場でのいじめといった外的な要因が，心身のバランスに影響を与えていたと考えられますが，本人は文化，価値，慣習の違いを強く意識してはいませんでした．しかし，日本語が十分に話せず，日本社会での労働慣行や習慣を十分に理解できず，また自らの率直な思いを表明できないまま，生活困窮に陥ったことは容易に想像できます．医療ソーシャルワーカーが，異なる文化環境に移住，生活することによって生じる心理的・社会的問題を意識して面接を行ったことが，その後の適切な治療行動と困窮からの脱却に向けた視点の形成につながっています．

サポートシステムの欠如

在日外国人にとって，同国人の友人は最大のよりどころです．「集住地区」が形成されていれば，お互いに情報交換をしたり，困った時の相談相手になったりする等の関係が生まれやすいですが，Pさんの場合はそのようなコミュニティとの関係が形成されておらず，また10代後半での来日ということもあり，中学や高校の同級生も日本にはいなかったことから，両親を別とすれば，唯一SNSだけが同国人のとのつながりでした．

注1) 石河久美子：多文化ソーシャルワークの理論と実践．明石書店，2012．

生活困窮者の場合は，社会とのつながりが乏しい，あるいは不適切な環境下におかれている事例も多くみられます．ラウンジの相談員が日本語教室を紹介したのは，治療への理解を深めるためと，就労につないでいくことが直接の目的でしたが，親子関係を越えた同国人とのつながりの形成，コミュニティへの参加を促していくための支援につながります．

社会システムの違いと情報不足

　プラー ポンキワラシン[注2]は，特定非営利活動邦人CHARMで相談を受けた事例として，次の例を紹介しています．「来日後，国民健康保険に加入した．1年目は月額3,000円ほどの保険料を取られたけど1度も病気にならなかったし，病院にも行かなかった．それなのに，2年目になると一気に保険料が1万円くらいになると聞いたので加入をやめた．最初は安くして，後から値段を上げられると騙されたかのように思う．保険料を払わなくて済むためその分のお金を母国の家族に仕送りして，家族が喜んでいる」

　日本では皆保険制度により，すべての人が何らかの医療保険に加入することが定められています．保険加入者から支払われる保険料と国の補助でこの医療保険が支えられていること，所得に応じた保険料を支払うことで，病気になった場合，総治療費の3割程度の支払いで済むこと等について，丁寧に説明する必要があります．Pさんは国民健康保険を有していましたが，保険料の未納があり，生活困窮の窓口を通して，分割納付の支援を行いました．制度に関する適切な情報提供が行われた結果です．

自ら選択した移住か望まない移住か

　本事例では，受身的に移住したことが，疾病や生活困窮に大きな影響を及ぼしています．Pさんの本心は母国に残りたかったけれど，両親の強い意向もあり，やむなく来日しました．言葉もわからず仕事も失敗続き，また職場のいじめがきっかけで仕事を辞めてからは，人と会うのが嫌になり外出もほとんどしなくなりました．ラウンジ相談員の面接からこのようなことがわかりましたが，母語で本人の主訴を傾聴することは，ニーズを適切に把握することにつながるとともに，本人が自らの生活課題を整理，認識し，課題解決に向けて自己決定していくことにつながります．

　求職活動の支援は生活困窮からの脱却の一要素ですが，このPさんの場合は望まない移住であったことに留意する必要があります．今後，本人がどのような暮らしをしたいのか，このまま日本で生活するのか，あるいは母国へもどるのかを考え，時間をかけて支援していく必要があります．生活の見通しをしっかりと持てるよう支援することが，生活困窮からの脱却につながるとともに，健康を取りもどしていくための支援につながります．

注2) プラー ポンキワラシン：外国籍住民が安心安全に暮らせる社会へ－健康に暮らすために－. Migrants Network, 192, 2017.

【大川　昭博】

学校保健

1 就学支援

グッド・プラクティス 事例展開

（1）健康問題・健康支援活動の発端・場所

- 新1年生を対象にした就学案内が，自治体の教育委員会からQさん宛に届いた．
- 漢字にふりがなもない難しい日本語のみでの就学案内であったため，漢字や難しい日本語を読むことができないQさんの母親は，内容を理解できなかった．
- 母国にいる家族を支えるため，来日後も母親は働く必要があった．認可保育園を探していたが勤務体制にあった保育園が見つからず，高額ではあるが，同国人コミュニティ内にある外国人向け託児所（無認可保育施設）にQさんを預けることとした．そこでQさんは平日の8〜21時まで過ごしていた．
- 自治体の教育委員会が行った就学時健康診断に，Qさんは参加していなかった．そのため，教育委員会が行った独自の追跡調査によって，Qさんが未就園児であることを初めて確認した．

（2）氏名・年齢・性別・家族構成等	（3）日本語・母語でのコミュニケーション力
氏名：Qさん 性別・年齢：女児・就学前の幼児 家族構成：父，母，弟（乳児） 信仰：不明	日本語：Qさんは読み書き，会話はまったくできないが，Qさんの母親は簡単な日常会話はできる． 母語：母語および生まれ育った国の公用語であれば基本的なコミュニケーションができる．Qさんの母親は英語も多少理解できる．
（4）出身地・在日年数および経過・居住地	（5）日本での生活・地域社会とのつながり
出身地：東南アジア 在日年数：3年，母親の再婚による呼び寄せ 居住地：東海地域 S町（総人口約60,000人） 市町村の在住外国人人口：約3,000人	・Qさんの母親は同国人の男性と結婚しQさんを出産したが，出産後，すぐに離婚した． ・Qさんは母国で，母，祖父母，母の兄一家と一緒に暮らしていた． ・生活費を稼ぐため，Qさんの母親は単身で来日した．その後，同じ職場で出会った日本人男性と再婚し，その男性との間に長男が生まれた． ・Qさんは日本での在留資格が取得できたことで，3歳のときに来日した．新しい日本人の父親は実子の長男をとても可愛がり，Qさんの面倒には積極的ではなかった．

（6）言葉の壁への対応・医療通訳	（7）支援のための社会資源・連携機関
①教育委員会は，就学案内と就学時健康診断の案内文をやさしい日本語で作成した． ②Qさんの母親が理解できる言語でコミュニケーションを行うことができる学校通訳サポーターによる個別の情報提供． ③外国につながりのある児童生徒の学習を支援する情報検索サイトの利用．	①学校で活躍する学校通訳サポーター ②外国人住民を支援する団体（国際交流協会，NPOなど） ③学校関係文書（外国につながりのある児童生徒の学習を支援する情報検索サイト）

（8）健康支援の内容と経過

- 教育委員会は，就学時健康診断に不参加であったQさんについて，父親が日本人であるため日本人児童への案内や対応と同様でよいと判断していた．しかし，期日までに返答がなかったことから，案内の方法が見直された．
- Qさんの母語が理解できる学校通訳サポーターと職員による戸別訪問が行われたことで，教育委員会はQさんと母親の抱える問題を把握することができた．
- 教育委員会はNPOが行っているプレスクール事業を紹介し，参加したQさんと母親は地域の輪が広がり，日本語に興味をもつことができた．
- さらにNPOは日本語教室を紹介し，Qさんは日常会話でコミュニケーションがとれるまでに成長した．4月には公立小学校に入学し，日本人の友達もたくさんでき，毎日の学校生活をとても楽しんでいる．

【グッド・プラクティスのポイント】

① 母親が理解できる言語でコミュニケーションを行うことができる人と職員が戸別訪問したことで，家族が抱える問題までも把握でき，就学につながった．
② NPOが新1年生を対象にしたプレスクール事業を行っていたことを教育委員会が理解していたこと，その情報を教育委員会がQさんの保護者に案内したことで，Qさんと母親はプレスクールに参加し外国人の友達と出会うことができた．
③ プレスクール事業を行うNPOが他のボランティア団体主催の日本語教室を案内したことで，Qさんの母親は同じ校区に暮らす日本人の友達ができ，日本の学校に抱いていた不安が徐々に消えていった．

【解説】

不就学児をなくすために私たちができること

　本事例の母親は，日本語がまったくわからない Q さんを日本の公立小学校に入学させること，また，同国人のコミュニティで「日本では子どもたちだけで歩いて学校へ行くらしい」と聞いたことに，とても不安を抱いていたのです．

　Q さんの地域にある外国人を支援する NPO（ボランティア団体）では，新 1 年生児を対象にしたプレスクール事業を行っていました．その案内を教育委員会が母親に紹介したことで，Q さんは母親と一緒にプレスクールに参加することになりました．Q さんはプレスクールで他の外国出身の友達と出会ったことで，毎回の開催が楽しみになりました．友達と会話をしたい思いから日本語に興味を持ち，簡単な挨拶，名前を書くことができるようになりました．そして，Q さんがプレスクールで勉強する間の 1 時間，Q さんの母親は日本の学校に通う外国人の子どもの保護者から学校の様子について話を聞いたり，入学予定の小学校の先生と話をしたりすることができました．

　また，Q さんの成長を見ていた NPO の関係者たちは，他のボランティア団体主催の地域の日本語教室を紹介しました．そこで Q さんは続けて日本語を学び，日常会話のコミュニケーションができるまでに成長したのです．Q さんの母親も一緒に通うことで，同じ校区に暮らす日本人のママ友もできました．

　Q さんは 4 月に公立小学校に入学し，日本人の友達もたくさんでき，毎日の学校生活をとても楽しんでいます．

就学前の生活環境

　保育園の対応時間が外国人の労働形態に即していないこと，母語による保育を望んだりすることなどの理由で，外国人向け託児所を選択する外国人の保護者もいます．このような施設は 0 歳児から受け入れ可能で，早朝から夜遅くまで利用でき，病児保育や予防接種などにも対応してくれる場合が多いです．場所は民間アパートの一室，改装した自宅の一部，外国人学校内で開設しています．また，内容については，独自のカリキュラムをつくって工夫しているところもあれば，アニメを長時間流して見せているところもあるなど，さまざまです．

　就学前の外国人の子どもたちの中には，このような施設で過ごしていたり，日本の幼稚園や保育園に通わず自宅で過ごしていたりなど，不就園の場合があります．そのため，日本の小学校についての正しい情報が伝わっていなかったり，保護者が日本の学校についてがわからないことで不安があったりするため，学齢期になっても就学にアクセスできない子どもがいるのです．

個別の対応が求められる子どもたち

　2006 年に文部科学省初等中等教育局長から出された通知「外国人児童生徒教育の充実について」[注1] では，「地域の実情に応じた自治体独自のものを作成・配布し，外国語による就学案内を行うこと」が明文化されました．しかしながら，両親のいずれかが日本人であったり，外国にルーツをもつ子ども自身が日本国籍者であったりすることで，「支援は不要」と考えられてしまう場合がしばしばあります．外国にルーツをもつ子どもの場合，複雑な家庭環境で育っている場合も多いため，個別の対応が必要です．母親が，日本語がわからない場合や日本の学

注1）
文部科学省初等中等教育局長：外国人児童生徒教育の充実について．2006.6.22.
http://www.mext.go.jp/a_menu/shotou/clarinet/004/002/001.pdf

校の就学経験がない場合については，特に丁寧な対応が必要です．

同通知では，「外国人の子どもの就学手続きの際に，居住地等の確認を行う必要がある場合には，外国人登録証明書による確認に限らず，居住地等の確認に関して，一定の信頼が得られると判断できる書類による確認とするなど，柔軟な対応を行うこと」も明記されています[注2]．

各地で進むプレスクール事業

公立小学校で日本語指導が必要な児童が多く在籍する地域では，就学前の子ども（特に新1年生児）を対象に初期の日本語指導や学校生活指導を行うプレスクールという事業が行われています．主体は，教育委員会の「幼保育」や「学校教育」の担当部署であったり，教育委員会以外の行政部局の「多文化共生」や「保育」の担当部署であったり，NPO であったりと，地域によりさまざまです．

全国でプレスクールへの取り組みが進むようになったきっかけは，愛知県が2009年10月に「プレスクール実施マニュアル」[注3]を発行したことです．作成にあたっては，愛知県内でも外国人が多く暮らす地域をモデル地域としてプレスクール事業を4年間実施してきた関係者や，すでに実施している関係者が中心となりました．

このマニュアルを応用して三重県松阪市では，教育委員会が主体となり，プレスクール事業を1〜3月の間に実施しています．2012年度の開始以後，参加希望者が増加しています．参加者の特徴は，日本国内で出生した子どもが多いものの，日本の幼保育園に通った経験が一度もなく，自宅でずっと過ごしてきたという子どもたちです．そして，参加者の保護者に共通することは，すべての子どもの母親が外国籍者であることです．つまり，子どもの出生地，幼保育園の経験の有無，父親が日本国籍者であるかにかかわらず，子育てにもっとも時間を費やしているだろうと思われる母親の「日本の小学校での経験の有無」が，プレスクールに子どもを通わせたいという保護者のニーズと関係しているようです．

NPO がプレスクール事業に取り組んでいる場合，教育委員会や学校の関係者がこの事業のことを知らない場合もあるため，NPO からの積極的な情報提供がとても重要です．行政と NPO の連携が進んでいる地域では，NPO が主催するプレスクール事業の開催案内について，学校の先生が就学健診時に保護者へ紹介したりする地域もあります．

地域の日本語教室は大切な情報交換の場

外国人が多く暮らす地域では，国際交流協会や NPO などの主催による日本語教室が開催されています．子どもをもつ外国人保護者にとってこうした教室との出会いは，単に日本語を学ぶという場だけでなく，地域住民とつながりができて子育ての不安などを相談できる場にもなっています．保護者の参加が多く求められる日本の学校において，子どもが通う校区に信頼できる日本人住民がいることは，とても心強いことです．

注2）
2012年に外国人登録法が廃止され，新しい在留管理制度が施行した．この通知で求めたことを引き継いでいることを，2012年7月5日付で「外国人の子どもの就学機会の確保に当たっての留意点について」（24文科初等中等教育局長）として通知した．
無国籍状態の子どもやその保護者は強制退去させられてしまうことなどを恐れて就学手続きを拒んでいる場合もある．そのため，2012年の改正以前から身分証明のない子どもの就学許可とその取扱いについて明確な規定を行っている自治体もある．外国人の就学については外国人登録以外でも就学に必要な事項が確認できれば就学の許可を行うとし（2002年2月26日14教学事務第28号通知），無国籍状態の子どもの就学許可とその取扱いについて明確な規定を行っている．

注3）
愛知県：プレスクール実施マニュアル．2009.10．http://www.pref.aichi.jp/soshiki/tabunka/0000028953.html（ダウンロード可能）

【小島 祥美】

2 健康診断

グッド・プラクティス 事例展開

（1）健康問題・健康支援活動の発端・場所

- Rさんが来日してから通っている外国人学校で，初めて学校健診が行われた．
- Rさんは来日してから，一度も健診を受けたことがない．今回の学校健診で，左耳がほとんど聞こえていなかったことがわかった．そのことに，両親は今までまったく気づいていなかった．

（2）氏名・年齢・性別・家族構成等

氏名：Rさん
性別・年齢：男児・小学生
家族構成：父，母
信仰：不明

（3）日本語・母語でのコミュニケーション力

日本語：Rさんはテレビで放送される日本語のアニメを理解できる能力はあるが，年齢相当の漢字を書くことができない．両親はまったく日本語ができない．

母語：Rさんも両親も，母語であれば年齢相当のコミュニケーションに問題ない．

（4）出身地・在日年数および経過・居住地

出身地：南アメリカ
在日年数：5年，家族で来日
居住地：東海地域　M町（総人口約56,000人）
市町村の在住外国人人口：約4,500人

（5）日本での生活・地域社会とのつながり

- Rさんは4歳の頃，両親と一緒に来日した．
- 来日した当時，両親はすぐに母国へ帰国しようと考えていたため，母国での勉強が遅れないように，来日後の就学先は日本の学校でなく，地域にある外国人学校を選択した．学校への通学は，学校の送迎バスを利用している．
- Rさんは日本のアニメが大好きだったので，アニメを見ることで徐々に日本語を覚えた．そのため，週に1回の日本語の授業をとても楽しみにしていた．

(6) 言葉の壁への対応・医療通訳	(7) 支援のための社会資源・連携機関
①資料翻訳や学校健診日の通訳者は，学校が所在する自治体の協力を得た． ②保健調査(保護者への問診表)，健康診断票(計測値や検査結果などを記録する個人票)，事後措置のための健診結果票などは，同地域の公立小中学校で利用されている外国語版を活用した．	①外国人学校が所在する自治体（多文化共生担当課，教育委員会，公立小中学校） ②医師（小児科） ③退職された養護教諭 ④検尿や検便などの検体検査は同地域の教育委員会が委託する検査機関 ⑤要精検の場合に受診する医療機関を地元医師会に相談して選定

(8) 健康支援の内容と経過

- 外国人学校では学校健診が行われていない実情から，大学研究者が小児科医師と外国人学校が所在する自治体と連携して，日本の学校健診モデルの適用を試みた．
- 実施にあたり，まず外国人学校の教職員を対象とした研修会を行い，学校健診の重要性や学校保健制度の説明等を行った．
- 要精検の場合に受診する医療機関を地元医師会に相談して選定し，医療保険での受診を勧奨した．
- 学校健診は2回に分けて実施した．1回目は学校の教職員が計測等を行い，2回目は小児科医が診察と判定を実施した．
- Rさんは要精検と判定され，医師が診療情報提供書を記入し，学校からRさんの保護者に説明して医療保険での受診を勧奨した．
- 学校健診の翌日，Rさんは耳の専門医に受診することができた．

【グッド・プラクティスのポイント】

①外国人学校に通う子どもの中には，日本で健康診断を一度も受診した経験がない子どもも実在することを自治体や医師（小児科）などの関係者と共有し，具体的な解決策を検討した．Rさんの通う学校の場合，日本の学校保健の位置づけや学校健診を行う意義を学校の教職員と共有した上で，学校の具体的な役割を確認した．その結果，同校では継続的に学校健診が実施されるようになった．

②日本の公立学校で翻訳された学校保健にかかわる帳票類は外国人学校において十分活用可能であることがわかった．外国人学校が所在する地域は，外国人住民が多く暮らす地域の場合が多く，地域の実情にあわせたさまざまな取り組みが行われている．自治体や学校から協力を得ることで，新たな資料の翻訳する作業を軽減でき，通訳者もすぐに確保できた．

グッド・プラクティス 事例展開

【解説】

外国人学校とは

　日本国内には，すでに創立100年を超える中華学校やインターナショナルスクールなど，百数十校におよぶ歴史も規模も言語もさまざまな外国人学校が実在します．そして，これらの学校の中には，都道府県知事が認可した各種学校も存在します．

　Rさんが通う外国人学校は，2008年初時点で全国に100校近くあり，外国人学校の中で最大の学校数でしたが，2008年秋の未曾有の経済危機以降は，経営悪化が原因で学校閉鎖に追い込まれ，2014年5月現在は全国で56校になりました．学校種別に分けると，政府の認可校と無認可校に区分できます．そして，政府認可校のうち15校は，都道府県から認可された各種学校です．各種学校の認可を取得すると，消費税免除，通学定期券購入，スポーツ大会参加，高等学校等就学支援金の対象となるため（準学校法人立の各種学校については地方自治体から助成を受けている学校もある），認可取得を希望する外国人学校は多くみられます．下の表は，地域別にRさんと同じ出身国の人が通う外国人学校を法的位置づけに区分したものです．

表　Rさんと同じ出身国の人が通う外国人学校

地域別	政府の認可校		政府の無認可校	計
	各種学校認可取得校	各種学校未取得校		
愛知県	4	4	4	12
静岡県	3	6	1	10
長野県	0	3	4	7
群馬県	2	2	1	5
滋賀県	1	2	2	5
三重県	2	1	1	4
岐阜県	2	0	1	3
茨城県	0	3	0	3
神奈川県	0	0	2	2
栃木県	0	0	2	2
埼玉県	1	1	0	2
山梨県	0	0	1	1
計	15	22	19	56

連携による学校健診の試み

　学校種別にかかわらず，国内にあるすべての外国人学校は学校保健安全法の対象外として扱われています．そのため，外国人学校に通う子どもの中には，日本で健康診断を一度も受診した経験がない子どもが実在しているのです．このような現状から，子どもの健康を危惧した大学研究者が，パイロット研究として小児科医師と外国人学校が所在する自治体と連携して，地域でもっとも多い外国人学校において日本の学校健診モデルの適用を試みました．外国人学校の関係者と日本の学校保健システムの意義を一緒に考えながら，外国人学校で日本の学校健診モデルの適用の可能性を実証的に検討することによって，外国人学校自らで学校健診を実施できる方法が確立できるのではないかという着想からの試みです．

日本の学校健診は外国人学校でも応用可能

　Rさんの通っていた外国人学校は本国の学校制度に準じ，学年は2月に始業して12月に修了します．そこで，休暇時期に各校の教職員を対象に研修会を実施し，新学年の始業時期に学校健診を実施しました．研修会の具体的な内容は，日本の学校保健活動における学校健診の重要性について日本の学校保健制度を含めた説明を行った後，健診項目の決定，必要な帳票類[注1]の確認，体重測定や視力検査などの技術指導についてのロールプレイ，実施にかかわるそれぞれの役割を確認しました．外国人学校の役割は，①保護者への連絡と対応，②学校健診の実施にかかわる会場設定と準備，③身体計測，視力・聴力検査とその記録，の3点としました．

　保健調査（保護者への問診表）については，外国人学校が所在する市内の公立小中学校で利用されているものに，結核，予防接種歴，既往疾患や生活習慣の項目を加えたものを独自に作成しました．健康診断票（計測値や検査結果などを記録する個人票），事後措置のための健診結果票などは，同地域の公立小中学校で利用されている外国語版を改変して用いました．健診実施や費用負担等を保護者に説明する案内文のみ，外国人学校が独自に作成しました．

　また，検尿や検便などの検体検査については，同地域の教育委員会が委託する検査機関に依頼し，その委託分は保護者の役割意識を考慮して保護者負担としました．その金額は，700円（検尿，検便，血液検査代）でした．

　各校の教職員対象の研修会実施にかかわる資料翻訳や学校健診日の通訳者については，外国人学校が所在する自治体の協力を得ました．また，体重・身長計や視力検査器，オージオメーターは，各外国人学校が所在する市の協力で近隣の公立小中学校から借用しました．そのため，費用は最小限で対応できました．

学校健診の実施

　学校健診は2回に分けて実施しました．1回目は学校の教室を利用し，外国人学校の教職員が体重，身長計測，視力検査，聴力検査を担当および保健調査票，尿など検体を回収しました．児童生徒は学校指定のジャージを着用し，各自が健康診断票を持って順に測定や検査を受けました．そして，教職員が結果を記入しました．2回目は，専門家チームの小児科医（2人）が診察と判定を実施しました．実施にあたっては教室等に男女別の診察場所を確保し，保健調査と健康診断票を用いて診察しました．そして，判定結果は教職員が記録しました．

要精検の場合

　もし，要精検が必要な場合は，受診する医療機関を地元医師会に相談して選定し，医療保険での受診を勧奨しました．

　Rさんは初めて受診した学校健診で，要精検と判定され，その結果を医師が診療情報提供書に記入し，学校からRさんの保護者に説明して医療保険での受診を勧奨しました．Rさんの保護者は「日々の生活で忙しく，子どもが痛みを言う時しか病院には連れて行ったことがない」と話し，Rさんの状況を初めて知りました．学校健診の翌日，Rさんは耳の専門医に受診することができました．

外国人保護者の声

　学校健診の終了後，Rさんが通う学校のすべての保護者（195人）を対象にア

注1）帳票類
保健調査（保護者への問診表），健康診断票（計測値や検査結果などを記録する個人票），事後措置のための健診結果票など．

ンケート調査を行いました．「健診を実施してよかったこと」として，「シンプルでわかりやすく，（調査票の）記入もしやすかった」「初めて子どもが学校で健診を受けることができ，健康状態がわかってよかった」などの意見が目立ちました．そして，95％の保護者が，「検査費用を自己負担しても学校健診の実施を希望する」と回答しました．その理由として，「変えてほしいことは特にないです．健診はよかったです」「日本の学校みたいに健診を行ってもらったので，変えてほしいことは何もありません．国籍関係なく，健康が大事です．それが一番大切なことです」などの声が寄せられました．

外国人学校に通う子どもの健康を守るために

学校健診にかかわる機材借用，検査業者の紹介，学校医の委託と学校保健担当者の選任，要検査者の対応においては，行政の協力が不可欠です．地域と外国人学校が連携することで，地域社会と学校が健康増進について対話することができたこと，外国人学校の法的位置づけや外国人学校に通う子どもの健康状態や現状を多くの人と共有する機会ができたことなど，数々の良い成果をも得ることができきました．

Rさんが通う学校健診の実施に至っては，学校医として国際保健医療分野でも活躍する小児科医が，日本の学校健診における養護教諭の役割（関係機関の調整や全体運営等）を大学研究者が担当しました．学校医の委託と養護教諭の役割を担う者の選任について，外国人学校主体による定期的な健康診断実施が確立できるまではどうしても人的支援は必要です．

学校医の委託や通訳者の配置とその費用負担，学校保健担当者の選任などは大きな課題かもしれません．しかしながら，日本の公立学校で翻訳された学校保健にかかわる帳票類は外国人学校において十分活用可能であることから，外国人学校おいての日本の学校健診モデルの適用実施は決して難しいことではありません．外国人学校での健診の重要性に気付いた人が，外国人児童生徒が多く在籍する小中学校に勤務経験のある元養護教諭の協力を得ることができたら，実現に一歩でも近づくでしょう．

近年は医療通訳の制度を導入している医療機関のみならず，医療機関へ通訳者を派遣するシステムを持つ自治体やNPOなども増えつつあります．外国人学校に通う子どもは国民健康保険や社会保険の加入者も多いことから，これらの医療機関や自治体等と外国人学校をつなぐことができたら，要検査者（精密健診）は日本の医療保険制度の利用での対応可能です．外国人学校に通う子どもと同じ地域に暮らす人が，日本の学校健診モデルの適用できる体制を地域の「連携」で確立すれば，すべての子どもの健康を守ることにつながるのです．

【小島　祥美】

Column 多文化共生保育の現場からの健康支援

桜本保育園は，1969年に在日大韓キリスト教会が礼拝堂を地域に開放したことから始まりました．川崎市南部，京浜工業地帯の中にある桜本地域は，戦争中に朝鮮半島から，労働者として移り住んできた人々の多住地域です．

保育園が開所された当時，多くの在日コリアンは差別から逃れるために日本名で暮らし，家の中で「朝鮮」の文化を守りながら，家の外では「朝鮮」を隠して生きていました．しかし1970年代に，日本名で就職活動した地域の在日コリアンの青年が「本名を隠した」という理由で内定を取り消される就職差別にあい，その裁判活動を支援していく中で，これからの時代を生きていく子どもたちが，私たちのように自分を隠して生きていくような育ちをしていいのかという疑問から，桜本保育園では本名を呼び名乗る保育を始めました．

家の中に閉じ込めていた文化も保育の中で触れ，「差別をしない，させない子どもたち」をめざす民族保育の始まりです．「안녕（あんにょん）」[注1]と挨拶をし，チャンゴ[注2]のリズムにあわせプンムル[注3]を楽しみ，チマチョゴリ[注4]を着たりしながら，日本社会の中で表現できなかった民族文化を子どもたちとともに楽しむ中で，マイナスに捉えていた「朝鮮」を「ありのままの自分」の姿と捉えていったのは，子どもたちだけでなく大人たちも同じでした．1990年代にはベトナム難民の子どもやフィリピンの子どもが地域に住むようになり，韓国・朝鮮だけではなく目の前にいる子どもたちの文化にも触れるようになりました．今では9つの文化に触れながら保育をしています．自分の文化を取りもどす「民族保育」と，自分の文化をみんなで楽しむ「多文化共生保育」とがつながってきました．

保育園では，今も変わらず名前を大切にしています．入園するときの面接では本名を勧め，名前の表記をルーツの文化の文字で表記することを伝えています．「ここは日本だから」と自分の文化を表現することをとまどう人たちには，「21世紀を生きるこどもたち」を「ありのまま」に育てていきましょうと伝えています．名前の表記でちがいを表現し，給食で子どもたちの食文化にふれ，9つの言葉で挨拶を表現する中で，子どもたちは「ちがうことが当たり前」と育ち，パパ・ママたちは「ありのままの自分」に自信を持ち，保育園で働くスタッフに信頼を寄せてくれます．

言葉がわからず日本社会で差別を受け苦労したかつての在日コリアン一世の姿と，海を渡ってきたばかりの若いパパ・ママたちの姿が重なります．

在日コリアン一世が経験してきたように，病院に行くことも不安で民間治療を信じ，わざわざ国から薬を送ってもらうパパ・ママたちが，はじめて飛び込む「保育園という小さな日本社会」で「寄り添うメッセージ」としての「多文化共生保育」が地域で安心して子育てができ，そして健康的に生きていくために欠くことのできない支援なのです．

注1）あんにょん
おはよう，こんにちは，さようなら，あいさつのことば．

注2）チャンゴ
朝鮮半島に伝わる打楽器．

注3）プンムル
朝鮮半島の豊作を願い祝うまつり．

注4）チマチョゴリ
朝鮮半島の女性の民族衣装．

【朴　栄子】

労働衛生

1 健康相談，健診，予防教育，診療等－その1－

グッド・プラクティス 事例展開

（1）健康問題・健康支援活動の発端・場所

- Sさんは技能実習のため来日した．昼食を取るために自転車で近くの料理店に行く途中，飛び出してきた小学生に気をとられて転倒．運悪く道路脇にはガードレールがなく2m下の道路に転落した．
- 頸椎ヘルニアと診断され，数週間安静の上，経過観察，場合によっては手術が必要と病院から説明があった．
- Sさんの状況を受けて，技能実習の管理組合からは研修の続行は不可能なので帰国するようにと告げられ，すでに帰国便の手配や退職の手続などがされていた．
- 来日するための研修費や渡航費用を出身国側の業者に借金しているため一方的な技能実習の打ち切りに納得ができず，Sさんは入院中に母国出身の友人に相談のメールを送った．

（2）氏名・年齢・性別・家族構成等

氏名：Sさん
性別・年齢：男性・20代後半
家族構成：単身
信仰：イスラム教

（3）日本語・母語でのコミュニケーション力

日本語：仕事に関係する用語や，社長夫婦との簡単なコミュニケーションはできるが，日常生活に関する言葉は買い物程度しか理解できない．
母語：母国の公用語であれば，十分理解が可能．

（4）出身地・在日年数および経過・居住地

出身地：東南アジア
在日年数：1年，技能実習のため来日
居住地：関東地域　A町（総人口約600,000人）
市町村の在住外国人人口：約33,000人

（5）日本での生活・地域社会とのつながり

- 日本では単身で生活しており，母国にきょうだいがいるが，経済的に苦しいため支援は期待できない．
- 工場の社長夫妻は親切で，簡単なコミュニケーションはできるが，職場は外国人や高齢の従業員が多く，日本語を習う機会があまりなかった．
- 寮と職場の往復だけで，地域の日本人と出会う機会もなかった．
- 国際交流協会やNPOなどの相談機関の情報もなく，悩み事はスマートフォンで母国の友人にしていた．

（6）言葉の壁への対応・医療通訳	（7）支援のための社会資源・連携機関
①当初は管理組合の職員が通訳をしていたが，国際交流協会の申し出により通訳が入り，本人の意志や社会状況の把握が進んだ．	①出身国の NGO ②国際交流協会 ③医療ソーシャルワーカー ④日本の NGO

（8）健康支援の内容と経過

- Sさんの友人は，地元の NGO を通じて地域の国際交流協会に相談した．国際交流協会は病院の医療ソーシャルワーカーに連絡し，通訳を派遣するので S さんの相談を聞いてほしいと依頼した．
- 通訳を介した面談の結果，医療ソーシャルワーカーは，S さんが帰国した場合，生活が困窮し治療が困難になると判断し，「傷病休暇扱いが可能か」管理組合と NGO のそれぞれに問い合わせた．管理組合は，「私的な理由で研修継続が困難となった場合は研修を終了する契約」と返答したが，NGO は「昼食のための外出での事故は労働災害に該当するため傷病休暇を与えるべきであり解雇をするのは不適切」と主張した．
- NGO は労働基準監督署に労災請求し，会社側は傷病休暇を認め日本での治療が開始された．ただし，休暇中の生活費や医療費の自己負担分は S さんが負担すべきとして支払うように求めた．

【グッド・プラクティスのポイント】

①出身国の NGO，国際交流協会，医療ソーシャルワーカー，国内の NGO と支援のネットワークがつながった．
②医療ソーシャルワーカーが通訳を介して S さん本人から事情を十分に聞き取った．
③雇用者側の主張とは別に，技能実習生が受けられる療養の支援について検討がなされた．
④文化的・宗教的な背景を踏まえた対応ができた．

【解説】

医療通訳を介して本人から事情を聞く

　外国人の病人の多くが言葉が不自由であるために，自分が置かれている状況を十分伝えられていないことが多く見受けられます．重い病気で治療環境の確保に懸念がある場合は，医療通訳を交えて医療ソーシャルワーカーと相談できる機会を得られることが重要です．

　本事例の場合，Sさんの友人が相談した出身国側のNGOが日本の国際交流協会を知っていたことや，国際交流協会に調整力の高いスタッフがいたことから，病院の医療ソーシャルワーカーにつなげることができました．こうした対応ができる国際交流協会やNGOはまだまだ一部ですが，外国出身の住民が増える中で対応力のある相談窓口を増やしていく必要があります．受診などが必要な際，多くは職場の通訳が同行しますが，Sさんのように療養の方針について会社側と意見が異なっている場合やHIV・結核のように会社側の偏見によって病人が不利益を受ける可能性がある場合も想定され，中立の立場の医療通訳を手配できる環境が重要です．

技能実習生は労働者

　日本で働く外国人の中で，ここ数年で急速に増えているのが技能実習生です．技能実習生の制度は，もともと日本の企業が海外の関連企業の職員に対して日本で研修を行っていたことをモデルに始まったものです．技能実習の場合，行っている活動は技術を覚えるための研修であって労働ではないとされ，労働者を保護するための労働関連法規の対象外とされていました．しかし，現実には技能実習生として来日する外国人のほとんどが，日本人の働き手が不足している中小零細の工場や季節労働者を必要とする農業，同じく人材確保の難しい漁業などの分野で就労しています．日本の優れた技術を海外に移転するための国際貢献事業であるという建前と運用の実態が著しく乖離していました．

　こうした状況下で，2012年に技能実習生を労働者として位置づける制度の改定が行われました．これによって，技能実習生も労働基準法等の労働法規の保護の対象であることが明確にされました[注1]．技能実習生の多くが日本語が不自由で日本の社会制度をよく知らないこと，雇用している現場も派遣調整をしている管理組合も多くが中小企業であること，転職の自由がない特殊な労働環境であることなどから，労働法規の違反が頻発しているのが実情です．こうした中には，労働災害・病気を理由とした不適切な解雇・法令違反の長時間労働によるメンタルヘルスの問題など，医療の現場とかかわるものも少なくありません．

　2017年11月より技能実習制度を拡大する法改正が運用されており，今後技能実習生が介護や小売業など，さまざまな現場で拡大する中で医療機関で技能実習生の病人を診療する機会も増えていくことが予測されます．

文化的な配慮

　Sさんは国内では少数派のイスラム教徒です．社会的な少数者として国内で冷遇されてきた背景があります．このため自分の宗教について多くを語りませんでした．他の技能実習生たちが工場の食堂で昼食をとっていたのに対して，Sさんだけが自転車でエスニック料理屋に食事に行っていたことについて，雇用者側は

注1）ただし最初の1～2カ月の研修期間は対象外．

個人的な好みであると認識していました．そのため，傷病休暇扱いにできるかという問題に対して，会社側は「職場には食堂が備わっており，他の技能実習生たちも食堂で食事をしていることから，Ｓさんが昼食を取るために外出したのはまったく私的な行為であり，労働災害には該当しない」と主張していました．

しかし，これは工場の食堂が豚肉やみりんなど，イスラム教では禁じられている食品を調理に使っていたためで，Ｓさんが昼食を取っていた店はハラルフード[注2]を提供している料理店でした．NGOはこのことを理由に，Ｓさんの昼食時の外出は業務遂行に必要であったと説明しました．両者の主張は平行線でしたが，労働基準監督署は「労働者がその食堂を利用せざるを得ない状況にあった」として，業務災害であると決定し，労災認定されました．その後，Ｓさんの医療費は自己負担がなくなり，治療中は休業補償が支給されました．手術も行われ，症状が回復したＳさんは技能実習を再開し契約期間を完了するまで就労ができることになりました．

外国人だから，言葉がわからないからと従業員側の権利を制限するような法制度の不適切な運用を容認してしまえば，そうした企業が収益を上げ他の企業に影響します．これは日本の社会全体の労働環境の悪化にもつながり，社会の公平性をも壊す結果となってしまうでしょう．公平で公正な社会を維持するためには，特定の少数者だからといって権利が制限されるような状況をつくってはなりません．国際社会が追究しているSDGs（持続可能な開発目標）は「Leaving no one behind（誰一人取り残さない）」を標語としています．この目標を実現することは当然日本にも求められており努力が必要です．

注2）ハラルフード
イスラムの教えで食べてよいとされる食べ物．

【沢田　貴志】

2 健康相談，健診，予防教育，診療等 －その2－

グッド・プラクティス 事例展開

（1）健康問題・健康支援活動の発端・場所

- Tさんは同居男性と婚姻するため，パスポートの再発行や独身証明書の入手など，大使館に手続きをしていた矢先，腰痛が出現し，痛みが悪化していった．
- 地域の病院を受診したところ，腰椎に圧迫骨折がみられ安静臥床と精密検査が必要とのことであったが，健康保険がないことを理由に入院を拒まれた．
- さらに腰痛が悪化し，数週間のうちに寝たきりになってしまった．また別の医師からは，脊椎カリエスの可能性があるので，数カ月は入院治療が必要であり歩行がどこまで回復するか不明と告げられた．そこでも膨大な医療費がかかるから帰国を勧められ，他の部分の検査はしなかった．
- 母国に頼れる家族もないため，為す術もなく家で寝たきりとなっており，相談を受けていた大使館の担当者が病状を心配し，NPOのスタッフに相談した．

（2）氏名・年齢・性別・家族構成等

氏名：Tさん
性別・年齢：女性・20代後半
家族構成：未入籍の夫とその家族
信仰：キリスト教

（3）日本語・母語でのコミュニケーション力

日本語：同居する夫やその家族との日常会話には支障がない．病気に関する用語など，非日常的な用語は理解が難しい．
母語：母国語であれば理解は良好．

（4）出身地・在日年数および経過・居住地

出身地：東南アジア
在日年数：3年前，研修のため来日
居住地：関東地域　B町（総人口約 70,000人）
市町村の在住外国人人口：約 500人

（5）日本での生活・地域社会とのつながり

- 来日後，飲食店で働いているときに会社員の日本人男性と知り合い交際．その後，男性とは未入籍であるが，同居を始める．
- 片麻痺のある姑には「優しい嫁」と近所の方に紹介されており，家族の一員として頼られていた．
- 来日時にパスポート，在留資格を失っており，婚姻の手続が簡単には進まない状況であった．
- 出身国の両親はすでに死亡しており，親戚との交流も乏しい．

（6）言葉の壁への対応・医療通訳	（7）支援のための社会資源・連携機関
①複雑な病気のため，かみ砕いた表現で説明． ②やさしい日本語でのコミュニケーションに努めたが，病気が複雑であり，また治療方針の表現も微妙．日本語のやりとりでは限界があった．そこでNPOに依頼し，医療通訳経験の豊富な通訳者を派遣してもらった．	①大使館の自国民保護担当者 ②地域の保健所の保健師 ③NPO・女性のための人権団体・弁護士

（8）健康支援の内容と経過

- 大使館の担当者がTさんの病状を心配し，NPOに相談した．後日スタッフがTさん宅を訪問すると，咳・痰も続いていた．
- 保健所に相談しつつ，同伴して結核専門病院を受診したところ，胸部X線で両側の上肺野に結核性の陰影が認められた．喀痰塗抹にて結核菌の排菌がみつかり，公費負担での入院となった．
- しかし，治療開始後1カ月で結核は塗抹陰性となり公費負担での入院が継続できなくなった．このため医療費が高額となり，脊椎カリエスの治療も途上でできなくなり，自宅にもどることとなった．
- NPOの紹介で人権団体の弁護士が在留資格の特別許可を申請をしていた結果，在宅にもどった数日後に入管から呼び出しがあり，日本人の配偶者としての在留資格が与えられた．

【グッド・プラクティスのポイント】

①大使館・NPO・保健所・弁護士が連携をして治療環境を整えた．
②訓練された通訳の導入で，患者の病状の理解だけでなく支援者側にも背景の把握が進んだ．
③医療の確保に動きながら，在留資格についても適切な支援を得て手続を進めた．

グッド・プラクティス 事例展開

【解説】

治療の場の決定とソーシャルワーク

　言葉の不自由な外国人の病人に出会ったとき，「対応が難しい」と感じるのはもっともですが，外国人だから出身国で治療すべきと決めてしまうことは，適切ではありません．日本で治療すれば救命や社会復帰ができ，出身国では治療ができない状況にある場合も少なからず想定されます．Tさんのように，母国に支援をしてくれる家族がいない場合，重い病状のまま帰国しても特段の支援がなければ治療につながらない可能性があります．出身国側で迫害を受けている少数民族，政治的な理由で迫害を逃れてきた難民なども，このような状況が想定されます．帰国するか，もしくは日本での治療を選択するかについては，医療ソーシャルワーカーが通訳を介して日本および出身国側の社会資源や本人の状況を十分把握し，本人の意向を確認しつつ判断する必要があります．

　この際，在留資格の有無にかかわらず，利用可能な制度もあることを理解しておく必要があります．

　特に感染症予防法による1類・2類感染症への医療費補助，精神保健法による措置入院時の医療費補助，労働災害保険については，在留資格にかかわらず適用しなければなりません．また，育成医療（先天障害の子どもの手術費用など），養育医療（低出生体重児の医療費）など，子どもの人権にかかわる医療制度は，自治体の判断で親の在留資格にかかわらず適用される可能性があります．

　Tさんの場合，排菌中の結核患者であったため，ほぼ無料で結核治療が開始されました．排菌中の結核患者は公衆衛生上の観点から，航空機への搭乗が認められません．このため，排菌中の結核患者については，入院治療を手配し，十分に治療が行われてからの帰国となります．一方，排菌がなくなり，入院が必要でなくなった時点で自己負担が生じます．多くの場合，外来治療ですむため治療が継続されますが，Tさんのように脊椎カリエス（結核性脊椎炎）の場合は入院が長期になったり，途中で手術が必要になる場合があり，医療費が高額になります．治療の開始時点でこうしたことも想定して，支援を行う必要があります．

在留が特別に許可される場合

　Tさんの場合，母国に家族もなく，日本の家族とすでに強い結びつきがありました．農業研修をしながら収入が得られると，違法な業者にだまされ実態のない職場での就労目的で入国しており，広義では人身取り引きの被害と考えることもできます．在留資格を失い入国管理法を違反していますが，国際的にはこうした法律違反よりも家族が一緒に生活をする権利（家族の結合権）が優先されることが通例です．Tさんのように在留資格を失っていても，日本人との婚姻が正式に手続きでされていれば，在留資格が特別に許可されます．ただし日本の場合，これは権利として明確にされているわけでなく，法務大臣が人道的に必要と認めた場合とされており，入管法以外の違反行為があった場合などは認められないこともあります．同様に，一度失われた在留資格が特別に許可される可能性がある事例として，日本国籍の子どもを養育している親，特殊な難病で日本でなければ治療が困難であることが明らかである場合などがあります．こうした方針は法務省の判断により変化する可能性がありますが，現在のガイドラインが公開されています[注1]．

注1）**在留特別許可に係るガイドライン**
http://www.moj.go.jp/content/000007321.pdf.

重病人の帰国に際して

　健康保険に加入していない外国人が重病になり，医療機関が帰国を勧めた直後に他の病院に緊急で入院し，死亡した事件は過去に多数報告されています．これらの病気は髄膜炎（1999年），粟粒結核（2006年），脳膿瘍（2008年）と緊急に治療が開始されなければ死に至る重病です．

　健康保険に加入していないため，医療機関が出身国での治療を勧めたり，患者を連れてきた雇用主が出身国での治療を希望したことを追認したと思われます．しかし，医療機関は患者の安全の確保を最優先に対応することが求められます．

　航空機は離陸すると容易に引き返すことはできないため，飛行中に危険な状態になる可能性がある病人に対しては，搭乗を拒む権限が機長に与えられています．航空会社の発券窓口や搭乗口で搭乗を拒まれる可能性もあります．Tさんのように，在留資格が切れてしまった外国人の帰国については，入国管理局にも一旦出頭し，違反調査を受ける必要があります．パスポートが切れている場合は，大使館で臨時の旅券をつくる必要があります．このための手続きは1～2週間かかることが多く，空港に行ってもすぐ搭乗ができるわけではありません．

　病状が完全に落ち着いていなければ，入国管理局と航空会社から，航空機への搭乗が可能であることを示す診断書を求められる場合が多くみられます．このため病状の不安定な病人については，安易に帰国を勧めるのではなく，急性期の治療を施して病状が安定してからの帰国をめざすのが本来とられるべき方策です．帰国を勧められ死亡するような事件を防ぐためには，緊急医療を提供した医療機関がやむを得ない事情で診療費が回収できなかった場合に，損失の一部を補填する制度が自治体に必要です．東京・神奈川・群馬では，1990年代初頭にこのような制度の整備をしており，診療忌避を疑われる事件が生じにくくなっています．全国的な制度とすることが望まれます．

外国人への医療対応の知識の普及

　Tさんと類似した事例を経験したある保健所では，管内の基幹病院に働きかけ，病院の職員向けに外国人の医療に関する研修を実施しました．外国人の診療をする機会が増える中で，行政と医療機関が連携して知識の普及を行うことが望まれます．

【沢田　貴志】

感染症対策

1 結 核

グッド・プラクティス 事例展開

（1）健康問題・健康支援活動の発端・場所

- Uさんは労働のために来日したが，しばらくして咳が出るようになった．
- 仕事の休みはほとんどなく，会社はUさんを健康保険に加入させておらず，受診もせず我慢していた．
- 咳の症状が悪化したため，心配した同僚につれられ病院を受診し，肺結核と診断された．人へ感染するおそれがあるため，結核の専門医がいる別の病院へ入院勧告され，入院した．
- 病院からの結核患者発生通知を受け，保健所の結核担当保健師がUさんの入院先を訪問したが，日本語がほとんど通じないことがわかり，外国人支援NPOに医療通訳の相談をした．

（2）氏名・年齢・性別・家族構成等

氏名：Uさん
性別・年齢：男性・40代
家族構成：単身で生活，母国に妻と子どもがいる
信仰：不明

（3）日本語・母語でのコミュニケーション力

日本語：ほとんど話せない．
母語：母語であれば基本的なコミュニケーションができる．英語は話せない．

（4）出身地・在日年数および経過・居住地

出身地：アジア
在日年数：数カ月，労働のため来日
居住地：関東地域　F町（総人口約200,000人）
市町村の在住外国人人口：約3,000人

（5）日本での生活・地域社会とのつながり

- 日本の飲食店で働けば，母国よりも何倍も稼げると聞き来日．
- 「技能」という就労目的の在留資格で，出身国の料理屋のコックとして週6～7日勤務している．
- 会社の寮のアパートで同僚数人と共同生活をしている．職場の店長や同僚は同国人．
- 休みも少なく，寮と職場の行き来だけのため，地域社会とはまったくつながりがない状況．

（6）言葉の壁への対応・医療通訳	（7）支援のための社会資源・連携機関
①担当保健師のニーズに合せて，重要な場面に医療通訳の派遣が行われた． ②服薬管理のため，保健師はUさんの母国語で書かれた資料を積極的に活用した． ③医療通訳不在時のコミュニケーションは，ゆっくりとした会話，やさしくわかりやすい日本語を使うよう心がけた．	①Uさんの居住地域を管轄する保健所の結核担当保健師 ②病院の医師，看護師，医療ソーシャルワーカー ③医療通訳の派遣調整を担当する外国人支援NPOと医療通訳

（8）健康支援の内容と経過

- 保健師の初回面接の際，保健所の役割や支援内容を丁寧に説明した．
- 入院中は定期的に保健師が訪問し，病状や治療の説明，入院生活で困ったことがないかなど確認した．
- 職場の無理解による解雇がないよう，保健師はUさんの職場へ通い，店長に復職の保障や同僚の接触者健診などの協力を得られるよう話をした．
- 日本は会社で社会保険に入れなければ国民健康保険に加入できることをUさんや職場に説明し，早急に加入手続きをした．
- 退院後，6カ月間の服薬治療が完了するまで，DOTS（直接監視下短期化学療法）として，職場や自宅にて同僚の前で服薬し，薬の空袋を保健所に毎週持参してもらった．
- 服薬治療中，そして治療終了後に再発がないことを確認するまでの約2年6カ月の間，保健師は必要な際には必ず医療通訳を手配して母語でのコミュニケーションをとるようにした．保健師とのかかわりが終了する頃には，Uさんは保健師と日本語で会話できるようになっていた．

【グッド・プラクティスのポイント】

①約2年半にわたる支援期間で，言葉が通じない状況を積極的に改善した．
②担当保健師が職場側に積極的に働きかけ，療養環境の改善を実現した．
③保健師が積極的にコミュニケーションを取ったことで，Uさんの日本語が上達し会話が増えた．

【解説】

医療通訳を活用して積極的に療養支援を実践する

　保健所の結核担当保健師は，結核患者の療養環境を整えること，治療中断を避けるため可能な限り日本で治療を完了させること，二次感染を防ぐこと，二次感染を早期に発見し治療につなげることをめざします．しかし言葉が通じないと，保健師は消極的な対応になりがちです．これは関係性が悪化したり，お互いの理解不足により治療がうまくいかなくなったり，薬が効かない耐性結核となって治療が長期化する事態を招く可能性が高まります．Uさんの担当保健師は，言葉の壁を積極的に取り除いて療養支援を行いました．言葉の壁があるときこそ，積極的に丁寧にかかわっていくことが大切です．

出身国と日本との保健・医療環境の違いを意識して対応する

　日本の通常が他国の通常ではないことを意識して丁寧に対応することが大切です．例えば，保健師と同様の仕事は，多くの国では看護師が担っているため，「保健師」と聞いても何をする人かイメージできません．「保健所」の役割も国によって違いがあり，なかには保健所のイメージが悪い国もあります．今回，担当保健師が最初に保健所や保健師の役割について説明を行ったことは，その後の関係性の構築をよりスムーズにしました．

外国人の労働・生活環境を理解し，職場の理解を得て仕事復帰をめざす

　Uさんのようにほぼ毎日働いており，寮のひとつの部屋に同僚数人で生活している外国人に，NGOの担当者は何度も出会う機会があるでしょう．彼らは母国に妻や子を残して，仕送りをするために日本に働きに来ています．なかには，会社が正当な給与額の半額しか支払っていないなど，劣悪な労働環境で働いている人もいます．出身国との物価の違いで，母国で稼げる収入よりはいいと，不当な低賃金で働かされているのに我慢しているケースもあります．日本に来るために抱えた借金がある人も多く，日本で仕事が続けられない状況だけは避けたいのです．家族へ仕送りしていると，手持ちのお金はほとんど残りません．このような労働や生活環境では体調を壊しやすく，結核を発症する状態に陥りがちです．

　感染の危険性がある勧告入院中は，結核の医療費は，申請すれば基本的に全額都道府県が負担すると感染症法（感染症の予防及び感染症の患者に対する医療に関する法律）で決まっていますが，入院中の洗濯費などの諸費用は自己負担です．Uさんも仕送りでお金が残っておらず，会社の同僚から金銭的サポートが必要でした．また，職場の店長は，結核を理由にUさんを辞めさせようとしました．これは，感染したら死ぬかもしれない，Uさんが戻ったら感染させられるかもしれない等，結核についての誤った認識や医療費への不安などが影響しています．担当保健師が外国人支援NPOに相談しながら，職場に通い病気への理解を促せたことは，Uさんの療養環境を整える上で重要な鍵でした．病気を理由に辞めさせる事態は，日本人の経営者でも起きます．例えば，技能実習生として働く外国人労働者が結核発症に伴って会社が帰国を強制するという事態が起きています．保健師は公平な立場の医療通訳を導入し，会社の意向ではなく外国人患者の声を聞ける環境をつくることも大切です．

外国人支援団体と連携し，在留資格を理解し健康保険加入をめざす

　Uさん同様，「技能」という就労目的の在留資格で，出身国の料理屋で働いている外国人は数多くいます．勤務先が明確で，1〜3年ごとに在留資格を更新することができれば，長期にわたり働き続けることができます．3カ月を超えて在住するので，日本人同様，健康保険に加入することが必要です．しかし，会社が社会保険に職員を加入させていないことがあります．会社の経営状況により社会保険加入をさせることが難しい場合は，理由を説明することで，国民健康保険に加入できます．Uさんの場合，保健師が外国人支援NPOから情報収集をして早期に加入手続きを進めました．

外国人患者との積極的なコミュニケーションで生まれた効果

　Uさんのように，職場や寮で毎日同国人と過ごす生活の場合，日本人と会話をする機会はほとんどありません．結核治療を機に，Uさんと病院，保健所，保健師がつながったことは，さまざまな良い効果を生みました．まず，Uさんが日本の保健所の役割を理解できました．これは，本人だけでなく同国人コミュニティにも良かった点です．Uさんは今後，健康のことで困る仲間がいたら保健所へ相談するという選択肢を得ました．また，保健所側も外国人が置かれている状況の理解促進につながり，今後の外国人対応への抵抗感が減り，自信につながりました．さらに，Uさんと保健師の2年以上に及ぶコミュニケーションで，Uさんが日本語で会話できるようになったことはすばらしい効果でした．

【山本　裕子】

2 HIV

事例展開　グッド・プラクティス

(1) 健康問題・健康支援活動の発端・場所

- Vさんは咳が続き，呼吸状態が悪くなり入院した．肺炎の状況から，日和見感染症のニューモシスチス肺炎が疑われたため，HIV抗体検査を実施し，陽性と判明した．
- Vさんへの告知と病状説明を行うため，病院の医療ソーシャルワーカーが医療通訳派遣を求め，外国人支援NPOにつながった．
- HIV陽性と判明して3年が経過した頃，夫にがんが見つかり，かなり進行していることが判明した．
- 夫のがんの自宅療養のため，介護や訪問看護が必要となった．Vさんは日本語があまり話せないため，ケアマネジャー等からVさんへ介護の必要性や介護方法などについて説明する必要があった．
- Vさんが通うエイズ治療拠点病院の医療ソーシャルワーカーの提案で，自治体の福祉事務所から外国人支援NPOへ医療通訳派遣の相談が寄せられた．

(2) 氏名・年齢・性別・家族構成等

氏名：Vさん
性別・年齢：女性・40歳代
家族構成：日本人の夫
信仰：不明

(3) 日本語・母語でのコミュニケーション力

日本語：ほとんど話せない．
母語：夫はVさんの母語について簡単な会話程度しかできない．夫婦間では簡単な母語で会話をしている．

(4) 出身地・在日年数および経過・居住地

出身地：アジア
在日年数：1年，日本人の配偶者等の在留資格
居住地：関東地域　G町（総人口約 150,000 人）
市町村の在住外国人人口：約 2,000 人

(5) 日本での生活・地域社会とのつながり

- 来日後，夫以外の人とはとつながりがない．
- 外部との調整は夫が担っている．
- 健康保険は夫の社会保険の扶養になっている．

（6）言葉の壁への対応・医療通訳	（7）支援のための社会資源・連携機関
①HIV の告知と病状や治療の説明，医療ソーシャルワーカーや HIV 担当カウンセラーとの面談，夫の自宅療養支援カンファレンス等の際は，医療通訳の派遣が行われた． ②告知や最初の病状説明の際は，HIV 感染症の基礎知識や治療の説明について，V さんの母語で書かれたパンフレットを用いて説明した．	①最初に入院した病院，エイズ治療拠点病院，医師，医療ソーシャルワーカー，HIV 担当看護師，自治体 HIV カウンセラー ②V さんの居住地域を管轄する自治体の保健所保健師，福祉事務所 ③V さんの夫を担当する居宅介護事業所のケアマネジャー，介護福祉士，訪問看護ステーション看護師

（8）健康支援の内容と経過

- V さんが入院した病院で，医療通訳を介して告知と病状説明がされた．また，V さんの了解を得て，夫にも説明があった．後日，夫の検査結果も HIV 陽性であり，夫は抗 HIV 薬による服薬治療を開始した．
- V さんは治療のため，エイズ治療拠点病院へ転院した．肺炎の治療と抗 HIV 薬での治療の導入が安定するまで，医療通訳を活用しながら病状説明等を行った．
- HIV の服薬治療は高額であり，自立支援医療の申請を医療ソーシャルワーカーの協力を得て行った．
- V さんが HIV 感染症の長期療養中，夫にがんが見つかり，V さん，ケアマネジャー，介護福祉士，看護師，保健師が福祉事務所に集まり，夫の自宅療養支援体制について，カンファレンスを実施した．V さんは医療通訳を介して，介護の必要性，介護や看護の内容を理解し，介護する上で必要な情報を得ることができた．

【グッド・プラクティスのポイント】

①医療通訳を介して V さんに告知をしてから，本人の許可をとって夫にも告知をした．
② HIV 感染症自体の治療環境が整った後も一生続く長期療養の中で，夫ががんを発症することは V さんにとって大きな出来事であった．HIV 感染症と直接関係ない健康課題であっても，重要と捉えて医療ソーシャルワーカーが医療通訳手配を調整したことがすばらしい選択であった．
③診療だけでなく，それぞれの重要な局面に合せて医療ソーシャルワーカーを中心に医療通訳を手配し，言葉の障壁を取り除き，本来行うべき業務を各専門家が確実に行った．

グッド・プラクティス　事例展開

【解説】

言葉の障壁を取り除いて病名告知・病状説明を患者本人に適切に実施する

　外国人女性と日本人男性の夫婦の場合，日本語が通じない外国人女性にHIV陽性が判明すると，病院は本人に告知する前に，夫に告知をして言葉の支援を得ようとする傾向があります．特に，HIV陽性者のケース対応に慣れていない病院で起きやすい印象を受けます．この安易な行動で離婚問題に発展するなど，夫婦間にさまざまな問題が生じることがあり得ますが，病院側は責任を負えるのでしょうか．Vさんの夫もそうですが，夫でも妻の母国語はほとんど話せない人も多く，訓練が必要な医療通訳の代わりは務まりません．

　Vさんの場合，最初に入院した病院の医療ソーシャルワーカーや医師が，医療医療通訳を活用して必ず本人に告知をすることの必要性を理解していました．また，エイズ治療拠点病院の医師，看護師，医療ソーシャルワーカーは，チームとして医療通訳を介した告知の重要性について共通認識を持っていました．そのため，エイズ治療拠点病院は医療ソーシャルワーカーがタイミング良く医療通訳を手配しました．各病院で外国人のHIV陽性が判明した場合，インフォームドコンセントを本人に適切に行えるよう，どのように医療通訳を手配するのか，チームで流れを明確にしておくことが大切です．

HIV陽性者の長期療養の中で，医療通訳を導入すべきポイントを押さえる

　HIV陽性者は，抗体検査で陽性と判明後，免疫機能の低下状況に合せて抗HIV薬（ARV）の服薬を開始します．Vさんのように日和見感染症発症（エイズ発症）がきっかけで，HIV陽性が判明するケースもあります．日和見感染症の治療をし，抗HIV薬の服薬治療が軌道に乗り，薬の効果で免疫機能が通常レベルに回復すれば，HIV陽性者でない人と同様の生活を送れることになります．その段階になれば，通院時も特に複雑な話をする必要がなくなるので，ある程度日本語で会話ができる人であれば，医療通訳までは不要となります．この段階までに，積極的に医療通訳を活用して患者とコミュニケーションを密にとり，治療や療養環境をスムーズに安定させることが大切です．また，抗HIV薬は高額なことから，抗HIV薬の導入時には，自立支援医療の申請手続きが必要になります．医療ソーシャルワーカーも直接患者と話し合いをして申請手続きを円滑に進めるため，医療通訳のサポートが必要です．Vさんの担当医療ソーシャルワーカーは，このような重要な場面に合わせて医療通訳を手配して，療養支援を着実に進めていきました．

HIV陽性の外国人が直面する配偶者の介護や死と，必要な言葉の支援

　Vさんのように，抗HIV薬の治療と付き合いながら長年生活していく中で，配偶者ががんを発症したり，脳梗塞や脳出血を起こしたりと，HIV感染症以外の病気で介護や自宅療養が必要になるケースがあります．特に，外国人女性と日本人男性の夫婦の場合，夫の年齢が10歳以上上の夫婦も多い傾向にあるため，年齢的に夫が先に介護支援対象者になります．子どももおらず，妻が地域の人とかかわったりするのを嫌がる夫だと，外国人女性は夫との会話でしか日本語に触れる機会がほとんどない状況です．そのような背景から，日本に長年住んでいても，片言の日本語しか話せないという人がたくさんいます．そのような状況で，夫の

介護が始まっても，言葉の支援なしでは介護制度や介護・看護内容が良く理解できません．さらに夫に先立たれてしまうと，夫がすべて担っていた行政への手続き等がまったくできず途方にくれてしまう，という事態も生まれます．

Vさんの場合，介護支援者側とVさんのニーズに合せて，エイズ治療拠点病院の医療ソーシャルワーカーが自治体の福祉事務所と連絡をとり，福祉事務所から医療通訳派遣を手配してもらえるよう調整したため，Vさんを交えた夫の自宅療養支援について会議を実施することができました．

当然ですが，外国人女性自身が高齢化に伴い，本人の認知機能が低下したり，がんなどの重篤な疾患になる場合もあります．HIV陽性の外国人自身の自宅療養のための医療通訳支援も必要です．

医療ソーシャルワーカーが病院内外の関係機関との調整役として明確に機能する

Vさんのケースでは，医療ソーシャルワーカー，看護師，医師，カウンセラーが担当チームとして，各専門性を活かして連携していました．そのチームメンバーの調整役は医療ソーシャルワーカーが担っており，チーム内でも医療ソーシャルワーカーの専門性が認識され，役割分担が明確でした．外部機関との調整が得意な医療ソーシャルワーカーが，チームで困ったことがあれば窓口となって外国人支援NPOに相談したり，医療通訳派遣の相談を持ちかけたりしています．しかし，病院によっては，医療ソーシャルワーカーが存在していても，HIV担当の看護師がソーシャルワーク業務も兼ねてHIV陽性者をサポートしていることがあります．看護師と医療ソーシャルワーカーとの専門性の違いから，制度の理解や活用方法，外部関係機関との調整などで苦労されているところを目にします．医療機関ごとに事情が違うものの，看護師がすべてを抱え込むのではなく，各専門家の強みを活かしてチームでかかわれるようになることが，HIV陽性者にとってより良い支援体制となります．

【山本 裕子】

災害医療

1 災害時における外国人母子への支援

グッド・プラクティス 事例展開

（1）健康問題・健康支援活動の発端・場所

- Wさんは出産直後より，内縁の夫からDVを受けていた．友人宅に避難し，子ども3人と新しい生活を始めた直後に震災に遭う．
- 震災の影響で避難所生活を余儀なくされたが，周りは日本人ばかりでコミュニケーションが上手にとれず，疎外感を感じていた．
- DVの相談をしていた支援団体に連絡したところ，外国人専用の避難所を勧められ移動した．また，転居先の確保や，被災者支援の申請手続きなどの支援を受けた．しかし，過去のことや今後の生活を考えると不安になり，飲酒が増えていった．
- Wさんから「死にたい」と伝えられた支援者が病院に連れていき，うつと診断された．

（2）氏名・年齢・性別・家族構成等

氏名：Wさん
性別・年齢：女性・30代前半
家族構成：子ども3人
信仰：キリスト教

（3）日本語・母語でのコミュニケーション力

日本語：日常会話は問題ないが，読み書きはほとんどできない．
母語：コミュニケーションに問題なし．

（4）出身地・在日年数および経過・居住地

出身地：東南アジア
在日年数：10年
居住地：九州地域　M町（総人口約700,000人）
市町村の在住外国人人口：約4,900人

（5）日本での生活・地域社会とのつながり

- 「興行」ビザで来日し，エンターテイナーとして就労しているときに日本人男性と知り合い，数年間の交際を経て結婚．日本へ移住し，その後離婚．
- 離婚後に内縁関係にあった日本人男性から暴力を受け，子どもを連れて別居．
- 日本人の知り合いは少なく，同じ地域にある同国出身者コミュニティとも距離を置いている．
- 生活保護を受給している．

（6）言葉の壁への対応・医療通訳	（7）支援のための社会資源・連携機関
①やさしい日本語でゆっくりとした会話．ローマ字表記． ②日本語での理解が難しいときは，英単語または文章で説明．	①外国人向け避難所運営団体 ②被災者支援担当者 ③生活保護担当者 ④精神科医 ⑤保育園の保育士

（8）健康支援の内容と経過

- Wさんから相談を受けた支援団体は，外国人向け避難所への移動を勧めた．また，被災者支援制度（罹災証明・見なし仮設等）について，情報を提供するだけでなく丁寧に説明を行い，申請の手続きに同行した．
- 支援団体はWさんのための新居を探し，退去費用や入居費用について不動産会社と交渉を行った．また，転居費用については自治体の生活保護課との調整を行った．
- 子どもの医療機関への受診にも同行した．
- Wさんが精神的に不安定になっている様子をみて，支援団体は精神科への受診を勧め，初診時に同行した．
- Wさんに就労を勧め，履歴書の作成，求人情報の収集，電話連絡および面接の練習を行い，パート勤務をすることとなった．また，保育園や自治体の子ども保健課・生活保護課などへの連絡調整および同行や説明などを行った．

【グッド・プラクティスのポイント】

①震災で生じた問題の根底にある平常時からの課題にも目を向け，取り組む．
②一方的な情報提供ではなく，相談者が理解できるように丁寧に説明する．
③相談者の生活全般を把握した上で，支援のコーディネートを行う．
④問題解決に向けてのタスクを細かく分け，相談者に寄り添い，1つずつ一緒に取り組む．
⑤精神面への支援と生活自立に向けての支援を並行して行う．
⑥災害時に迅速な支援を提供できるように，平常時からつながりを築いておく．

【解説】

災害時における外国人シングルマザーへの支援

　災害で被災した人々の中には，「災害時要援護者」である外国人も多く含まれ，その中にはシングルマザーも存在しています．日本で生活する外国出身のシングルマザーたちが災害時に直面する問題の多くは，以前から存在していた問題が災害により悪化し表面化したものです．ゆえに，被災した外国人シングルマザーの支援を行うにあたって，彼女たちが平常時から直面している問題を認識し，表面化した問題の根底に存在する問題を意識しながら支援を行っていくことが大切です．

孤立しがちな外国人母子

　国際結婚，日本への移住，離婚等を経験し，子どもの将来を考え日本で生きていくことを決意しても，外国人シングルマザーとして生活することは容易ではありません．言葉も文化も違う環境の中で，家族からのサポートもなく1人で子育てをする不安や，子育てと仕事の両立の難しさに加え，言葉の壁や社会の偏見等による就労の制限もあります．また，パートナーからの暴力を経験したことのある外国人シングルマザーも少なくありませんが，経済的・精神的にサポートを必要としていても，外国人シングルマザーは情報弱者であり日本人とのつながりが希薄であることが多く，孤立しがちです．

支援から漏れてしまう問題

　そのようなさまざまな困難を抱えて生活をしている彼女たちを，災害は容赦なく襲います．突然の災害にどのような行動を取ればよいのか，どこに避難するのかわからずに立ちすくんでしまう人もいます．避難後も，一般的な避難生活の困難さに加え，避難所での孤立，情報や支援へのアクセスの制限，頼る人がいないために感じる強い不安感等，外国人として，ひとり親としての困難があります．また，外国人シングルマザーは非正規雇用である場合が多く，職場が被災し休業となっても十分な補償もなく収入が減少または無収入となります．生活再建や，自身や子どもの心のケアが必要であるにもかかわらず，情報の制限等により支援から漏れてしまう問題もあります．

外国人専用の避難所と不安感の緩和

　事例のWさんも，出産直後に夫からの身体的暴力を受け別居生活を始める等，被災前からさまざまな問題を抱えていました．震災によりさらなる問題が引き起こされ，周りから孤立しがちな彼女はうつ状態となり，1人では前に進むことが難しくなっていました．日本人ばかりの小学校に避難していたWさんを，外国人専用の避難所へ案内しました．さまざまな国の出身者がいる避難所では，外国人であることが特別ではなくなり，また多言語での情報提供もされていました．ただでさえ不安な震災の中で，「外国人」という疎外感から解放され，同じ「被災者」としてコミュニティへ受け入れられること，また母国語で情報を得られることは，不安感の大きな緩和となりました．しかし，それでも乳幼児を抱えるWさんが避難所生活を続けることは難しく，入居したばかりだったアパートも被災して退居しなければならなかったため，物件探しと，入退去に伴う不動産屋

との敷金礼金等の交渉のサポートを行いました．

申請手続きなどの同行

被災者支援を含むさまざまな支援制度は複雑で，その申請は日本人でも頭を悩ますものです．行政や民間の支援機関は，日本語能力に制限がある人でも理解できる言語や言語レベルでの情報提供が必要です．しかし，Wさんに母国語での被災者支援情報を一方的に提供するだけでは，彼女が単独で適切な窓口に行き，自身の置かれている状況を説明し申請書に記入し，必要書類を入手し提出する等の手続きを行うことは難しいと判断しました．そこで，彼女に寄り添って，窓口にも同行し，担当者との連絡調整を行うなど，生活再建へのプロセスの一つ一つをともに行いました．

初診時は相談員が同行

Wさんは外国人専用避難所に移った後も，震災の恐怖感や今後の生活への不安から精神的に不安定となり，飲酒の量と頻度が増しました．また，不眠や食欲不振，気分の落ち込みがみられ，自殺願望があることを相談員に伝えてきました．Wさんは以前から精神安定剤と睡眠導入剤を処方してもらっていたのですが，医師の診察は長い間受けていませんでした．1人で現在の状況を医師に説明する自信がなく，乳幼児2人を連れて診察に行くことにも不安があったので，初診時に相談員が同行しました．同行したことでWさんも安心したのか，以降は相談員の同行なしで定期的に診察を受けることができるようになり，抗うつ剤も服用し始めました．以来，顔色も良くなり，生活自立に向けて前向きに取り組むようになりました．

1つずつの解決

被災した外国人シングルマザーたちの中には，Wさんの場合のように災害によって引き起こされた問題だけではなく，さまざまな問題が複雑に絡み合っていることも少なくありません．彼女たちを支援していくには，彼女たちが何を問題とし，何を望んでいるのかを理解すること，そして，生活状況や家族の状況など彼女たちを取り巻く環境を把握する必要があります．また，精神的ストレスを軽減するには，住まいや仕事，育児などの問題に取り組む必要があり，そのためには精神を安定させる必要があります．生活面，精神面それぞれの問題を同時並行で，1つずつ取り組んでいく必要があります．支援者が相談者に寄り添いながら1つずつ問題に取り組み解決していくことで，相談者本人が自分で対応していく力をつけることができ，そのことが相談者の自尊心の向上にもつながると考えられます．

災害により，外国人シングルマザーたちの生活は一層厳しいものとなります．その根源には，平常時から彼女たちが直面している問題があります．彼女たちを支援するには，彼女たちが平常時から抱える課題に目を向け，取り組み，生活の底上げをすることが不可欠です．さらに，常日頃から彼女たちへ支援（サービス提供）を行い，信頼関係を築き，繋がりを持っておくことは，災害時の迅速な支援にも結びつきます．

【佐久間より子】

救急医療

1 救急外科医療

グッド・プラクティス 事例展開

（1）健康問題・健康支援活動の発端・場所

- Xさんは急な腹痛にて救急外来を受診した．
- 急性虫垂炎との診断にて，手術を日本でするか，母国でするかという選択を相談．
- 本人の希望で日本での手術を検討したが，言語や内容理解の確認のため，日本語と母語で手術同意書を作成しつつ，現地の家族とも十分相談の時間をとった．
- その上で，やはり日本での手術希望し，病棟，手術室等とも確認を行い，会社の意向も確認した上で手術を行うこととなった．

（2）氏名・年齢・性別・家族構成等

氏名：Xさん
性別・年齢：男性・20代
家族構成：独身
信仰：イスラム教

（3）日本語・母語でのコミュニケーション力

日本語：日常会話はできる．ひらがなとカタカナであれば，読み書きができる．
母語：基本的なコミュニケーションができる．

（4）出身地・在日年数および経過・居住地

出身地：アジア
在日年数：2年，労働のため来日
居住地：関西地域　W町（総人口約200,000人）
市町村の在住外国人人口：約5,000人

（5）日本での生活・地域社会とのつながり

- 同国人の仕事仲間と一緒に暮らしており，日本人の雇用主を「お母さん」と呼んで慕っている．
- 母国に家族がおり，電話で相談できる．

（6）ことばの壁への対応・医療通訳	（7）支援のための社会資源・連携機関
①やさしい日本語をゆっくり使って対応． ②Xさんの母語を併用できる医師により，病状・手術説明． ③多言語による医療情報・電話通訳の利用．	①国際経験豊かな医師，看護師 ②国際協力団体・通訳団体との連携 ③医療情報に関する多言語情報サイト ④病院全体での文化社会的支援

（8）健康支援の内容と経過

- 手術室では，わかりやすい日本語を中心に声かけが行われた．手術終了後の病棟でも同様であり，それに加えて外国語文書などのツールを用いた．
- 入院中の食事に加え，手術で使用する薬剤・物品中にも宗教的禁忌のないよう，本人の意向をふまえて栄養課，薬剤部，手術室と連携して対応した．
- 勤務先とも連携し，費用負担に関して健康保険制度を適切に利用することができた．
- 術後の外来通院は，院内の外国語標識を母国語文書で補完し，比較的円滑に受診できていた．
- 経過も良好で，無事に職場復帰することができ，通常の社会生活を送れるようになった．

【グッド・プラクティスのポイント】

①Xさんにかかわるすべての担当者が，わかりやすい日本語でコミュニケーションをとるように努め，対象者の不安を取り除く努力をした．
②外国語でコミュニケーションをとることができる医療スタッフが存在したため，丁寧にケアを行うことができた．
③医療スタッフの間で，手術の準備やフォローにおいて，外国人患者における留意点（言語，文化，制度など）について認識・理解が共有できていた．
④母国の家族や日本の職場関係者との連携をスムーズに行うことができた．
⑤多言語による医療情報・遠隔通訳ツールの存在を支援者側が知っていた．

【解説】

救急外科医療における外国人診療のポイント

　急な症状があり救急外来にやってきて，そのまま緊急手術になるという場合，日本人の患者や家族でも，かなりの心理的な不安やダメージを受けます．それに対して病状は急を要することが多く，そのため医療スタッフも急いでおり，十分な説明やケアができずに入院から手術という流れになることは少なくありません．

　そこに外国人患者であることによる言語面や文化面など配慮が加わるため，より一層の多職種共同作業が必要になります．それらがうまく機能するような病院は，きっと日本人の患者にも優しい病院です．そこに向けて準備することは，さまざまな面でプラスになることが多いので，次に例をあげて考えてみましょう．

救急外来にて

　Xさんは腹痛で来院しました．日本人でないのは確かですが，日本語も片言で英語も話せないとのこと．そこで，救急スタッフより海外派遣の経験があるスタッフに連絡がありました．

　訪室すると，アジアから労働のために来日しているとのことです．宗教はイスラム教，付き添いは会社の上司（本人は「お母さん」と呼んでいる）のみで，家族は皆母国にいるようです．より正確な診断のためには造影剤を用いたCT検査が必要ですが，そのためには造影剤の副作用などを文書で説明する必要があります．ここでは厚生労働省のHPや，NPO等が提供する多言語問診票サイトなどを用いて，Xさんにわかるように説明しました．言語はやさしい日本語と，スタッフのわかる範囲での母国語（翻訳アプリの補助あり）を用い，Xさんより造影CT検査の同意を得ました．

　検査室のスタッフも，やさしい日本語で検査の方法を説明の上，実施しました．検査の結果，急性虫垂炎と診断され，病状からは緊急手術も選択肢に入りました．しかし，言語のみならず費用や文化の問題もあり，日本で手術をすべきか，職場の上司や母国の家族などを交えて相談しました．その結果，費用的に問題はないことや，本人も家族もむしろ日本での治療を希望していることがわかり，緊急手術をすることになりました．

　手術（と麻酔）の説明では，検査のとき以上に詳しい必要性や合併症の理解が必要となるため，このようなツール等のほかに，電話による遠隔通訳システムも利用しました．Xさんと母国にいる家族も，ときおり質問を交えながら，日本で手術することを改めて希望しました．その際，手術で使われる薬剤に宗教上使えない動物などが混入しているとわかり，薬剤師と相談して別の薬剤に切り替えることになりました．

手術室にて

　手術室では，看護師がやさしい日本語やイラストを用いて，手術中の体位の説明などをした後，麻酔をかけて手術が始まりました．手術は無事終了し，Xさんは病棟に退室しました．

病棟にて

　術後の痛みなどをXさんと看護師はやさしい日本語やフェイススケール[注1]などを用いて意思疎通しました．また，術後の食事も宗教的禁忌を除いたものとしましたが，それでも術後の回復の妨げにならないよう栄養士と検討していきました．そして，Xさんが安心して必要な入院を続けられるよう，会計担当者と相談して早めに概算を出してもらいました．

術後外来にて

　術後の外来通院に困らないよう，退院時に外来受診の場所や時間を母国語やイラストで渡しました．当日も院内の外国語標識も利用し，無事外来受診することができました．支払いも職場の健康保険を利用して無事に完了できました．術後経過は良好で，徐々に職場復帰して以前のような社会生活を送れるようになりました．

外国人患者の緊急手術を成功させるために

①緊急手術の場合には，医師，看護師，コメディカル，事務スタッフまで，かなり多くのスタッフがかかわることになりますが，すべての担当者がわかりやすい日本語でコミュニケーションをとるように努めることがスタートです．それらができない病院では，「ここに命を預けて手術をしよう」という気にはなれませんし，逆にできていれば外国人患者の不安を取り除く「こころのケア」になり得ます．

②例えば，国際医療協力の経験者などがいる場合には，言語だけでなく，お互いの医療文化の違いまでふまえた，丁寧なケアを行うことができるでしょう．

③急な外国人患者の受診でも困らないよう，日頃から医療スタッフの間で，手術の準備やフォローにおいて，外国人患者における留意点（言語，文化，制度など）について，勉強会などで認識・理解を共有しておくことが重要です．

④ただでさえ家族は緊急手術で心配になるところで，事情のわからない外国での手術はその不安も倍増するでしょうから，日本にいる関係者などともうまく連携して，彼らにも伝わるようなわかりやすい説明が必要になります．

⑤そのためにも多言語による医療情報・遠隔通訳ツールなどは有用なのですが，それらの存在を支援者側が知って使えるようにしておくことが大切です．

　海外の病院で通訳したとき，家族から「君は名医だ」と言われました．それは言語のスキルに対してではなく，不安が軽減されたことについていただいた賛辞なのだと思います．患者や家族の「こころにまで寄り添える」通訳を，常にめざしていきたいと感じます．

注1）フェイススケール
現在の痛みを笑った顔，普通の顔，しかめっ面，泣き顔など，さまざまな段階の顔で現し，患者にどのぐらい痛むのか示してもらう．

【益田　充】

2 訪日外国人医療 -その1-

グッド・プラクティス 事例展開

（1）健康問題・健康支援活動の発端・場所

- Yさんは，妻と2人で観光のため来日．飛行機から降りて預けた荷物をベルトコンベアーより下ろしているときに突然胸痛を訴え，しゃがみ込んだ．その後，痛みが軽減したので一旦ホテルまで移動したが，着いてから呼吸困難を訴えたため，病院に救急搬送となった．
- 検査の結果，急性心筋梗塞が疑われたので，日本語ができるツアーコンダクターを介して検査の説明と同意書にサインをしてもらい，心臓カテーテル検査を行った．
- 治療を必要とする冠動脈の閉塞などの異常は見つからなかったが，心筋はすでに広範囲に損傷しており，心臓の働きは明らかに低下していて，心不全に陥っていた．
- 医師から「Yさんの家族がどうやら重症度を理解していないようだ」と国際診療科に連絡があり，日本語が解る中国人ツアーコンダクターが同席することを確認して，中国語を話さない国際診療科の医師がICU（集中治療室）に出向いた．

（2）氏名・年齢・性別・家族構成等

氏名：Yさん
性別・年齢：男性・60代後半
家族構成：妻，子ども2人，孫1人
信仰：不明

（3）日本語・母語でのコミュニケーション力

日本語：読み書き，会話はできない．
母語：コミュニケーションに問題なし．

（4）出身地・在日年数および経過・居住地

出身地：アジア
在日年数：1～2日，観光のため来日

（5）日本での生活・地域社会とのつながり

- 妻と2人で観光のため来日．
- 海外旅行保険に加入している．
- Yさんの妻も日本語がまったくできない．

（6）ことばの壁への対応・医療通訳	（7）支援のための社会資源・連携機関
①日常会話程度ができるツアーコンダクターを通訳として，Yさんの妻と対話を試みた． ②「心筋梗塞」の病状について知っているか尋ねた．	①病院の国際診療科 ②ツアーコンダクター

（8）健康支援の内容と経過

- 血液検査と心電図の結果，Yさんは急性心筋梗塞が疑われ，心臓カテーテル検査を行った．しかし，治療を必要とする冠動脈の閉塞などの異常は見つからなかった．
- 検査では異常がなかったが，心臓の働きは明らかに低下しており，心不全に陥っていた．Yさんの妻とツアーコンダクターには「冠動脈は詰まっておらず，検査で異常は認めなかった」と告げたが，事の重大さを理解しておらず，妻はYさんを連れて早く帰国したがっていた．
- 医師はYさんの妻とツアーコンダクターに「心筋梗塞」の病状は知っているか尋ねたところ，あまり知らないとのことだったので，具体的内容を説明した．妻は検査結果に異常がなかったため大丈夫だと安心していた．
- 翌日，医療通訳者を介して医師から再度説明を行った．Yさんの状態を理解し，どの程度まで心臓の機能が回復するのかもう少し日本に留まって，治療を続けることに同意した．

【グッド・プラクティスのポイント】

①多くの場合，患者や家族は医師の説明をすべて理解していないことを認識する．
②医療のトレーニングを受けていない通訳者の場合は，使う言葉を選び，意思疎通をはかる．
③簡単な日本語を使い，謙譲語や丁寧語，尊敬語は使わないよう心がける．

【解説】

　外国人のみではなく日本人患者にも共通しますが，多くの場合，患者や家族は医師の説明をすべて理解しているとは限りません．もともとの医療知識に差があり，病気についての理解度は患者によって異なるため，医療者は患者のレベルに合わせて話し方の難易度を変える必要があります．患者側が「はい」と答えても，内容を聞き返すと理解できていないこともよくあります．

　これは通訳者に関しても同様で，通訳者の日本語レベルを見極めて説明しなければ正しい情報が患者に伝わりません．本事例においては，通訳者が事の重大さを認識できていれば，家族への伝え方も違ったと考えられます．

医療のトレーニングを受けていない通訳者

　言語を流暢に話せても，医療のトレーニングを受けていない通訳者は現場でよく使う医療用語がわからない場合があります．医師の説明にも慣れていないため，医学的な内容を理解すること自体が難しいのです．通訳者自身が意味を把握できないと，通訳する言葉を選ぶときに適切な対訳が思い浮かばず，間違った意味で話してしまう，もしくはわからない単語だけを抜いて通訳してしまうこともあります．これでは正しい情報が患者に伝わらず，意思疎通は図れません．

謙譲語や丁寧語，尊敬語は使わない

　外国人に簡単な日本語で説明する場合は，謙譲語や丁寧語や尊敬語は抜きにして，わかりやすい言葉のみを使うように気をつけ，相手が理解しているか確認しながら話を進めることが望ましいでしょう．通訳者がネイティブの場合は，むしろ日本語での理解が課題となるので，内容が的確に伝わるよう，話し方に工夫が必要です．普段無意識に使っている敬語は自分では気付きにくいため，誰かに話してお互いでチェックし合うか，録音して聞き直してみるとわかりやすいでしょう．

誤解が生じないように

　本事例では，「心筋梗塞」という単語は中国語も似ていて，通訳は間違っていませんでしたが，ツアーコンダクターもYさんの妻もその原因や病態についてはあまり知識がありませんでした．そのため，医師から「心臓カテーテル検査では異常を認めず大丈夫だった」と聞いて，Yさんの状態が大丈夫なのだと勘違いしてしまいました．

　Yさんが倒れて気が動転しているところにいろいろ説明しても話に集中できないということもよくあるので，ただでさえ誤解が生じやすい外国人の場合は，再確認が必要です．

　医師は「心臓の筋肉に栄養を運んでいる血管が詰まって酸素が届かなくなり，その結果心臓の筋肉が死んでしまい，一旦死んでしまった筋肉はもとには戻りません．Yさんの場合は，心臓の筋肉の約70％が死んでしまったと考えられ，そのため全身に血液を送り出す力が弱くなっていて，とても重症です」と日本語でゆっくり説明し，これをツアーコンダクターが通訳しました．その結果，妻はYさんの病状を理解し，治療を続けることに同意しました．

医療従事者は思い込みや先入観をもたないようにする

　外国人患者に説明するときは，難しい専門用語を使わず，図柄や記号などを用いて説明すると理解しやすいでしょう．頻繁に使用する単語や文章はあらかじめ翻訳しておき，指を差して会話したり，翻訳アプリや遠隔通訳を活用して看護ケアを行ったりすると，その熱意が患者に伝わり，それだけでも不安は軽減されます．言葉がまったく通じないと，医療従事者も工夫して患者とコミュニケーションを図ろうとしますが，日本語が少し通じると相手は理解していると思い込み，普段の日本語で話しがちです．日本に在住しているある外国人女性が来日後すぐに第 1 子を産んだとき，第 2 子を生んだときより医療従事者が親身になって話しかけてくれ，最初の方が理解度も良かったと伺いました．医療従事者は，常に自分の思い込みや先入観を持たずに，公平に患者に接することを心がけることが大切です．

【南谷かおり】

3 訪日外国人医療 -その2-

事例展開 グッド・プラクティス

（1）健康問題・健康支援活動の発端・場所

- Zさんは来日して3週間目，大量の性器出血で産婦人科を受診した．
- 最初は生理かと思われたが，量が尋常でなく出血が止まりそうになかったため救急外来を受診し，そのまま入院となった．
- 性器出血の原因を探るため，さまざまな検査が行われたが明らかな異常は見つからなかった．しかし，入院後も出血は続いていた．
- 治療法として血管内カテーテルを介して動脈を詰める動脈塞栓術や，それでも止血できない場合は最終的に子宮摘出術まで医療者たちの間で話し合われた．

（2）氏名・年齢・性別・家族構成等

氏名：Zさん
性別・年齢：女性・20代後半
家族構成：独身
信仰：イスラム教

（3）日本語・母語でのコミュニケーション力

日本語：挨拶程度であればできる．
母語：コミュニケーションに問題なし．英語ができる．

（4）出身地・在日年数および経過・居住地

出身地：東南アジア
在日年数：1カ月弱，留学のため来日
居住地：関西地域　U町（総人口約250,000人）
市町村の在住外国人人口：約2,500人

（5）日本での生活・地域社会とのつながり

- Zさんは日本の大学で文化を学ぶために留学し，日本人宅にホームステイしている．
- 留学生用の保険に加入．

（6）ことばの壁への対応・医療通訳	（7）支援のための社会資源・連携機関
①Zさんの信仰は制限が多くあったが，食べられない物を除去した病院食の提供や毎日のお祈りはベッドの上で問題なく行えること等を確認した． ②母国語以外にも英語が話せれば，関係を築くこともできる．	①病院の国際医療コーディネーター ②病院の栄養科スタッフ

（8）健康支援の内容と経過

- 病院スタッフである国際医療コーディネーターがZさんの医療費支払いの件で病室を訪れ話したところ，来日前に抜け毛の治療でホルモン剤を服用していたことが判明した．
- ホルモン剤を服用していたことはホームステイ先の英語話者である友人に伝えたが，医療のトレーニングを受けていない通訳者だったので，通訳時にその部分が抜け落ちたと考えられた．
- 国際医療コーディネーターは担当の看護師に報告し，主治医が再度患者と話をして，来日前に何の薬をどれだけの期間飲んでいたのかなど，詳しい情報を聞き出した．
- 出血の原因はホルモン剤の服用による子宮内膜の肥厚によるものと考えられ，内膜がすべて剥がれ落ちれば自然に出血は消退すると結論付けられた．
- ホルモン剤の影響で肥厚し過ぎた子宮内膜が数日間で全部排出された後に出血は止まったため，Zさんは手術することなく無事に退院した．

【グッド・プラクティスのポイント】

①国際医療コーディネーターがZさんと英語で会話したことで打ち解けられ，ホルモン剤の使用が判明した．
②国際医療コーディネーターが看護師に報告したことで，医師の問診につながった．
③手術をすることなく，退院につながった．

【解説】

細かいニュアンスまで伝える対話

　宗教上の理由からZさんはさまざまな制限がありましたが，対話を大切にし，病院側もできるだけの配慮をするよう努めました．患者によっては髪に巻くヒジャブを付けたまま手術室に入りたいと申し出る方もいて，主治医や麻酔科の医師に相談することもあります．信仰心は住む所が違っても変えられるものではないため尊重すべきですが，それが医療行為の妨げとなる場合は患者との話し合いが必要となり，細かいニュアンスまで伝えるためには通訳者を介入させることが望ましいでしょう．イスラム教は一見制限が多くみえますが，信仰心の度合いは個人によって異なり，どこまで融通を利かせてもらえるか，患者が納得するような対話が大切です．

通訳に求められるもの

　外国人の診察時に言葉のわかる家族や友人が付き添い通訳する場合，通訳者がトレーニングを受けていないと，患者や医師が言ったことを全部訳さずに，肝心な話が抜け落ちることがあります．また，倫理の面でも，守秘義務を守らなかったり，主観的な意見を勝手に盛り込んだりして，一体誰の意見なのか現場が混乱することもあります．バイリンガルなら誰でも通訳できるわけではなく，会話に沿った対訳をすぐに当該言語に置き換える能力と，交互に両言語で話さなければならないため，素早い頭の切り替えが求められます．また，数字や要点等は忘れないようにメモを取りながら，忠実に訳すことが重要です．

　本事例では，ホームステイ先の友人が英語話者であり状況も把握していることから患者の通訳をしましたが，医療通訳者としての研修は受けていなかったため，話を省略したのだと考えられます．そのことが今回の出血に関連しているとは思わなかったでしょうし，もしくは抜け毛の治療目的でホルモン剤を服用していたということを患者から英語で説明されても理解できなかったのかもしれません．

　医療通訳を誰に任せるかは患者の意思が尊重されます．

　家族が通訳する場合は患者との信頼関係もあり良い面もありますが，心理的には中立的な立場を取りにくく，がんの告知をしなかったり詳細まで話さなかったりと，すべての内容を訳さない可能性があります．

　友人や会社の言語話者が通訳する場合は，医療用語に精通しておらず，通訳技術が伴わなければ適切な通訳はできません．

　医師が英語を話す場合は，患者にとって直接の対話となり信頼関係は築きやすいですが，医師は専門用語を知っていても一般的な表現に置き換えることはできず内容が難しくなりがちで，同じ言語を話しているのに通じないことがあります．

　このようなことから，通訳者は中立的な立場を取ることができ，専門用語や倫理についての研修を受けた医療通訳者が望ましいのです．

国際医療コーディネーター

　コーディネーターとは，外国人患者と医療従事者の間に入って，通訳以外に生じる多様な案件に対して，調整したり解決したりする役割を担っています．これは医療ソーシャルワーカーであったり，医事課の国際関係担当者であったり，看護師であったりとさまざまです．医療通訳の手配，患者の加入している保険会社

への連絡，医療費支払いの相談など，患者が外国人だからこそ発生する付帯事項を扱っています．コーディネーターが医療通訳技術も兼ね備えていれば一人二役も可能ですが，基本的には業務内容が異なるため，コーディネーターが外国語を話せたとしても，医療通訳は専門に任せた方がよいでしょう．逆に，医療通訳者は通訳以外の仕事まではできないので，活躍してもらうにはコーディネーターのサポートが不可欠です．

チーム医療

このように，外国人患者を診るということは多彩な問題が発生し得るため，その問題解決には適材適所で活躍するエキスパートたちの協力が不可欠です．患者が入院した場合に一番長く接するのは看護師であり，病院生活におけるサポートは重要となります．外国人は言葉や習慣こそ違いさえすれ同じ人間であり，言葉がわからない分，相手の行動や表情に注目しがちです．看護師がタブレットや辞書等の翻訳ツールを活用するとか，スマートフォンの自動翻訳機能を駆使して患者とコミュニケーションを図る努力をするだけでも寄り添う姿勢が感じられ，患者との信頼関係を築きやすくなります．外国語を話せないからと外国人を避けるのではなく，日本語でもよいから声がけをして，気遣っていることを態度で示すことは大切です．

環境が異なり不安な上に，病気で気弱になっている外国人患者に安心して医療を受けてもらえるよう，医療従事者たちが医療通訳者も交えてチームを組んで，連携しながら患者ケアに挑むのが理想です．

【南谷かおり】

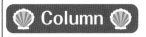 医療を受ける際の意思決定

　もし，外国を旅行したり，外国で暮らしているときに，病院で治療が必要な病気や怪我をした場合を想定してみましょう．何となく医療者が話す外国語が理解できたとしても，命にかかわるような治療や手術をすぐに決断することができるでしょうか．自分の母語でコミュニケーションを取り，疾患や治療について理解することは重要です．グローバル化が進み，日本においても，医療や看護の対象となる人々は多様化しています．そのため，治療や看護を行う際の言語的配慮は，避けて通ることができません．

　筆者は，日本で暮らす外国人の母親への支援のため，障壁となる言語に注目し，タブレット端末を利用し，外国人の母親の母語によるデジタルテキストや動画を活用した育児支援に関する研究に取り組んでいます．日常会話は日本語で流暢に話せる外国人の母親たちも，医療現場では医療用語や日本語の理解が難しいという声が聞かれます．クリニックなどの小規模な医療施設では，医療通訳者が常駐することは多くありません．日本語を母語としない患者に対し，日本語で治療や看護を行ってよいのでしょうか．言語の壁や正確な情報が得られないことにより，確実なコミュニケーションが図れず，適切な選択や決定ができずに医療を受けられないことは，あってはならないことです．母語や多言語による支援は，患者の人権を保障することといえます．筆者は，医療を受けるすべての外国人の母親が，自分の体や病状を理解し，治療や看護を受けてほしいという思いで研究を行っています．研究活動の根底には，外国人の意思決定というテーマがあります．意思決定とは，さまざまな選択肢の中でリスクやメリットを理解し，治療方法などを選択することです．医療の現場においては，患者がさまざまな場面で治療方針などを選択し，決定することが求められます．

　日本語を母語としない患者は，母語による十分な情報提供や通訳等の支援を得られないまま，治療を受けていることが少なくありません．この状況を意思決定という視点で考えたとき，治療を受ける前の選択・決定のときから，日本人と同様の医療・看護の支援を受けているといえるでしょうか．外国人の患者に対しても，日本人と同様に，意思決定なしで医療を提供することはできないのです．意思決定は国籍（出身地）を問わず，医療を受ける際に必須の要素であり，権利であることを忘れてはなりません．

【新田　祥子】

第3章

在日外国人に関する保健師助産師看護師国家試験問題解説

【学修のねらい】
　在日外国人に関する保健師助産師看護師国家試験を正しく解答することができるようになる．

【学修目標】
　①保健師助産師看護師国家試験で出題されている在日外国人の健康支援テーマの内容について理解することができる．
　②在日外国人の健康支援問題について，正しく解答するための基本的知識を修得する．
　③これまでに出題された実際の国家試験問題を解きながら，その傾向と対策を理解することができる．
　④「看護の基本理念」「言葉の問題解決の方法」，「多様性・文化的背景の尊重」「社会資源・制度の活用」の視点から，在日外国人の健康支援について学ぶことができる．
　⑤第1章，第2章の内容を復習しながら，保健師助産師看護師国家試験問題対策能力を高めることができる．

問題を解く「カギ」

　看護専門職（保健師助産師看護師）の国家試験には，在日外国人の健康問題に関する問がよく出題されるようになりました．

　「在日外国人に関する問題は難しそう，どう考えたら，どう答えたらいいかわからない」と思われかもしれませんが，難しく考えることはありません．

　国家試験で問われているのは，「看護の基本」となるものです．看護の対象が「外国人」であっても，看護専門職の本来業務，倫理的責務は変わりません．対象者に必要とされる看護を実践するにはどうすればいいのか，基本的な理解が問われているだけです．

　出題内容は，次の4つに大きく分類できます．
　A．「看護の基本理念」
　B．「言葉の問題解決の方法」
　C．「多様性・文化的背景の尊重」
　D．「社会資源・制度の活用」

　それでは，実際にこれまで，出題された国家試験を解いてみましょう．これまでの看護専門職の国家試験の問題を解く「カギ」のポイントは，本書に記してあります．

1. 保健師国家試験問題

A. 「看護の基本理念」に関する出題

（1）2009年（95回・保健師）＊

＊国家試験実施年（実施回数・種類）

【問題】
国連ミレニアムサミットで掲げられたミレニアム開発目標に含まれるのはどれか．
　1．麻薬の撲滅
　2．がん治療の標準化
　3．妊産婦の健康の改善
　4．糖尿病患者数の減少

【正解】
　3．妊産婦の健康の改善

【問題を解く「カギ」（p.6参照）】
　2000年には，ミレニアム開発目標（Millennium Development Goals:MDGs）が，国連で採択されました．世界の人々が2015年までに達成すべき8つの目標を掲げています．①極度の貧困と飢餓の撲滅，②普遍的初等教育の達成，③ジェンダーの平等の推進と女性の地位向上，④乳幼児死亡率の削減，⑤妊産婦の健康の改善，⑥HIV/エイズ，マラリア，その他の疾病の蔓延防止，⑦環境の持続可能性の確保，⑧開発のためのグローバル・パートナーシップの推進です．ミレニアム開発目標の期限である2015年が過ぎ，その後を受け継ぐ形で，「我々の世界を変革する：

持続可能な開発のための2030アジェンダ」・「持続可能な開発目標（SDGs）」は，2015年9月25日第70回国連総会で採択され，2016年1月1日から正式に発効しました．

（2）2009年（95回・保健師）＊

【問題】
健康増進計画の策定委員会のメンバーを一般から公募することにした．
その際の考え方で適切なのはどれか．
1．住民参加
2．地域組織化
3．社会的自立
4．多文化共生

【正解】
1．住民参加

【問題を解く「カギ」（p.30〜33参照）】
　健康増進計画では，「住民の参画」による健康づくりが求められています．健康増進計画の策定メンバーには，一般公募で住民参加を募りますが，住民の中には，当然，外国人住民も含まれています．多文化共生とは，地域社会における基本理念です．外国人住民が参画することの結果によって，多文化共生が実現されます．2006年，総務省は，地方自治体における多文化共生の取組に参考となる考え方である「地域における多文化共生推進プラン」を策定し，地方自治体へ通知しました．これは，国として，はじめて多文化共生推進に向けての提言です．「多文化共生」とは，「国籍や民族などの異なる人々が，互いの文化的ちがいを認め合い，対等な関係を築こうとしながら，地域社会の構成員として共に生きていくこと」と定義しています．

（3）2011年（97回・保健師）＊

【問題】
アルマ・アタ宣言で正しいのはどれか．2つ選べ．
1．地域活動の強化
2．健康的な公共政策づくり
3．健康は基本的人権であること
4．健康は生きる目的ではなく生活の資源であること
5．スローガンは「すべての人びとに健康を」であること

【正解】
3．健康は基本的人権であること
5．スローガンは「すべての人びとに健康を」であること

【問題を解く「カギ」（p.6参照）】
　1978年9月に宣言されたアルマ・アタ宣言は，人間の基本的な権利である健康に関して，格差や不平等は容認されるべきではないという基本精神にもとづき，

健康教育や母子保健・家族計画などのプライマリヘルスケア（Primary Health Care）に取り組むべきことを宣言しています．このとき，2000年までに世界中のすべての人々が社会的経済的に生産的な生活ができるような健康状態を達成することを目標に掲げていました．「健康は基本的人権」であること，「すべての人々に健康を」をスローガンにあげています．

（4）2013年（99回・保健師）＊

【問題】

平成12年（2000年）に国連ミレニアム宣言に基づき取りまとめられたミレニアム開発目標（MDGs）に含まれるのはどれか．2つ選べ．
1．飢餓の撲滅
2．認知症の減少
3．高等教育の充実
4．福祉施設の設備
5．マラリアの蔓延防止

【正解】
1．飢餓の撲滅
5．マラリアの蔓延防止

【問題を解く「カギ」（p. 6 参照）】
（1）と同様．

B. 「言葉の問題解決の方法」に関する出題

（5）2011年（97回・保健師）＊

【問題】

保健師は次年度の外国人を対象とした育児支援事業として，通訳付の育児交流会を実施したいと考えた．
予算編成で必要経費を算定するために収集する情報で優先度が高いのはどれか．
1．合計特殊出生率
2．外国人登録者数
3．外国人女性の妊娠届出数
4．他部署における外国人交流事業の参加者数

【正解】
3．外国人女性の妊娠届出数

【問題を解く「カギ」（p. 24〜26 参照）】

地域における外国人の母子保健対策のためには，まずは，地域における外国人の出生届を確認し，父母の国籍(出身地)別の出生傾向を把握する必要があります．地域によって，親が外国人の子どもの出生数，親の国籍（出身地）がかなり違っ

ています．2016年，日本における「親が外国人」の子どもの出生数は36,157人で，総出生数に占める割合は，全国で3.6％（27人に1人）となっていますが，「親が外国人」割合がもっとも高い都道府県は東京都で6.3％（16人に1人），東京区部で7.2％（14人に1人）となっています．外国人集住地区では，さらに高率となります．特に，外国人女性の妊娠届出数，「母親が外国人」（夫の国籍を問わず）の統計は，妊産婦指導，育児指導，家庭訪問等の母子保健対策において，当事者を把握する上で重要なデータとなります．

（6）2013年（99回・保健師）＊

A市保健センターで実施する1歳6か月児健康診査に，外国人の両親が男児を連れて来所した．両親とも片言の日本語しか話せなかった．男児の発育は順調だが，母子健康手帳の予防接種の記録欄はすべて空白であった．

この親に必要な社会資源で優先度が高いのはどれか．
1. 主任児童委員
2. 近所の小児科医
3. 通訳のボランティア
4. ファミリーサポートセンター

【正解】
3. 通訳のボランティア

【問題を解く「カギ」（p.34～38参照）】

両親とも日本語が片言しか話せず不自由であることから，「通訳のボランティア」による，医療通訳がもっとも優先度が高いといえます．「言葉の壁」によって，子どもが予防接種を適切に受けられないようなことがあってはなりません．明らかに「児童福祉法」，「子どもの権利条約」に違反します．ただし，本設問では，「通訳のボランティア」となっていますが，可能な限り「専門的知識を有する医療通訳者」であることが望ましいです．

D. 「社会資源・制度の活用」に関する出題

（7）2001年（87回・保健師）＊

【問題】
次の文を読んで，問題a，問題b，問題cに答えよ．

F市保健センターで実施する1歳6か月児健康診査に，外国人の女性が男児を連れて来所した．女性は片言の日本語しか話せず，持参した母子健康手帳から，男児はこの女性と日本人の夫との間に生まれた子どもであることが分かった．男児の発育は順調だが，母子健康手帳の予防接種の記録欄はすべて空白であった．

〔問題a〕
この時点で，女性に必要な社会資源で優先度が高いのはどれか．
1. 担当の母子保健推進員
2. 近所の小児科医

3．保健センターの育児相談
4．通訳のボランティア

【正解】
4．通訳のボランティア

〔問題 b〕
　さらに時間をかけて状況を把握した．女性は夫と男児との3人暮らし．夫は早朝に出勤し，夜半に帰宅する毎日で，育児にも家事にも協力できる状況ではない．女性は2年半前に来日したが，知り合いもほとんどいない．
　保健指導を行うにあたり，優先度が低い情報収集項目はどれか．
1．経済状況
2．出身国の子育て習慣
3．夫とのコミュニケーションの取り方
4．性感染症（STD）の既往歴

【正解】
4．性感染症（STD）の既往歴

〔問題 c〕
　今後，この女性の子育てを支援するのに適切な活動はどれか．
a．保健婦による家庭訪問
b．児童相談所の紹介
c．母子生活支援施設（母子寮）の紹介
d．子育てグループの紹介
1．a，b
2．a，d
3．b，c
4．c，d

【正解】
2．a．保健婦による家庭訪問，d．子育てグループの紹介

【問題を解く「カギ」（p. 34～38 参照）】
〔問題 a〕
　日本語が片言しか話せない外国人女性にとっては，まずは，「通訳ボランティア」による，医療通訳がもっとも優先度が高いといえます．「言葉の壁」によって，母親自身が子どもの健康状態を理解できない，子どもが予防接種を受けていない状況があってはなりません．ただし，本設問では，「通訳ボランティア」となっていますが，可能な限り「専門的知識を有する医療通訳者」であることが望ましいです．
〔問題 b〕
　この設問では，問題をよく理解する必要があります．うっかりとミスをする場合があります．ここでは，「優先度が低い情報収集項目」を設問しています．こ

の外国人女性の子育て支援のためには，母子を取り巻く環境，文化的背景，家族関係等を知る必要があります．経済状況，出身国の子育ての習慣，夫とのコミュニケーションの取り方に関する情報収集は優先度が高いです．性感染症（STD）の既往歴については，優先度がもっとも低くなります．

【問題 c】

この女性の子育て支援に適切な活動は，保健師による家庭訪問，子育てグループの紹介です．夫の仕事の都合から，家ではほとんど 1 人で子育てをしており，地域の中でひとり孤立している状態です．保健師が家庭訪問をすることによって，地域での暮らしの状況を把握でき，女性のニーズを知ることができます．必要とされる社会的サポートにつなげ，連携することもできます．子育てグループを紹介することで，母親どうしの仲間づくりができる可能性もあります．

（8）2002 年（88 回・保健師）＊

【問題】

人口 6 万人の A 市．外国人登録者は 2 千人である．市の保健センターの乳児健康診査に外国人親子が来所するようになった．健康診査後のスタッフミーティングで「外国人の母親は，日本の母子保健システムが分からず戸惑っていて，孤立している」と毎回報告されるようになった．

地域の課題を明確にするために，在日外国人母子を対象に行う調査・分析で優先度が高いのはどれか．

1．新生児訪問の記録の分析
2．乳児健康診査時の個別相談記録の分析
3．郵送法によるアンケート調査
4．育児に関する面接調査

【正解】

2．乳児健康診査時の個別相談記録の分析

【問題を解く「カギ」（p.25〜26 参照）】

この設問では，「優先度が高いのはどれか」と設問しています．1.〜4. まですべて必要な分析調査で，すべて正解ともいえますが，優先度を考えると，まずは乳児健康診査の個別相談記録を分析し，どのような訴えがあり，どのような不安があるのか，詳しく知る必要性があります．この分析をもとにして，次の支援につなげていきます．

（9）2008 年（94 回・保健師）＊

【問題】

A 市では，外国人転入者による出産が増えている．乳幼児健康診査や予防接種の未受診察も多い．保健師は外国人母子への対策が必要と考えた．

実態を把握するための資料で適切なのはどれか．

1．保育所の入所申込書
2．出生届による両親の国籍
3．児童相談所への電話照会
4．総合周産期母子医療センターからの連絡票

【正解】
　2．出生届による両親の国籍

【問題を解く「カギ」（p. 24〜26 参照）】
　地域における外国人の母子保健対策のためには，まずは，地域における外国人の出生届を確認し，父母の国籍（出身地）別の出生傾向を把握する必要があります．特に，「母親が外国人」の統計は，妊産婦指導，育児指導，家庭訪問等の母子保健対策において，当事者を把握する上で重要なデータとなります．

2．助産師国家試験問題

A．「看護の基本理念」に関する出題

（10）2013 年（96 回・助産師）＊

【問題】
　世界保健機構（WHO）が提唱しているリプロダクティブ・ヘルスの基本的四大要素で正しいのはどれか．
　1．健全な家族関係を維持できる．
　2．婦人科系がんの早期発見ができる．
　3．思春期の人たちの栄養状態を適切に保つ．
　4．すべての女性が安全な妊娠と出産を享受できる．

【正解】
　4．すべての女性が安全な妊娠と出産を享受できる．

【問題を解く「カギ」（p. 6 参照）】
　1994 年の国際人口開発会議（カイロ会議）では，2015 年までに，誰もがリプロダクティブ・ヘルス/ライツ（性と生殖に関する健康/権利）に関する情報とサービスを受けることができるようにすると世界各国が宣言しています．リプロダクティブ・ヘルスとは，妊娠・出産のシステムおよびその機能とプロセスにかかわるすべての事象において，単に病気がないあるいは病的状態にないということではなく，身体的，精神的，社会的に良好な状態（well-being）にあること（WHO）と定義されています．そして，すべての女性はリプロダクティブ・ヘルス/ライツの理念のもと，安全に妊娠・出産することができ，健康に子どもを育てることができるための適切なヘルスケア・サービスを受ける権利を有しているというものです．リプロダクティブ・ヘルス・サービスの具体的なものとしては，妊婦のケア，分娩時・産後のケア，緊急産科治療，新生児・乳児ケア，母乳育児，補助食，予防接種，適切な避妊，家族計画，性感染症の予防・治療，カウンセリング，思春期の性教育，家庭生活教育，自己決定・責任ある行動をうながす教育，リプロダクティブ・ヘルス・サービスに関する情報提供，ジェンダーに基づく暴力の防止，社会環境の整備などがあります．

(11) 2018年（101回・助産師）＊

【問題】
国際連合〈UN〉で採択された持続可能な開発目標（Sustainable Development Goals：SDGs）で正しいのはどれか．
1．2000年に採択された．
2．主要な8つの目標が設定されている．
3．ジェンダーの平等の達成は目標の1つである．
4．安全な母性イニシアティブ（Safe Motherhood Initiative）の評価を基盤に策定された．

【正解】
3．ジェンダーの平等の達成は目標の1つである．

【問題を解く「カギ」（p. 3～5参照）】
「我々の世界を変革する：持続可能な開発のための2030アジェンダ」・「持続可能な開発目標（SDGs）」は，2015年9月25日第70回国連総会で採択され，2016年1月1日から正式に発効しました．これは，「21世紀における人間と地球の憲章」および行動目標といわれています．持続可能な開発目標（SDGs）には，17の目標と169のターゲットがあります．その前文では，「すべての人々の人権を実現し，ジェンダー平等とすべての女性と女児の能力強化を達成することを目指す」と記されています．目標5には，「ジェンダー平等を達成し，すべての女性及び女児の能力強化（エンパワーメント）を図る．」とあります．
ジェンダー平等は，人類の発展において不可欠であるという理念の元，重要な要素となっています．

B. 「言葉の問題解決の方法」に関する出題

(12) 2016年（99回・助産師）＊

【問題】
Aさん（26歳，初産婦）．東南アジアの出身で2年前に結婚し，日本人の夫（40歳，会社員）と2人暮らしである．日本語は日常会話程度ならできるが読み書きはできず，英語は全く理解できない．妊娠中から市の保健センターの保健師がAさんに関わっていた．妊娠39週に正常分娩し，母子とも経過は良好で，産褥4日目に夫とともに助産師から退院指導を受けることになった．
このときの助産師の説明で適切なのはどれか．
1．「出生届は外務省に提出してください」
2．「育児は日本の習慣に合わせてください」
3．「1か月健康診査はご夫婦でお越しください」
4．「1か月健康診査後に保健師へ出産の連絡をしてください」

【正解】
3．「1か月健康診査はご夫婦でお越しください」

【問題を解く「カギ」】（p. 25参照）

このような問題では，「消去法」を行ってみて下さい．1.「出生届は外務省に提出して下さい」とありますが，出生届は外務省ではありません．居住する自治体の窓口です．2.「育児は日本の習慣に合わせて下さい」とありますが，これでは，外国人の文化的背景を尊重していません．4.「1か月健康診査後に保健師への出産の連絡をしてください」とありますが，すでに妊娠中から保健師とかかわっています．Aさんが出産をした医療機関側の助産師から保健師に連絡を入れ，さらなる産後の母子支援につなげます．よって，正解は3.「1か月健康診査はご夫婦でお越しください」になります．

D. 「社会資源・制度の活用」に関する出題

（13）2013年（96回・助産師）＊

【問題】
ともに外国籍の両親が日本国内で出生した児を日本で養育するために必要となるものはどれか．2つ選べ．
1. 出生届の提出
2. 日本国籍の申請
3. 日本の戸籍の作成
4. パスポートの申請
5. 在留資格取得許可の申請

【正解】
1. 出生届の提出
5. 在留資格取得許可の申請

【問題を解く「カギ」】（p. 25参照）

親が外国人の子どもが出生した場合，戸籍法，住民基本台帳法，出入国管理及び難民認定法，国籍法による届出が必要です．それぞれに届出する機関，届出する期日などが違っています．うっかりミスによって，「子どもには，どこの国の国籍もない，日本での在留資格がない」といった深刻な事態に陥る可能性がありますので，細心の注意が必要です．1. 出生届の提出は，子どもが生まれてから14日以内に，居住地の市区町村役場の戸籍担当窓口へ届けます．5. 在留資格取得許可の申請は，子どもが生まれた日から30日以内に入国管理局に申請します．また，親の出身国である駐日大使館（領事館）にも，出生届を行います．

3．看護師国家試験問題

B. 「言葉問題解決の方法」に関する出題

（14）2014年（103回・看護師）＊

【問題】
　外国人の女性が38.5℃の発熱のある生後3か月の男児を連れて小児科診療所を受診した．男児は上気道炎（upper respiratory inflammation）であった．女性は日本語が十分に話せず，持参した母子健康手帳から，男児はこの女性と日本人男性との間に生まれた子どもであることが分かった．夫は同居していない様子である．外来看護師は女性に，4か月児健康診査のことを知っているかを尋ねたが，女性は看護師の質問を理解できない様子であった．
　男児が4か月児健康診査を受診するために必要な社会資源で優先度が高いのはどれか．
　1．近所の病院
　2．通訳のボランティア
　3．児童相談所の児童福祉司
　4．地区担当の母子健康推進員

【正解】
　2．通訳のボランティア

【問題を解く「カギ」（p. 34～38 参照）】
　対象者は日本語が不自由な状態で，看護師の質問が理解できていません．まずは，「言葉の壁」による障壁を取り除きます．子どもが，いま，どのような健康状態にあるのか，インフォームドコンセントが必要です．しかし，本設問では，「通訳ボランティア」となっていますが，可能な限り「専門的知識を有するプロの医療通訳者」の存在が望ましいです．

（15）2015年（104回・看護師）＊

【問題】
　次の文を読み問題a，問題b，問題cの問に答えよ．
　Aさん（37歳，女性）は，アジアの出身で1か月前に日本人の夫（40歳）と娘（12歳）とともに日本に移住した．母国語以外に簡単な言葉であれば日本語と英語は理解できる．Aさんは，胸のしこりに気付き1週前に受診し，検査の結果，乳癌（breast cancer）と診断された．今後の治療について説明を受けるために外来を受診する予定である．夫から「仕事が忙しくて説明に立ち会えない．妻は日本語が上手く話せないがどうしたらいいですか」と電話があった．

〔問題a〕
　このときの夫の対応で最も適切なのはどれか．
　1．電話で治療について説明する．
　2．英語での説明を医師に依頼すると伝える．

3. 母国語の医療通訳者について情報提供する．
4. 日本語を話せる娘に通訳を依頼するよう伝える．

【正解】
3. 母国語の医療通訳者について情報提供する．

〔問題 b〕
術前に，術後のAさんの苦痛の程度を確認する方法について説明をすることになった．
苦痛の程度を確認する方法として最も適切なのはどれか．
1. 日本語を覚えてもらう．
2. 母国語と日本語の対応表を準備する．
3. ナースコールの利用方法を説明する．
4. まばたきをしてもらうことを説明する．

【正解】
2. 母国語と日本語の対応表を準備する．

〔問題 c〕
入院初日．Aさんの同室の患者から，Aさんが使用している香水の香りが強く気分が悪くなるので何とかして欲しいという訴えがあった．病棟では香水の使用を禁止している．看護師が香水の使用をやめるように説明すると，Aさんは医師から何も言われていないと話した．
Aさんへの対応で最も適切なのはどれか．
1. 個室の利用を勧める．
2. 同室の患者を説得する．
3. 禁止されている理由を説明する．
4. 医師の許可があればよいと説明する．

【正解】
3. 禁止されている理由を説明する．

【問題を解く「カギ」（p. 38〜41 参照）】
「言葉の壁」によって，十分な説明，治療ができない状況です．母国語の医療通訳者を活用するとともに，手術等の治療行為については，インフォームドコンセント，意志決定支援のための，書面による母国語，日本語併記の説明書・同意書等を作成しなければなりません．また，入院にあたっての規則等にあたっては，理解を得られるよう丁寧に説明します．看護者は，社会資源としての医療通訳にはどのようなものがあるのか，知っておきましょう．

（16）2018年（107回・看護師）＊

【問題】
次の文を読み問題a，問題b，問題cの問いに答えよ．
Aさん（38歳，男性）．23時ごろ，徒歩で来院した．Aさんは胸を押さえて苦

しそうに待合室で座っており，救急外来の看護師が声をかけると，Aさんは日本語を少し話すことができ，外出中に急に胸が痛くなったと話した．Aさんは英語は話せないようだった．Aさんは日本語学校の学生であり，Aさんの指定した番号に電話したところ，Aさんの妻につながり，日本語でのコミュニケーションが可能であった．妻は1時間後に病院に到着できるということだった．この病院には，夜間にAさんの母国語を話せる職員はいなかった．

〔問題 a〕
　医師の診察までに救急外来の看護師が行う対応として適切なのはどれか．
　1．Aさんの在留資格を確認する．
　2．Aさんの母国の大使館に連絡する．
　3．Aさんの理解度に応じた日本語で症状を聴取する．
　4．妻が来院するまでAさんに待合室で待っててもらう．

【正解】
　3．Aさんの理解度に応じた日本語で症状を聴取する．

〔問題 b〕
　Aさんの妻が，Aさんの国民健康保険証を持って救急外来に到着した．妻から聴取した情報によると，Aさんは特に既往はないが，時々頭痛があり，母国で市販されていた鎮痛薬を常用していたとのことであった．心電図でST上昇が認められ，Aさんと妻は，医師から「入院して冠動脈造影（CAG）を受けないと命の危険があるかもしれない」と説明を受けた．しかし，Aさんは「たくさんの費用は支払えないし，学校を休むのが心配だ」と検査を受けることを拒んだ．
　このとき救急外来の看護師の説明で優先されるのはどれか．
　1．検査の手順を説明する．
　2．学校は退学にならないことを説明する
　3．宗教に応じた食事対応ができることを説明する．
　4．医療費は国民健康保険が適用されることを説明する．

【正解】
　4．医療費は国民健康保険が適用されることを説明する．

〔問題 c〕
　入院後2日，冠動脈造影（CAG）が実施された．冠動脈に有意な狭窄はなく，Aさんは急性心外膜炎（acute pericarditis）と診断された．胸痛に対して消炎鎮痛薬が5日分処方された．処方された2日後，Aさんから「薬がなくなったので追加で処方して欲しい」と病棟看護師に依頼があった．
　看護師の対応で優先されるのはどれか．
　1．Aさんの痛みの程度を確認する．
　2．医師に鎮痛薬の増量を相談する．
　3．Aさんが以前常用していた鎮痛薬の用量を確認する．
　4．Aさんが指示された用法を守れていないことを指摘する．

【正解】
　1．Aさんの痛みの程度を確認する．

【問題を解く「カギ」（p. 38〜41 参照）】
　外国人患者への対応では，救急の場合，まずはわかりやすい，やさしい日本語で対応し，対象者の理解度を確認しながら，医療・看護行為の説明を行います．訪日外国人など，まったく日本語が不自由な場合もありますが，日本で生活していて，日本語がある程度理解できる場合には，日本語でゆっくりと理解できるように，丁寧な対応を行います．外国人だからといって，日本語が通じないはずと思い込むのはよくありません．また，在留外国人には日本の国民健康保険が適用される等，保健医療福祉制度についても理解しておきましょう．日本の正しい医療情報を，外国人に提供をすることによって，安心して医療を受けることができるようになります．医療・看護の原則は外国人も日本人も同様です．まずは，主訴をしっかりと傾聴すること，症状，ニーズを把握することが最も優先されます．

C. 「多様性・文化的背景の尊重」に関する出題

（17）2014 年（103 回・看護師）＊

【問題】
　Aさんは，3年前に来日した外国人でネフローゼ症候群（nephrotic syndrome）のため入院した．Aさんは日本語を話し日常会話には支障はない．Aさんの食事について，文化的に特定の食品を食べてはいけないなどの制限があるがどうしたらよいかと，担当看護師が看護師長に相談した．
　担当看護師に対する看護師長の助言で最も適切なのはどれか．
　1．日本の病院なので文化的制限には配慮できないと話す．
　2．文化的制限は理解できるが治療が最優先されると話す．
　3．Aさんの友人から文化的制限に配慮した食事を差し入れてもらうよう話す．
　4．文化的制限に配慮した食事の提供が可能か栄養管理部に相談するよう話す．

【正解】
　4．文化的制限に配慮した食事の提供が可能か栄養管理部に相談するよう話す．

【問題を解く「カギ」（p. 38〜39 参照）】
　「食」については，宗教，文化的理由でタブー（禁忌）とされる特定の食材や食べ方があります．外国人患者の食事については，タブー（禁忌）がないかどうか，必ず配慮をしなければなりません．食物アレルギーのある患者には，アレルギーを引き起こす食材を使わないように工夫するのと同様の対応です．タブー（禁忌）とされている食事を無理やり摂取させることはできません．心身の健康状態にも影響を及ぼします．

（18）2014 年（103 回追試・看護師）＊

【問題】
　Aさんは，来日して1年になる外国人で，胃潰瘍（gastric ulcer）による吐血

のため一般病棟に入院した．Ａさんが入院した知らせを受けて，Ａさんの家族が来日し，病棟に見舞いに来た．家族は，Ａさん身の回りの世話を泊まり込みで行うために私物を大量に持ち込んだ．看護師の対応として最も適切なのはどれか．
 1．日本では家族の泊まり込みはできないと断る．
 2．Ａさんと家族が納得できる解決策を話し合う．
 3．希望通りにＡさんの病室に泊まることを許可する．
 4．近隣ホテルに泊まって，日中のみ通うよう勧める．

【正解】
 2．Ａさんと家族が納得できる解決策を話し合う．

【問題を解く「カギ」（p. 38～39 参照）】
　外国人への対応は，基本的に「日本人」と同じです．特別扱いしない，差別・偏見を持たないこと．あまり「外国人」であることにとらわれすぎず，「異文化」を誰もが持つ「個性」のひとつとして捉え尊重します．同じ人間です．「外国人だから，苦手，わからない，対応できない，日本語ができないと関われない」と，逃げ腰になったり，過緊張したり，先入観を持ったりしないことです．相手の意見を十分に，ゆっくりと聞き，自分の意見もはっきりと伝えます．文化的背景の違いから，ちょっとした誤解が生じることもあります．これは，「日本人」でも同じです．人それぞれが多様な文化を持っており，価値観も違う，個性ある存在です．しかし，特に，言葉が不自由な外国人の場合は，コミュニケーションギャップが生じやすくなるので，丁寧に説明し，理解を得ることが必要です．医療は文化です．日本の医療が，外国人の医療と全く異なる捉え方もあります．お互いが納得できる解決策を話し合うことが重要です．

【李　節子】

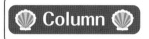 **多様性を包摂してきた日本**

　私は70歳の退役した小児科の医者です．子どもを見るときに，一人一人の子どもが持つ多様性を見い出すことが大切だということから話を始めます．

　子どもの体質や性格は，1万人の子どもがいれば，1万通りあります．実に多様性に富んでいるのです．だから小児科医の処方は，同じ病気でも1万通りあると言っても大袈裟ではありません．もちろん，がんや救命治療などでは精細なマニュアルに従って治療します．しかしそれも，その子どもに合わせた細かい配慮が加味されることは当然です．そもそも子どもに限らず，私たちはその人ごとに体質や性格の違う多様性をもって生きています．

　「多様性」とはわかりにくい言葉です．「バラエティ」の日本語訳でしょうか．テレビでもバラエティ番組というのがありますが，その言葉には「色々あって楽しい，変り種も参加して幅が広い，混じりあって意外性が楽しい」という，「寛容な」という良い感じが込められています．

　さて，なぜ人類は多民族という多様性を持ったのでしょう．世界中の人が一色だったら便利かもしれません．言葉も1つにすればもっと便利です．しかし，これには理由があるのです．たくさんの民族に分かれた理由を遺伝子の研究から探求すると，人類の祖先は12万年以上前にアフリカに出現し，それは1人の女性だったので仮に「イブ（ミトコンドリア・イブ）」と名づけられています．「イブ」の子孫がアフリカ大陸から各地に広がり，環境に合わせて皮膚や毛髪，眼の色，言語，生態を変えて定着しました．生存のためには，その土地の気候に合った多様性を獲得することが必要でした．そして，多くの民族が形成されましたが，私たち人類は1人として例外なく共通して「大ばあさん」に「イブ」を持っているわけです．

　ここからは日本のことです．地政学では日本は世界の果てにあり，色々の民族の移動の終着点で，人種のるつぼになって栄えてきました．その歴史と繁栄はアジアの中では異色の存在です．地球儀をみると，日本は大きな五大陸の東の端にあり，その先は広大な太平洋で行き止まりです．北のツンドラ地帯から，中央アジアの草原から，朝鮮半島から，中国大陸から，南の海洋アジアから来た人たちが集まってつくり上げた国です．考古学では，新しい民族が古い民族を征服してできた国ではないと考えられています．小規模な戦争をした形跡もあるのですが，その後は協働してコミュニティをつくった遺跡がほとんどです．そこでは新旧の異なる民族がともに埋葬された墓があり，双方の形質を持った子どもの墓がみられます．人移動に伴って，新しい農業や工業の技術，言語や新しい宗教が移入されました．日本では誕生したら神社，結婚はチャペル，死んだらお寺というのも，めずらしい多様性でしょうか．古代以前から他国の人を歓迎することで，この国が繁栄して来たことを忘れないでおきたいものです．

【水谷　俊平】

索引

和文

【あ行】
アウトバウンド 44, 54
アルマ・アタ宣言 6
医学教育モデル・コア・カリキュラム 8
医師の職業倫理指針 8
医師法 52
異文化で暮らすこと 66
医療機関における外国人患者受け入れ環境の整備 35
医療人類学 55
医療通訳 36
　　——士 37
　　——制度 35
「インド」国籍者 20
インバウンド 44, 54
うつ病 67
親が外国人 23
　　——の出生届 24

【か行】
海外在留邦人数 2
外国人医療に存在する障壁 34
外国人の死亡 28
カルチャーショック 58
看護者の倫理綱領 7
グローバルヘルス 2
グローバルメンタルヘルス 65
経済的，社会的および文化的権利に関する国際規約（社会権規約）45
厚生年金 48
国際結婚 26
国際人権規約 5
国際人流 2
国民健康保険の被保険者 46
国民年金 48
こころが健康 65
こころの健康支援 66
子どもの権利条約 22

【さ行】
災害弱者 62
在日外国人 11
　　——人口 14
　　——の健康課題 18
　　——の在留資格 16
在日コリアン 12
　　——の主要死因 21
在留外国人 11
歯学教育モデル・コア・カリキュラム 8
持続可能な開発目標 3
児童手当 47
児童福祉法 22
児童扶養手当 47
宗教上の行為 56
住民基本台帳法 11
ジュネーブ宣言 7
心的外傷後ストレス障害 67
世界保健機関（WHO）憲章 5

【た行】
多職種連携 39
多文化共生社会 30
地域における多文化共生推進プラン 30
統合失調症 68

【な行】
「日本再興戦略」改訂2014－未来への挑戦－ 34
日本における外国人入国者 2
ネットワークの構築 39

【は行】
配偶者からの暴力の防止及び被害者の保護に関する法律 27
プライマリヘルスケア 54
文化的対応能力 69
「ベトナム」国籍者 20
訪日外国人 13
母子保健制度 47

【ま行】
ミレニアム開発目標 6

【や行】
やさしい日本語 39
要支援援護者 62

【ら行】
ライフ・イベント 17
リスボン宣言 7
リプロダクティブ・ヘルス／ライツ 6

【わ行】
我々の世界を変革する：持続可能な開発のための2030アジェンダ 3

欧文

breast cancer 189
Cultural Competence 69
gastric ulcer 192
Global Mental Health：GMH 65
nephrotic syndrome 192
PHC 54
Post Traumatic Stress Disorder：PTSD 67
SDGs 3
upper respiratory inflammation 189

著者紹介

●李　節子（り　せつこ）
現職：長崎県立大学大学院人間健康科学研究科教授
1958年，長崎県生まれ．千葉大学看護学部卒業，助産師．大阪大学公衆衛生学教室研究生の後，1995年東京大学にて保健学博士号を取得（論文テーマ「在日外国人の母子保健統計に関する研究」）．1990年～2007年3月まで東京女子医科大学勤務．1997年9月～2007年3月まで東京大学大学院医学系研究科国際保健学専攻客員研究員．2007年～長崎県立大学大学院人間健康科学研究科教授．2007～2008年米国ライト州立大学ブーンショフト医学大学院グローバル保健医療システム・マネジメント・政策センター客員教授．日本国際保健医療学会代議員，特定非営利活動法人シェア＝国際保健協力市民の会理事，特定非営利活動法 HAND 理事．公益財団法人長崎県国際交流協会評議員．主な研究領域は多文化共生社会における母子保健に関する研究．『医療通訳と保健医療福祉－すべての人への安全と安心のために－』（杏林書院，2015）編著．2015年10月，IMIA：International Medical Interpreters Association（世界医療通訳士連盟）より，日本アドボカシー賞を受賞．

●丹羽　雅雄（にわ　まさお）
現職：たんぽぽ総合法律事務所弁護士（大阪弁護士会所属）
2010年度大阪弁護士会副会長，大阪弁護士会貧困・生活再建問題対策本部長代行．すべての外国人労働者とその家族の人権を守る関西ネットワーク（RINK）代表，外国人人権法連絡会共同代表，NPO法人移住者と連帯する全国ネットワーク副代表理事など．在日鄭商根（旧軍属）戦後補償裁判，在日裵建一入居差別裁判，在日地方参政権裁判，在日高齢者無年金裁判，大阪朝鮮高級学校運動場明渡裁判，朝鮮学校への高等無償化法不適用取り消し裁判，フィリピン母娘退去強制処分取消裁判など，社会的マイノリティの人権問題等に取り組む．

●沢田　貴志（さわだ　たかし）
現職：神奈川県勤労者医療生活協同組合港町診療所所長，（認定）特定非営利活動法人シェア＝国際保健協力市民の会副代表理事
1986年，千葉大学医学部卒業後，東京厚生年金病院内科勤務にて総合内科専門医取得．1991年より港町診療所勤務．内科診療全般に従事しつつ職業病・外国人医療に力を入れる．1997年，マヒドン大学公衆衛生学部修士課程卒業．シェア＝国際保健協力市民の会で国際保健協力や外国人の医療相談を行う他，（特活）MIC かながわの研修担当理事として神奈川県の医療通訳制度の設立にかかわる．東京大学大学院など4大学で非常勤講師．その他，JICA 専門員（感染症エイズ対策），タイ王国大使館名誉医療アドバイザーなど．

●中村　安秀（なかむら　やすひで）
現職：甲南女子大学看護リハビリテーション学部教授，大阪大学名誉教授
1977年東京大学医学部卒業．小児科医．都立病院小児科，東京都保健所勤務などを経験し，JICA 専門家（インドネシア），UNHCR 難民医療担当官（パキスタン）など途上国の保健医療活動に取り組む．東京大学小児科講師，ハーバード大学公衆衛生大学院研究員，大阪大学大学院人間科学研究科教授などを経て，2017年より甲南女子大学教授・大阪大学名誉教授．母子健康手帳，国際保健，在住外国人の保健医療，災害保健医療など関心の幅は広いが，どこの国にいっても子どもがいちばん好き．日本国際保健医療学会理事長，国際ボランティア学会会長，国際母子手帳委員会代表．2015年に国際的な母子健康手帳の普及により第43回医療功労賞を受賞．

●中島　眞一郎（なかしま　しんいちろう）
現職：コムスタカ－外国人と共に生きる会代表
1954年，京都府生まれ．1973年より熊本市在住．職歴は，予備校講師を経て，2009年より行政書士資格を取得し，行政書士事務所開設．現職は行政書士．1985年9月「滞日アジア女性の問題を考える会」の結成に参加，1993年4月「コムスタカ－外国人と共に生きる会」に名称変更後，副代表，2009年8月から代表就任して現在に至る．約30年以上熊本県内や九州内に在留する外国人，主に移住女性の人権相談活動を担当．

●野田　文隆（のだ　ふみたか）
現職：大正大学名誉教授，法務省入国管理センター医師
東京大学文学部，千葉大学医学部修了．高知大学にて博士号を修得（医学）．ブリティッシュコロンビア大学精神科でレジデントを行った後，東京武蔵野病院精神科勤務を経て，大正大学人間学部教授．2014年退任の後，めじろそらクリニック（多文化クリニック）を立ち上げ主に英語圏の人々の診療を行っている．元多文化間精神医学会理事長，元環太平洋精神科医会議理事長，元世界精神医学会多文化間精神医学セクション副会長．現在，法務省入国管理局で収容中の外国人，難民の診察も行っている．専門は多文化間精神医学．主な著書：『移住者と難民のメンタルヘルス』（共訳，明石書店，2017），『マイノリティの精神医学』（単著，大正大学出版会，2009），『間違いだらけのメンタルヘルス』（単著，大正大学出版会，2012），『あなたにもできる外国人へのこころの支援』（共著，岩崎学術出版社，2016）『精神医学の思想』（共著，中山書店，2012）．

●鵜川　晃（うかわ　こう）
現職：大正大学人間学部准教授，法務省入国管理センター非常勤心理士
兵庫教育大学大学院学校教育研究科学校教育専攻教育臨床心理コース修士（博士前期）課程修了．その後，大正大学人間学研究科にて人間学博士号を修得．神戸市看護大学・助手，財団法人アジア教育福祉財団難民事業本部・心理士，法務省東日本入国管理センター・心理士を経て大正大学人間学部准教授として現在に至る．多文化間精神医学会理事．専門は多文化間精神保健学，多文化共生学．主な著書：『移住者と難民のメンタルヘルス』（共訳，明石書店，2017），『あなたにもできる外国人へのこころの支援』（共著，岩崎学術出版社，2016）．

著者紹介

●レシャード　カレッド（れしゃーど　かれっど）
現職：医療法人社団健祉会理事長，レシャード医院院長，介護保健施設，特別養護老人ホーム理事長，アフガニスタンを医療と教育で支援する認定特定非営利活動法人カレーズの会理事長
1976年京都大学医学部卒業．1984年京都大学医学博士号取得．呼吸器科医．1976～1988年まで西日本各地で病院勤務の後，1989年JICA専門家としてイエメン共和国結核対策プロジェクトチームリーダーとして活動．1993年静岡県島田市にレシャード医院を開業．国内では地域医療，在宅医療活動を主に，海外では医療奉仕活動を続けている．受賞歴：毎日国際交流賞，ヘルシー・ソサエティ賞ボランティア部門（国際），保健文化賞，若月賞他多数．

●李　　錦純（り　くんすん）
現職：関西医科大学看護学部・看護学研究科准教授
近大姫路大学看護学部，兵庫県立大学看護学部を経て，現在，関西医科大学看護学部・看護学研究科准教授．2016年より国際地域看護研究会代表，2018年より多文化社会研究会理事を務める．専門は在宅看護学，国際看護学．主な研究テーマは，多文化共生社会における外国人高齢者の在宅ケアのあり方について．

●酒井ひろ子（さかい　ひろこ）
現職：関西医科大学看護学部・看護学研究科教授
周産期施設，助産院，保健所で助産師として勤務を経て，大阪大学大学医学系研究科保健学専攻博士前期・博士後期課程（保健学修士・保健学博士）を修了し，日本在住外国人母子支援に取り組む．海外活動においてはフィリピンの貧困地域，ネパールの農村部における母子の栄養改善，母子保健の向上，ジェンダー問題にかかわる案件にJICAをはじめとする国際協力実施機関，現地NGOと共に支援活動を継続している．

●八木　浩光（やぎ　ひろみつ）
現職：一般財団法人熊本市国際交流振興事業団事務局長
青山学院大学法学部私法学科卒業後，商社で輸入通関・国際企業との契約締結業務やVR製品のマーケティングを担当，1997年より現財団勤務．財団では，国際協力および多文化共生事業を企画・実施し，熊本市の活性化と発展を推進．特に，多文化共生分野では，熊本県立大学で「日本語支援を必要とする生活者としての外国人のための日本語教材」作成を指導．2010・2015年に，「熊本県内における生活者としての外国人への日本語教育に関する考察」を調査，発表．2016年の熊本地震時には，外国人避難対応施設および災害多言語支援センターを運営した．現在，多文化共生の拠点となる日本語教室の地域展開や在住外国人家庭への赤ちゃん訪問事業への通訳派遣など，外国人・日本住民が普段から共に支え合える地域づくりを推進している．

●石川　紀子（いしかわ　のりこ）
現職：静岡県立大学看護学部・大学院看護学研究科准教授
1985年から助産師として総合母子保健センター愛育病院勤務．東京港区という地域性から在日外国人の受診や出産が多く，異文化を持つ対象への看護を経験した．『在日外国人の母子保健』（李節子編著，医学書院，1998）では，「在日外国人の出産現場から－愛育病院における実際」を担当し，外国人への具体的な看護実践を紹介した．2002年，明治学院大学で社会学修士を取得．2017年から現職．現在，日本母子看護学会理事，日本助産評価機構理事，東京母性衛生学会理事，日本分娩研究会理事，日本分娩監視研究会常任幹事を務めている．

●榎井　　縁（えのい　ゆかり）
現職：大阪大学未来戦略機構第五部門特任准教授
大学卒業後，ネパールでチベット難民児童奨学会創設，中学校教員，神奈川県国際交流協会，大阪市教育委員会，とよなか国際交流協会事務局長・常任理事などを歴任する中で1990年ごろより在日外国人の問題に深くかかわり，支援の実践現場でシステムを創出したり，多文化共生のまちづくりを試みたり，在日外国人に関する調査・研究を行う．2013年より現職．大阪大学未来共生イノベーター博士課程プログラムに従事し，多文化共生社会を牽引する人材育成を行う．専門分野は教育社会学．自治体国際化協会アドバイザー，公益財団法人とよなか国際交流協会理事，特定非営利活動法人開発教育協会理事，特定非営利法人クロスベイス理事．

●高橋　謙造（たかはし　けんぞう）
現職：帝京大学大学院公衆衛生学研究科准教授
医学生時代にタイのPrimary Health Careシステムに感銘を受け，国際保健，公衆衛生を志す．恩師のアドバイスにより小児科医師となり，離島医療，都市型の小児救急等を経験した後，リサーチレジデントとして在日外国人母子保健研究班の研究に携わる．その後，順天堂大学公衆衛生学教室で国際保健研究，JICA短期専門家（ラオス，マダガスカル等），国際人材育成（勉強会事務局）等にかかわる．厚生労働省国際課への人事交流にて，北海道洞爺湖G8サミット，TICAD Ⅳ（第4回アフリカ開発会議）への保健案件盛り込みに尽力した後，国立国際医療研究センター国際協力局に4年間在籍．横浜市立大学医学部社会予防医学教室教員を経て，2014年4月より現職．現在の研究テーマは，予防接種等を中心とした感染症対策，日本のユニバーサルヘルスカバレッジの歴史分析，途上国の出産安全サービス，小児領域からみた少子高齢化対策等．現場をみて考える，子どもをみて考える，がモットー．

●西上紀江子（にしがみ　きえこ）
現職：認定NPO法人IVY理事・中国語通訳／相談員
京都大学文学部中国語学中国文学科卒業後，南京大学中文系修了．立教英国学院での教職勤務，伊藤忠英国会社勤務を経て，1994年よりIVYにて医療通訳として活動，また山形県内にて医療通訳養成事業に携わる．山形大学など2大学で非常勤講師．山形県国際戦略検証委員会委員．

●中久木康一（なかくき　こういち）
現職：東京医科歯科大学大学院医歯学総合研究科顎顔面外科学助教
1998年東京医科歯科大学卒業．歯科医師．1996年～（認定）特定非営利活動法人シェア＝国際保健協力市民の会における在日外国人健康相談会の歯科を担当．1998年～新宿連絡会医療班における野宿者健康相談会の歯科を担当．2005年～2013年パレスチナ子どものキャンペーンにおけるパレスチナ難民キャンプ（レバノン）の子ども歯科事業支援．2004年新潟県中越地震における保健支援立ち上げに参加．2006年～2009年災害時の歯科保健医療体制の構築に関する厚労科研代表者．2011年～女川歯科保健チームにて被災自治体における地域歯科保健医療体制の再構築に関わっている．2014年日本災害歯科公衆衛生研究会立ち上げ．2016年熊本地震日本歯科医師会災害歯科コーディネーター．そのほか，知的障がい者，精神障がい者など，地域の「医療におけるマイノリティ」への支援をボランティアで行っている．

著者紹介

●大川　昭博（おおかわ　あきひろ）
現職：特定非営利活動法人移住者と連帯する全国ネットワーク（移住連）理事
1963年，埼玉県生まれ．日本社会事業大学社会福祉学部卒業．1987年，社会福祉職として横浜市に入職．生活保護ケースワーカー，日本三大寄せ場である横浜寿町の生活相談員，生活保護査察指導員を経て，現在横浜市中福祉保健センター生活支援課担当課長．移住連には，1997年の発足当初から関わり，主として医療・福祉・社会保障制度にかかわる支援活動や政策提言に取り組んでいる．

●花崎みさを（はなざき　みさを）
現職：社会福祉法人一粒会理事長・統括施設長
1981年，インドシナ難民児童の里親活動開始．1985年，児童養護施設「野の花の家」設立．アジアの子どもも日本の子どもも共に住める家づくりをめざす．1991年，日本人男性のDVで逃げてきたアジア人女性のシェルター開設．1995年，同シェルターを母子生活支援施設「FAHこすもす」と改める．2004年，地域にいる母子世帯や外国人を含む家族の問題に取り組むための「児童家庭支援センター」を，そして2015年には自立援助ホームと児童発達支援事業所を設立．法人の理事長と統括施設長として，虐待を受けた児童の養育と虐待防止に取り組むと共に，外国人を含む家族の種々な問題と，DV防止活動を通して，生活に根ざした共生社会の実現に取り組んでいる．

●小島　祥美（こじま　よしみ）
現職：愛知淑徳大学交流文化学部准教授
大阪外国語大学外国語学部中南米地域文化学科（スペイン語専攻）卒業．2006年，大阪大学大学院にて人間科学博士号を取得（論文テーマ「外国人の子どもの就学と不就学に関する研究」）．小学校教員，NGO職員を経て，一地方自治体の全外国籍の子どもの就学実態を日本で初めて明らかにした研究成果により，岐阜県可児市教育委員会の初代外国人児童生徒コーディネーターに抜擢され，外国人児童生徒の「不就学ゼロ」を実現した．2006年9月，学生の社会貢献活動を推進するセンター「コミュニティ・コラボレーションセンター（CCC）」開設に伴い，愛知淑徳大学に着任．以後，外国人の子どもの不就学ゼロをめざした市民社会に役立つ研究や教育に携わり，国や自治体の多文化共生関連委員を歴任する．

●山本　裕子（やまもと　ゆうこ）
現職：（認定）特定非営利活動法人シェア＝国際保健協力市民の会在日外国人支援事業担当
兵庫県立看護大学看護学部看護学科卒業．病院勤務や訪問看護ステーション，保健センター等での経験を経て，青年海外協力隊保健隊員としてホンジュラスで活動．兵庫県立大学大学院博士前期課程看護学研究科（国際地域看護学専攻）修了後，外務省NGO専門調査員として特定非営利活動法人シェア＝国際保健協力市民の会の在日外国人支援活動にかかわった後，2010年より，同会の在日外国人支援事業担当として従事．

●佐久間より子（さくま　よりこ）
現職：コムスタカー外国人と共に生きる会事務局
カリフォルニア州立大学サクラメント校ソーシャルワーク修士課程修了．2011年より在住外国人の支援団体「コムスタカー外国人と共に生きる会」事務局員．熊本地震直後より，外国人被災者に避難所情報や防災・災害関連情報を多言語化し伝えてきた．また，被災した外国人シングルマザー30人へのインタビューを行い，災害時の課題を調査してきた．現在も外国人母子を中心にコムスタカで支援活動を行っている．市民団体「くまにじ」でセクシャルマイノリティの啓発活動やの当事者へのアンケート調査なども行う．

●益田　充（ますだ　みつる）
現職：日本赤十字社和歌山医療センター医師（外科/救急科/精神科）国際医療救援要員
1999年，東京大学法学部卒．以降国際人道法/人権法にかかわる研究・活動をする中で，紛争や災害の被害者の医療支援を志し，2004年に神戸大学医学部へ再入学．在学中からEU各国の人道援助機関の視察や，アジア・アフリカ諸国（タイ・ミャンマー・南アフリカ・スーダン）の救急医療現場で活動．以降は医師としてそのような海外経験を国内の医療現場に生かすべく，国立病院機構熊本医療センターにて医療通訳ボランティアの養成を開始．2014年より現職となり，日常診療の傍ら，国内外の災害紛争被害者支援（茨城洪水・熊本地震・バングラデシュ南部避難民支援など）に携わりつつ，外国人患者の受診環境整備にも従事している．最近では，災害医療通訳訓練が熊本地震にて有用となった経験から，関西地区を中心とした災害医療通訳ネットワークづくりに着手している．

●南谷かおり（みなみたに　かおり）
現職：りんくう総合医療センター国際診療科部長，大阪大学医学部附属病院国際医療センター副センター長，特任准教授
11歳より父親の仕事でブラジルに渡泊し，1988年にブラジル国医師免許を取得．27歳で帰国し，複数の試験を経て1996年に日本医師免許も取得．以降大阪大学の関連病院の放射線科で勤務するも，2006年にりんくう総合医療センターに新設した国際外来（現国際診療科）の担当医に抜擢される．以降，医療通訳者や国際医療コーディネーターを現場に導入し，実地研修を行いながら外国人診療を展開している．対応可能言語はポルトガル語，スペイン語，英語．2013年からは大阪大学医学部附属病院に開設された国際医療センターにも招聘され（非常勤），社会人向け医療通訳養成コース，全学生向け国際・未来医療学講座の新設で教育にも携わる．全国国立大学病院国際化プロジェクトチーム委員，外国人患者受け入れ医療機関認証制度（JMIP）推進委員．